Thieme

Forum Logopädie

Herausgegeben von Luise Springer
und Dietlinde Schrey-Dern

In dieser Reihe sind folgende Titel bereits erschienen:

Bigenzahn, W.: Orofaziale Dysfunktionen im Kindesalter.
Grundlagen, Klinik, Ätiologie, Diagnostik und Therapie, 2. Aufl.
Costard, S.: Lesestörungen
Costard, S.: Störungen der Schriftsprache. Modellgeleitete Diagnostik und Therapie
Huber, W. / Poeck, K. / Springer, L.: Klinik und Rehabilitation der Aphasie
Jahn, T.: Phonologische Störungen bei Kindern. Diagnostik und Therapie, 2. Aufl.
Lauer, N.: Zentral-auditive Verarbeitungsstörungen im Kindesalter.
Grundlagen – Klinik – Diagnostik – Therapie, 3. Aufl.
Sandrieser, P. / Schneider, P.: Stottern im Kindesalter, 2. Aufl.
Schlenck, C. / Schlenck, K.J. / Springer, L.: Die Behandlung des schweren Agrammatismus.
Reduzierte-Syntax-Therapie (REST)
Schrey-Dern, D.: Sprachentwicklungsstörungen.
Logopädische Diagnostik und Therapieplanung
Sick, U.: Poltern
Spital, H.: Stimmstörungen im Kindesalter
Tesak, J.: Einführung in die Aphasiologie, 2. Aufl.
Weigl, I. / Reddemann-Tschaikner, M.: HOT – Ein handlungsorientierter Therapieansatz
für Kinder mit Sprachentwicklungsstörungen
Wendlandt, W.: Sprachstörungen im Kindesalter.
Materialien zur Früherkennung und Beratung, 5. Aufl.
Ziegler, W. / Vogel, M. / Gröne, B. et al.: Dysarthrie.
Grundlagen -- Diagnostik -- Therapie, 2. Aufl.

In Vorbereitung:

Nebel, A. / Deuschl, G.: Dysarthrie und Dysphagie bei Morbus Parkinson
Schnitzler, C.D.: Phonologische Bewusstheit und Schriftspracherwerb
Wendlandt, W.: Stottern im Erwachsenenalter

Sprechapraxie im Kindes- und Erwachsenenalter

Norina Lauer
Beate Birner-Janusch

26 Abbildungen
27 Tabellen

Georg Thieme Verlag
Stuttgart · New York

Anschriften:

Norina Lauer
SRH Fachschulen gGmbH
Schule für Logopädie
Griesbachstr. 12
76185 Karlsruhe

Beate Birner-Janusch
August-Schmidt-Str. 83
45739 Oer-Erkenschwick

Dr. Luise Springer
Lehranstalt für Logopädie
am Universitätsklinikum
RWTH Aachen
Pauwelsstr. 30
52066 Aachen

Dietlinde Schrey-Dern
Lehrbeauftragte – Studiengang
Lehr- und Forschungslogopädie
RWTH Aachen
Segnistr. 23
52066 Aachen

Bibliographische Information -
der Deutschen Nationalbibliothek

Die Deutsche Nationalbibliothek verzeichnet diese Publikation in der Deutschen Nationalbibliographie; detaillierte bibliographische Daten sind im Internet über http://dnb.ddb.de abrufbar.

Rüdigerstraße 14
D-70469 Stuttgart
Telefon: + 49/ 0711/8931-0
Unsere Homepage: http://www.thieme.de

Printed in Germany

Zeichnungen: Heike Hübner, Berlin
Umschlaggestaltung: Thieme Verlagsgruppe
Umschlaggrafik: Martina Berge, Erbach
Satz: Sommer Druck, Feuchtwangen
Druck: Grafisches Centrum Cuno, Calbe

ISBN 978-3-13-142451-8 1 2 3 4 5 6

Wichtiger Hinweis: Wie jede Wissenschaft ist die Medizin ständigen Entwicklungen unterworfen. Forschung und klinische Erfahrung erweitern unsere Erkenntnisse, insbesondere was Behandlung und medikamentöse Therapie anbelangt. Soweit in diesem Werk eine Dosierung oder eine Applikation erwähnt wird, darf der Leser zwar darauf vertrauen, dass Autoren, Herausgeber und Verlag große Sorgfalt darauf verwandt haben, dass diese Angabe **dem Wissensstand bei Fertigstellung des Werkes** entspricht.
Für Angaben über Dosierungsanweisungen und Applikationsformen kann vom Verlag jedoch keine Gewähr übernommen werden. **Jeder Benutzer ist angehalten**, durch sorgfältige Prüfung der Beipackzettel der verwendeten Präparate und gegebenenfalls nach Konsultation eines Spezialisten festzustellen, ob die dort gegebene Empfehlung für Dosierungen oder die Beachtung von Kontraindikationen gegenüber der Angabe in diesem Buch abweicht. Eine solche Prüfung ist besonders wichtig bei selten verwendeten Präparaten oder solchen, die neu auf den Markt gebracht worden sind. **Jede Dosierung oder Applikation erfolgt auf eigene Gefahr des Benutzers.** Autoren und Verlag appellieren an jeden Benutzer, ihm etwa auffallende Ungenauigkeiten dem Verlag mitzuteilen.

Vorwort der Herausgeberinnen

Die Sprechapraxie ist ein komplexes Störungsbild, das zwar seit ca. 40 Jahren als eigenständiges Syndrom anerkannt ist, dessen Diagnose jedoch durch die häufige Kombination mit phonologischen Störungen erschwert ist. Bis heute finden sich in der zumeist englischsprachigen Forschungsliteratur kontroverse Ansätze zu Erscheinungsformen, Störungsmechanismen und effektiven Therapieverfahren. Dies gilt nicht nur für erworbene Sprechapraxien, sondern noch deutlicher für kindliche Sprechapraxien, die auch als verbale Entwicklungsdyspraxien bezeichnet werden.

In der Fachliteratur wird die Sprechapraxie als Störung der Planung- und Programmierung von Sprechbewegungen verstanden, die auf phonetisch-motorischer Ebene der Sprachproduktion angesiedelt ist und sich somit von phonologischen Störungen und Ausführungsproblemen der motorischen Programme abgrenzen lässt.

Dies gilt sowohl für die Entwicklung der sprechmotorischen Programme als auch für erworbene Störungen nach neurologischen Erkrankungen.

Auf der Grundlage von unterschiedlichen Theorien zu den Störungsmechanismen und motorischen Lernvorgängen sind mittlerweile zahlreiche Therapieansätze entwickelt und teilweise erprobt worden. Leider mangelt es – wie in vielen Therapiebereichen – an ausreichenden empirischen Nachweisen für deren Wirksamkeit. Zudem sind diese Informationen im deutschsprachigen Raum für den Praktiker kaum zugänglich. Mit diesem Buch wollen wir einen Beitrag liefern, den Forschungsstand praxisnah zu vermitteln.

Es ist uns ein besonderes Anliegen aufzuzeigen, dass sprechapraktische Störungen sowohl bei Erwachsenen als auch im frühen Kindesalter auftreten können. Obwohl sich die Sprechapraxie bei Kindern von den Programmierungsstörungen im Erwachsenenalter schon dadurch unterscheidet, dass die Entwicklung der Sprechmotorik enger mit der Ausdifferenzierung des Lautsystems verknüpft ist, liegen doch viele Ähnlichkeiten hinsichtlich der Symptomatik vor. Zudem eignen sich einige Therapieverfahren sowohl für erworbene Störungen als auch für Entwicklungsstörungen der Sprechprogrammierung. Gemeinsamkeiten und Unterschiede werden deshalb im einleitenden Kapitel von den Autorinnen aufgezeigt. Im Weiteren ist das Buch zweigeteilt. Norina Lauer beschreibt modelltheoretische Annahmen sowie die Diagnostik und Therapie der Sprechapraxie bei Erwachsenen, Beate Birner-Janusch diskutiert die Konzepte, Diagnostik- und Therapieansätze für Entwicklungsstörungen der Sprechprogrammierung, also für kindliche Sprechapraxien.

Die vorliegende Veröffentlichung zielt darauf ab, vor allem den Therapeuten und Medizinern, die in der Sprachrehabilitation bei Kindern und Erwachsenen tätig sind, einen Überblick über terminologische und modelltheoretischen Fragen, Diagnostik- und Therapieverfahren für sprechapraktische Störungen zu liefern. Darüber hinaus sind die ausführlichen Materialen zur Anamnese- und Befunderhebung eine Hilfestellung für die Praxis.

Wir hoffen, dass die vorliegende Publikation dazu beitragen wird, Störungsbilder der Sprechapraxie in der Therapie bei Kindern und Erwachsenen in der Ausbildung und Berufstätigkeit der sprachtherapeutischen Berufsgruppen besser bekannt zu machen. Gleichzeitig hoffen wir, dass mit dieser Publikation den Praktikern Mut gemacht wird, modelltheoretische Ansätze in der Praxis anzuwenden.

Aachen, im Sommer 2007

Luise Springer
Dietlinde Schrey-Dern

Vorwort der Autorinnen

Sowohl im englischen Sprachraum als auch innerhalb der deutschsprachigen Literatur finden sich bislang kaum Bücher zur erworbenen bzw. kindlichen Sprechapraxie. Mit dem vorliegenden Buch möchten wir diese Lücke schließen und einen Überblick über beide Störungsbilder geben. Im Anschluss an die theoretischen Grundlagen mit Modellen der Sprachverarbeitung wird die Symptomatik des jeweiligen Störungsbildes vorgestellt. Die Diagnostik beinhaltet einen Überblick zu Untersuchungsverfahren sowie Hinweise zur Differenzialdiagnostik. Den Schwerpunkt des Buches bildet die Darstellung von Therapieansätzen zur Behandlung der erworbenen bzw. kindlichen Sprechapraxie mit einer Beurteilung der Effektivität der einzelnen Ansätze. Im Anhang finden sich Befundbögen zur orientierenden Untersuchung sprechapraktischer Störungen, die eine erste Einschätzung der Symptomatik ermöglichen sollen.

Für die Realisierung dieses Projekts möchten wir uns bei Luise Springer und Dietlinde Schrey-Dern als Herausgeberinnen sowie dem Thieme Verlag ganz herzlich bedanken. Ein besonderer Dank gilt auch den Rehabilitationskliniken, die sich an der Umfrage zu den in ihrer Klinik verwendeten Konzepten zur Behandlung der Sprechapraxie beteiligt haben.

Karlsruhe und Oer-Erkenschwick,
im Sommer 2007

Norina Lauer
Beate Birner-Janusch

Inhaltsverzeichnis

Teil B Sprechapraxie im Kindesalter

1 Theoretische Grundlagen der kindlichen Sprechapraxie

2 Diagnostik der kindlichen Sprechapraxie

3 Therapie der kindlichen Sprechapraxie

4 Prognose/ausgewählte Falldarstellungen

Anhang A

Untersuchungsbogen – Leichte bis mittelschwere Sprechapraxie

Untersuchungsbogen – Schwere Sprechapraxie

Anhang B

Anamnesebogen Kindliche Sprechapraxie

Diagnostikbogen Kindliche Sprechapraxie

Einführung

Bereits im 19. Jahrhundert wurde von führenden Vertretern der damaligen Aphasieforschung über Patienten berichtet, die Probleme in der willkürlichen Ausführung sprechmotorischer Bewegungen aufwiesen. Zunächst wurden einerseits die beobachteten Defizite als Symptome bzw. Sonderformen der Aphasie betrachtet. Paul Pierre Broca bezeichnete die von ihm bei einem Patienten festgestellte gestörte Programmierung von Sprechbewegungen als „Aphémie" (Broca 1861, zitiert in: Square-Storer et al. 1990). Bis ins 20. Jahrhundert wurden andererseits Störungen der Sprechprogrammierung von vielen Autoren eher den Dysarthrien zugeordnet (z. B. Holland et al. 1986). Darley et al. (1969a) stellten bereits 1969 die These auf, dass es sich bei der Sprechapraxie um eine eigenständige Störung handelt, die häufig in Verbindung mit Aphasien auftreten kann. Square-Storer führte 1981 den Nachweis, dass die Sprechapraxie ein eigenständiges Störungsbild ist. Ausführliche Erläuterungen zur historischen Sichtweise und der Eigenständigkeit der sprechapraktischen Störung finden sich u. a. bei Rosenbek et al. (1984), Springer (1995), Wertz et al. (1984) und Ziegler (1991).

Allein aufgrund der Spontansprache ist eine Differenzierung zwischen Sprechapraxie, Aphasie und Dysarthrie oft nicht klar vorzunehmen. Die Störungsbilder liegen häufig gemeinsam vor. Mittlerweile gibt es Kriterien, anhand derer man die verschiedenen Störungen voneinander abgrenzen kann. Eine klare Differenzierung, die Erforschung der Entstehungsmechanismen und eine genaue Bezeichnung der Störung stellen die Grundlage für eine effektive Therapieplanung dar.

Darauf wies Darley bereits 1971 hin. Er forderte sowohl für die Sprechapraxie bei Erwachsenen als auch bei Kindern eine exakte Nomenklatur mit aussagekräftiger Terminologie. Schon in den 70er-Jahren beschäftigte er sich mit der kindlichen Störungsform, die Hadden 1891 erstmals als Artikulationsstörung beschrieb.

Allerdings stellte er bereits damals fest, dass sowohl die Ätiologie funktioneller Artikulationsauffälligkeiten wie auch die der kindlichen Sprechapraxie noch unklar ist (Yoss u. Darley 1974, Strand 2001).

Während die erworbene Sprechapraxie ein in der logopädischen Behandlung neurologischer Störungen anerkanntes Störungsbild ist, stellt die kindliche Sprechapraxie einen im deutschen Sprachraum eher unbekannten Befund dar. Zudem waren die Daten, die zur physiologischen Sprechentwicklung bis Ende der 90er-Jahre vorlagen, weder besonders umfassend noch aktuell (Fox 2003). So war es schwierig, genaue Anhaltspunkte zu finden, welche Leistungen noch der Altersnorm entsprachen, bzw. wo die Pathologie begann.

In diesem Buch werden beide Störungsbilder vorgestellt. Es wird ein Überblick über aktuelle theoretische Grundlagen, mögliches diagnostisches Vorgehen, differenzialdiagnostische Fragestellungen und therapeutische Intervention gegeben. In der logopädischen Praxis einsetzbare Diagnostikbögen runden das Werk ab.

Modelltheoretische Grundannahmen

In der klinischen Beobachtung von sprechapraktischen Kindern und Erwachsenen lässt sich eine Reihe von gemeinsamen Symptomen beobachten. Diese sind in Tab. **1** zusammengefasst.

Sprechen und Sprache sind bis heute in ihren Produktionsmechanismen noch nicht ganz genau erforscht. Daher wird über modelltheoretische Annahmen versucht, sich den grundlegenden Mechanismen der Sprech- und Sprachproduktion zu nähern und diese zu erklären.

Eines der aktuellen Sprachproduktionsmodelle, anhand dessen sich sowohl Sprache als auch Sprechen erklären lassen, ist das Sprachproduktionsmodell nach Levelt et al. (1999). Es ermöglicht eine differenziertere Lokalisation sprachlicher und sprechmotorischer Störungen (Aichert u. Ziegler 2004) und eine spezifische Betrachtung phonetisch-phonologischer Prozesse (Abb. **1**). Levelt definiert die Silbe als sprechmotorische Einheit (Levelt 1989, Levelt u. Wheeldon 1994, Levelt et al. 1999). Im konzeptuell-semantischen System werden in der konzeptuellen Repräsentation präverbale Einheiten ausgewählt, die in Sprache umgesetzt werden sollen. Dies bedeutet, dass eine Mitteilungsabsicht besteht, die in ein Thema gefasst wird. Dabei kommt es zunächst zur semantisch-syntaktischen Enkodierung. Konkret wird dazu aus dem mentalen Lexikon ein Lemma-Eintrag ausgewählt, der semantische und syntaktische Merkmale beinhaltet. Beispielsweise enthält der Lemma-Eintrag das Geschlecht und Bedeutungsaspekte des zu äußernden Begriffs. Im nächsten Schritt erfolgt im phonologisch-phonetischen System die Enkodierung der Wortform über den Zugriff auf das Lexem (Wortschatzeinheit) innerhalb des mentalen Lexikons. Das Lexem wird nach morphologischen und phonologischen Aspekten enkodiert. Das heißt, es werden Phoneme ausgewählt und in die korrekte Abfolge gebracht, die mit den passenden Vorsilben und Endungen versehen ist. Schließlich folgt die phonetische Enkodierung, bei der das zu artikulierende Wort silbisch oder einzellautlich zusammengestellt wird. Bei hochfrequenten Silben wird über die silbische Route auf die im mentalen Silbenlexikon ganzheitlich abgespeicherten Silben zugegriffen. Niedrigfrequente Silben werden über die segmentale Route aus einzelnen lautlichen Einheiten zusammengesetzt.

In der Sprachproduktion sprechgesunder Personen spielt der einzellautliche Mechanismus eine untergeordnete Rolle, da der Abruf ganzheitlicher Silben aus dem mentalen Silbenlexikon eine schnellere und damit ökonomischere Sprachproduktion gewährleistet (Aichert u. Ziegler 2004).

Tabelle **1** Gemeinsamkeiten von erworbener und kindlicher Sprechapraxie

Erworbene und kindliche Sprechapraxie	
Symptomatik	
Segmentale Fehler	Es treten Substitutionen, Elisionen, Additionen, Metathesen und Iterationen von Lauten sowie Lautentstellungen auf.
Prosodie	Der Sprechablauf ist räumlich-zeitlich gestört.
Sprechmuskulatur	Die Sprechmuskulatur an sich ist bei beiden Formen im Sinne einer muskulären Schwäche, Atrophie, Parese, Dystonie oder Ataxie nicht grundlegend beeinträchtigt.
Schweregrade	Es sind im Kindes- wie Erwachsenenalter unterschiedliche Ausprägungsformen von leicht bis schwer möglich.
Diagnostik	Bei beiden Störungsbildern erfolgt der Befund über eine Ausschlussdiagnose und ein Expertenurteil. Normierte Verfahren liegen nicht vor.
Zusammenhänge mit anderen Störungen	In der Regel treten beide Störungsformen als Begleitstörung zu einer Sprachstörung auf. Weitere Apraxieformen wie bukkofaziale und laryngeale Apraxie können ebenfalls bestehen.
Therapie	Für beide Störungsformen liegen Therapieverfahren vor. Nur für einige Therapieverfahren wurden Wirksamkeitsstudien durchgeführt.

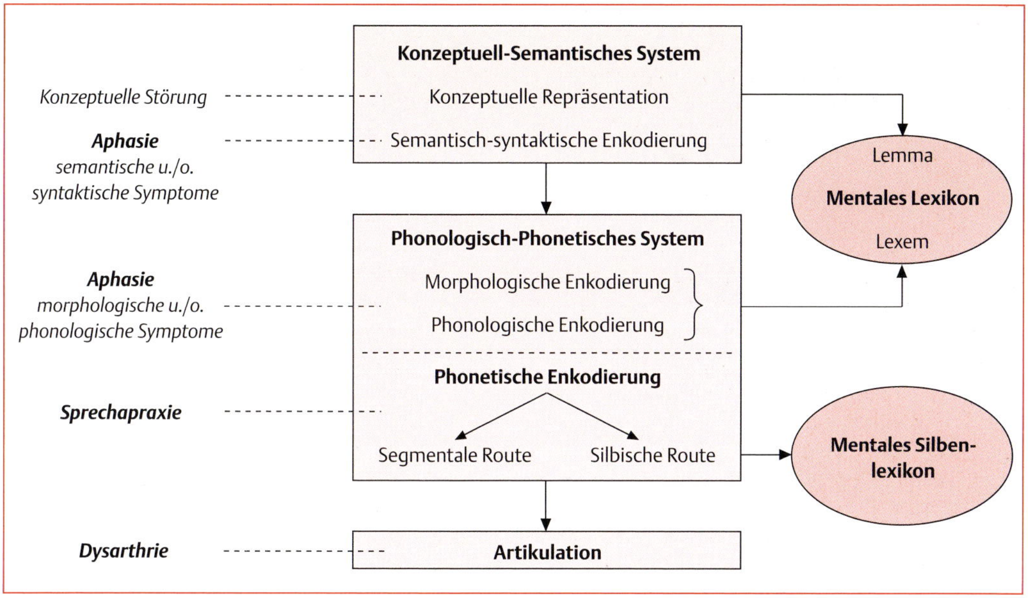

Abb. 1 Sprachproduktionsmodell mit Lokalisation von Sprach- und Sprechstörungen modifiziert nach Aichert u. Ziegler (2004).

Nach diesem Sprachproduktionsmodell können Aphasien sowohl durch eine Störung im konzeptuell-semantischen System hervorgerufen werden als auch durch Störungen im phonologisch-phonetischen System. Im konzeptuell-semantischen System zeigen sich aphasische Symptome aufgrund von Störungen der semantisch-syntaktischen Enkodierung. Im phonologisch-phonetischen System sind es Störungen der morphologischen oder phonologischen Enkodierung, die zu aphasischen Symptomen führen können.

Die Sprechapraxie stellt eine Störung der phonetischen Enkodierung dar. Dysarthrien sind auf Störungen des Artikulationsvorgangs selbst zurückzuführen.

Im Folgenden soll der für die Sprechapraxie relevante Prozess der phonetischen Enkodierung genauer betrachtet werden. Das in Abb. **2** dargestellte Modell zeigt die *phonologisch-phonetische Enkodierung* von Wörtern (Ziegler 2002, Levelt et al. 1999).

Am Beispiel des Wortes „sprechen“ wird der Weg der Umsetzung abstrakter linguistischer Einheiten in artikulatorische Bewegungen aufgezeigt. Die Morpheme „sprech“ und „en“ werden mittels phonologischer Enkodierung in die phonologische Wortform umgesetzt. Es folgen 2 mögliche Wege zur Erstellung der phonetischen Wortform [ʃpʀɛ]-[çən] und Planung der zur Aussprache notwendigen artikulatorischen Gesten. Der eine Weg führt über ein mentales Silbenlexikon. In diesem liegen häufig vorkommende Silben als Ganzes gespeichert vor und werden auch auf diese Weise abgerufen. Dies ermöglicht eine schnelle Übertragung abstrakter linguistischer Einheiten in konkret wahrnehmbare Sprachlaute. Niedrigfrequente Silben werden Phonem für Phonem über den Weg der Phonemzusammensetzung programmiert und abgerufen.

Aichert und Ziegler (2004) nennen folgende Argumente für die Annahme *sprechmotorischer Silbenprogramme*:

- In der Sprachentwicklung wird die Silbe in der Lallphase als erste sprechmotorische Einheit erworben (McNeil u. Davis 2001).
- Die Silbe gilt als Hauptdomäne der Koartikulation.
- In Reaktionszeitexperimenten konnte ein Silbenfrequenzeffekt beobachtet werden, bei dem hochfrequente Silben von Sprechgesunden schneller produziert werden konnten als niedrigfrequente Silben (Levelt u. Wheeldon 1994).

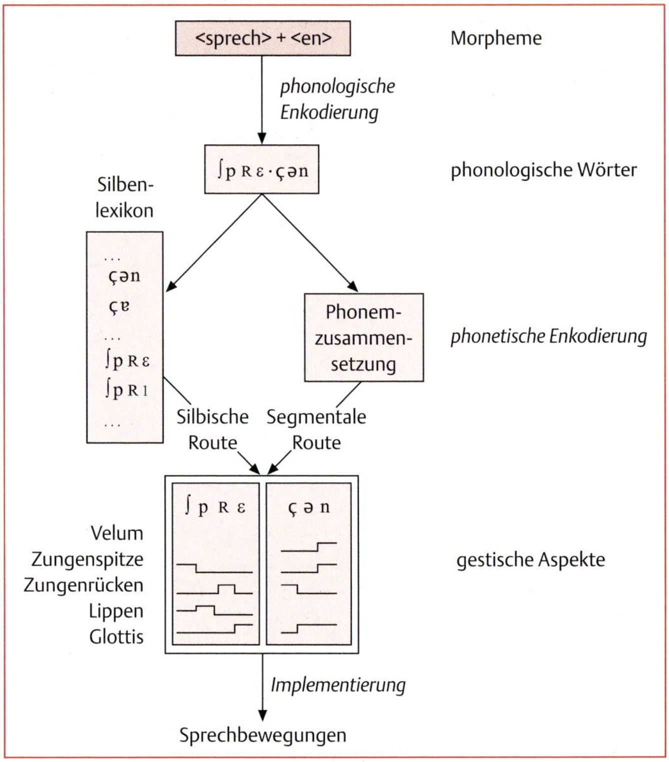

Abb. **2** Modell der phonologisch-phonetischen Enkodierung (Ziegler 2002 in Anlehnung an Levelt et al. 1999 und Browman u. Goldstein 1997).

- Mit einer relativ geringen Anzahl hochfrequenter Silben lässt sich im Deutschen ein hoher Prozentsatz (ca. 85%) von Wörtern bilden.

Die *silbische Route* wird auch als *direkte phonetische Enkodierung* bezeichnet, während die *segmentale Route* als *indirekte phonetische Enkodierung* gilt (Whiteside u. Varley 1998). Aichert und Ziegler (2004) konnten in einer Studie nachweisen, dass „Patienten mit leichter und schwerer Sprechapraxie auf sprechmotorische Programme in der Größe von Silben zugreifen können, auch wenn diese Programme in sich teilweise zerstört sind" (Aichert u. Ziegler 2004:13).

Artikulationsstörungen bei erworbener Sprechapraxie sind also die Folge eines eingeschränkten Zugriffs auf bereits vorliegende sprechmotorische Programme. Varley und Whiteside (2001) sehen die Ursache in einem Defekt des Silbenlexikons bei gleichzeitig beeinträchtigter segmentaler Route. Aichert und Ziegler (2004) hingegen halten den Zugriff auf sprechmotorische Programme für möglich. Sie gehen davon aus, dass die Silbenprogramme je nach Schweregrad der Sprechapraxie mehr oder weniger in sich zerstört sind. Sie sehen daher die Silbe als zentrale Einheit innerhalb der Sprechapraxietherapie. Eine direkte Erklärung für die bei erworbener Sprechapraxie beobachtbaren prosodischen Defizite gibt dieses Modell nicht.

Bei Kindern hingegen liegen noch keine automatisierten sprechmotorischen Muster vor. Wie in Abb. **3** dargestellt, besteht im Kindesalter eine direkte Verbindung zwischen der lexikalischen Verarbeitung und der Artikulation (Maassen 2002).

Die Mitteilungsabsicht des Kindes wird wie im Erwachsenenalter konzeptuell geplant und in lexikalische Einheiten überführt, die aber noch keine weiteren Spezifizierungen enthalten wie Geschlecht oder morphologische Informationen. Diese erwirbt das Kind erst später.

Dem Kind steht in der frühen Phase der Sprechentwicklung lediglich eine begrenzte Auswahl artikulatorischer Möglichkeiten in Form von Silben zur Verfügung. Im Laufe der Entwicklung wächst unter dem kommunikativen Druck und dem sich entwickelnden Wortschatz das phonologische Regelwissen. Mit immer mehr artikulatori-

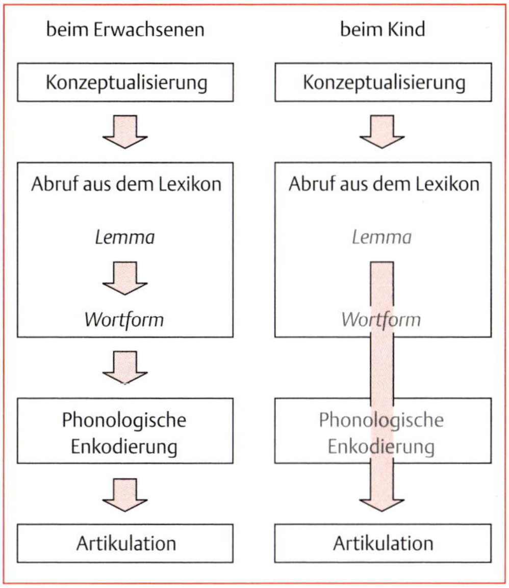

Abb. **3** Schematische Darstellung der Sprechproduktionsmechanismen bei Erwachsenen und Kindern (Maassen 2002 nach Levelt et al. 1999).

schen Möglichkeiten ausgestattet, macht sich das Kind die produktiven phonologischen Regeln der Erwachsenen zu eigen. So entsteht als Ergebnis dieser Entwicklung der phonologische Wortformspeicher im mentalen Lexikon wie auch das mentale Silbenlexikon. Über die motorische Ausführung der Artikulation, die sich durch körperliche Veränderungen wie z. B. das Zungenwachstum und die Veränderung von Resonanzräumen ständig im Wandel befindet, wird eine phonetische Enkodierung im Sinne der motorischen Programmierung aufgebaut. Trotz des sich ständig wandelnden Vokaltrakts gelingt es dem Kind immer besser, Gehörtes konstant in Sprechbewegungen umzusetzen und abstraktere Ziele zu verfolgen. Die regelmäßiger werdenden Sprechbewegungen werden taktil wie auditiv abgespeichert. Neue Silbenformen entstehen, aus denen phonotaktische Kombinationsregeln abgeleitet werden. Die direkte phonetische Enkodierung entwickelt sich somit vor der indirekten phonetischen Enkodierung. Dies ist auch daran zu erkennen, dass sich die Artikulationsgeschwindigkeit bei Kindern zwischen

Tabelle **2** Unterschiede zwischen erworbener Sprechapraxie und kindlicher Sprechapraxie

Erworbene Sprechapraxie	**Kindliche Sprechapraxie**
1. Störungsursachen	
a) Läsionsort Basalganglien und frontale weiße Substanz • primärer motorischer Kortex (Brodmann Area 4) • nicht primär motorische Areale (prämotorische Area 44 +laterale Area 6+ mesiale supplementär motorische Area 6) • Parietallappen (scheint für die Integration des sensorischen Inputs für die Vorbereitung des motorischen Verhaltens zuständig zu sein) • Die Beteiligung der Inselregion wird dokumentiert, ist aber umstritten. • Die Läsion betrifft immer die dominante Hemisphäre.	keine genauen Läsionsorte bekannt, häufig leichte neurologische Auffälligkeiten wie z. B. EEG-Veränderungen. Es müssen bilaterale Läsionen auftreten, um eine nachhaltige Störung zu verursachen. Bei betroffenen Familienmitgliedern der KE Familie zeigten sich Veränderungen beidseits im Nucleus caudatus sowie Auffälligkeiten in den Basalganglien.
b) Störungsbeginn	
In direktem Zusammenhang mit dem neurologischen Ereignis	unklar
c) Andere Ursachen	
klarer Zusammenhang mit neurologischer Schädigung	genetische Veränderungen (besonders auf dem Chromosom 7, FOXP2 Gen → KE Familie) Stoffwechselerkrankungen (Galaktosämie; in 50 - 63 % der Fälle leiden die Kinder unter kindlicher Sprechapraxie) weniger klare klinische Anhaltspunkte für neurologische Ursachen (Maassen, 2002)

Tabelle **2** (Fortsetzung)

Erworbene Sprechapraxie	Kindliche Sprechapraxie
2. Symptomatik	
a) Auditive Verarbeitung Die auditive Verarbeitung ist bei der reinen Form unbeeinträchtigt.	Es können zentral-auditive Verarbeitungsstörungen auftreten.
b) Begleitende Störungen Zusätzliche taktil-kinästhetische und propriozeptive Störungen werden per Definition der Störung ausgeschlossen (McNeil et al. 1997). Artikulatorische Suchbewegungen sind häufig.	Zusätzliche taktil-kinästhetische und propriozeptive Störungen sind nicht ausgeschlossen (orosensorische Wahrnehmungsstörungen) und liegen in der Regel vor. Artikulatorische Suchbewegungen treten seltener auf, da noch keine automatisierten sprechmotorischen Muster vorliegen.
c) Eigenwahrnehmung Fehler werden in der Regel bemerkt und der Patient versucht, sie zu korrigieren, wenn keine zusätzliche aphasische Störung vorliegt.	Fehler werden nicht immer bemerkt und korrigiert.
d) Einfluss auf das Sprachsystem Das Sprachsystem kann völlig unbeeinträchtigt sein, auch die phonologischen Leistungen.	Bei mittelschwerer bis schwerer Ausprägung kann die kindliche Sprechapraxie eine regelgerechte Sprachentwicklung behindern. Dies gilt besonders für die phonologische Entwicklung und den Wortschatzerwerb. In der Folge entstehen häufig ein Dysgrammatismus und / oder eine Lese-Rechtschreibstörung mit Schwerpunkt auf dem Schreiben.
e) Sprechmotorik Automatisierte Sprechbewegungen liegen bereits vor, können jedoch durch die Störung nicht aktiviert werden. Es sind mehr Fehler auf der Lautebene zu beobachten, da der Zugriff auf ganzheitlich abgespeicherte Silben misslingt. Laut- und Silbenmetathesen sind seltener. Es gibt „Inseln störungsfreier Produktion".	Die Automatisierung von Sprechbewegungen und Sprechbewegungsfolgen ist deutlich erschwert. Es werden mehr Fehler auf Silbenebene gemacht, da sich die Sprechentwicklung der Kinder auf Silbenebene vollzieht und auf dieser Ebene nicht gelingt. Laut- und Silbenmetathesen treten häufiger auf.
3. Therapie	
Über die Schriftsprache können Diagnostik und Therapie unterstützt werden.	Über die beeinträchtigten Sprechleistungen können höhere Leistungen wie Grammatik und Schriftsprache nur unzureichend aufgebaut werden.

dem Sprechbeginn und dem Schuleintritt im Durchschnitt kontinuierlich erhöht.

Bei Kindern mit Sprechapraxie wird diskutiert, dass ihnen bereits zu Beginn der Sprachentwicklung die silbische Grundausstattung fehlt. Einige Autoren wie Marquardt et al. (2002) gehen davon aus, dass diese angeboren ist. So werden auch zunehmend genetische Faktoren für das Vorliegen einer kindlichen Sprechapraxie in Betracht gezogen (vgl. Kapitel „Mögliche Pathogenese" S. 74).

Nicht alle Symptome, die man bei Kindern und Erwachsenen mit Sprechapraxie beobachten kann, lassen sich mit dem dargestellten Sprachverarbeitungsmodell erklären. Die Tab. **2** enthält weitere Symptome, die die beiden Störungsformen voneinander unterscheiden.

Tab. **3** enthält Begriffe, die in der Literatur häufig für die erworbene bzw. kindliche Sprechapraxie verwendet werden.

In der Bezeichnung der erworbenen Störung

Tabelle 3 In der Literatur häufig verwendete Begriffe für erworbene Sprechapraxie und kindliche Sprechapraxie

Erworbene Sprechapraxie (Lebrun 1990, Duffy 1995)	Kindliche Sprechapraxie
Begriffe in Zusammenhang mit „Aphasie": • Afferente motorische Aphasie • Aphasisch-phonologische Beeinträchtigung • Ataktische Aphasie • Broca-Aphasie • Efferente motorische Aphasie • Expressive Aphasie • Kleine Broca-Aphasie • Periphere motorische Aphasie • Phonematische Aphasie • Reine motorische Aphasie • Subkortikale motorische Aphasie	• Orale Dyspraxie • Artikulationsstörung • Sprachentwicklungsstörung • Verbale Entwicklungsdyspraxie • Aussprachestörung
Begriffe in Zusammenhang mit „Dysarthrie": • Apraktische Dysarthrie • Kortikale Dysarthrie	
Begriffe in Zusammenhang mit „Apraxie / Dyspraxie": • Artikulatorische Apraxie • Artikulatorische Dyspraxie • Oral-verbale Apraxie • Primäre verbale Apraxie • Sekundäre verbale Apraxie • Verbale Apraxie • Verbale Dyspraxie	
Sonstige Begriffe: • Anarthrie • Aphémie • Phonetisches Desintegrationssyndrom • Sensomotorische Beeinträchtigung • Sprachlautstummheit • Wortstummheit	

hat sich der Begriff Sprechapraxie, im englischen Sprachraum „Apraxia of Speech" (AOS), durchgesetzt. Nicht alle der in der Tabelle aufgeführten Bezeichnungen stellen tatsächliche Synonyme dar. Sie sind eher Folge der Beschreibung sprechapraktischer Störungen, die in Kombination mit Aphasien beobachtet wurden oder Sprechapraxien, die fälschlicherweise als Dysarthrien klassifiziert wurden. Als Synonyme zur erworbenen Sprechapraxie können am ehesten die Begriffe artikulatorische Apraxie, oral-verbale Apraxie bzw. verbale Apraxie und Aphemie gewertet werden.

Die im Rahmen der kindlichen Entwicklung auftretende Störung wird zwar in der Literatur vielfach als verbale Entwicklungsdyspraxie bezeichnet. In diesem Buch wird aber der aktuelle und dem internationalen Standard entsprechende Begriff der kindlichen Sprechapraxie, englisch „Childhood Apraxia of Speech" (CAS), verwendet.

Um der Komplexität beider Störungsbilder gerecht zu werden und die jeweiligen weiteren Grundlagen, diagnostischen Vorschläge und Therapiekonzepte strukturiert und störungsbildspezifisch darzustellen, wurde eine Zweiteilung des Buches vorgenommen. Die erworbenen und kindlichen Sprechapraxien werden im Folgenden getrennt beschrieben.

Teil A

Sprechapraxie bei Erwachsenen

Norina Lauer

1 Theoretische Grundlagen der erworbenen Sprechapraxie

Definition der Sprechapraxie

In der Literatur gibt es verschiedene Definitionen der Sprechapraxie, die jeweils unterschiedliche Aspekte des Störungsbildes hervorheben.

Darley et al. (1969a) verstehen unter der Sprechapraxie eine Beeinträchtigung der Fähigkeit, die Stellung der Artikulationsmuskulatur und die Abfolge der Muskelbewegungen zur willentlichen Phonemproduktion zu programmieren, ohne dass Schwäche, Verlangsamung oder eine Koordinationsstörung dafür verantwortlich gemacht werden können. Damit wird neben der Feststellung, dass es sich bei der Sprechapraxie um eine *Programmierungsstörung* handelt, das Störungsbild von der Dysarthrie, insbesondere einer ataktischen Dysarthrie, abgegrenzt. Ziegler und von Cramon (1986) stellen fest, dass die Artikulationsstörungen bei Sprechapraxie auf einer Auflösung der zeitlichen Beziehung zwischen einzelnen Komponenten komplexer artikulatorischer Bewegungen basieren. Die Sprechapraxie wird somit als *zeitliche Koordinationsstörung von Sprechbewegungen* bezeichnet.

Insgesamt wird die Sprechapraxie als *Störung sprechmotorischer Programmierungsprozesse* gesehen (Springer 1995). Dabei zeigt sich eine parapraktische Fehlersymptomatik, weshalb die Sprechapraxie allgemein den Apraxien zugeordnet wird (Huber 1989, Ziegler u. von Cramon 1989). Der Begriff der *Parapraxie* bezeichnet Veränderungen von Bewegungsabläufen durch Entstellung, Ersetzung, Hinzufügung oder Auslassung von Bewegungen oder Bewegungsanteilen, die durch Planungs- und Programmierungsstörungen hervorgerufen werden. Die Sprechapraxie zeigt sich sowohl bei der Überprüfung willentlicher artikulatorischer Bewegungen als auch in der Spontansprache. Sie tritt häufig in Kombination mit einer *bukkofazialen Apraxie* auf, bei der eine *Programmierungsstörung orofazialer Bewegungen* vorliegt, kann aber auch isoliert von ihr auftreten (Ziegler 1991).

McNeil et al. (1997) definieren die Sprechapraxie als phonetisch-motorische Störung bei intakten phonologischen Fähigkeiten, bei der es zu intra- und interartikulatorischen zeitlichen und räumlichen segmentalen und prosodischen Abweichungen kommt (McNeil et al. 1997:329).

Es liegen keine Störungen in der Wahrnehmung oder Verarbeitung von Sprache vor (McNeil et al. 1997). Charakteristischerweise zeigen sich eine verlängerte Dauer von Konsonanten und Vokalen sowie Pausen zwischen Lauten, Silben und Wörtern. Im Gegensatz zu traditionellen Definitionen (Darley et al. 1975) bezeichnen die Autoren die Fehlermuster als konsistent hinsichtlich des Fehlerortes und konstant bezüglich der Fehlerart. Dabei stehen phonetische Fehler im Vordergrund der Betrachtung. Damit entspricht die Definition neueren Forschungsergebnissen, in denen *phonetische Fehler als dominierendes Symptom* sprechapraktischer Störungen gesehen werden, während phonematische Fehler seltener auftreten (McNeil et al. 1997, Odell et al. 1990).

Lokalisation und Ätiologie

Bezüglich der bei Sprechapraxie geschädigten Hirnareale besteht nach Miller (2002) mittlerweile eine relativ große Übereinstimmung. Hierzu zählen vor allem der *linkshemisphärische Parietallappen*, der *Frontallappen* und der *Inselkortex* mit ihren subkortikalen Verbindungen. Es kann, muss aber nicht notwendigerweise zu einer zusätzlichen Läsion des Broca-Zentrums kommen (Square-Storer et al. 1988). Da das Sprechen auf der Basis verstreuter paralleler und sequenzieller Interaktionen innerhalb weiter Teile des Gehirns zustande kommt, können neben linkshemisphärischen Kreisläufen auch rechtshemisphärische Areale mit einbezogen sein (Miller 2002).

Die Läsionsorte der Sprechapraxie unterscheiden sich deutlich von den bei einer Dysarthrie betroffenen Arealen (Dronkers 1996). Dronkers beobachtete in einer Studie mit Patienten vaskulärer Ätiologie bei den Patienten mit Artikulationsproblemen übereinstimmend eine kleine *Läsion im linken präzentralen Gyrus des Inselkortex*. Mitunter werden auch subkortikale Läsionen für die Entstehung von Sprechapraxie verantwortlich gemacht (Kertesz 1984). Von Cramon und Ziegler (1994) konnten dies nicht bestätigen.

Mehr als die Hälfte der Sprechapraxien (ca. 58%) werden durch *zerebrovaskuläre Ursachen* im Versorgungsgebiet der linken mittleren Hirnarterie hervorgerufen (Duffy 1995). Seltener werden Sprechapraxien durch *Schädel-Hirn-Traumata, zerebrale Tumore* oder *entzündliche Prozesse* verursacht (Ziegler 1991, Duffy 1995). Bei degenerativen Erkrankungen kann eine sprechapraktische Störung meist im Rahmen einer primär progressiven Aphasie beobachtet werden (Duffy 1995).

Die Tatsache, dass reine Sprechapraxien ohne Aphasie nur sehr selten beschrieben werden (Square-Storer et al. 1988, Odell et al. 1990), erschwert die sichere Festlegung der für das Störungsbild der Sprechapraxie verantwortlichen Läsionsorte.

Prävalenz und Prognose

Während die *bukkofaziale Apraxie bei ca. 80% aller aphasischen Patienten* beobachtet werden kann und dabei bei jedem Aphasiesyndrom in der gleichen Häufigkeit auftritt (Poeck u. Hartje 2000), gibt es für die Auftretenshäufigkeit der Sprechapraxie selten Angaben zur Prävalenz. Nach Wertz (1985) tritt die *Sprechapraxie nur in etwa 10% der Fälle isoliert* auf. In 5% der Fälle besteht neben der Sprechapraxie eine Dysarthrie und in 85% der Fälle eine Aphasie. Es ist also recht typisch, dass die Sprechapraxie mit einer Aphasie gemeinsam auftritt. Die Prävalenz der Aphasie wird auf etwa 85000 – 100000 in Deutschland geschätzt. Grobe Schätzungen gehen davon aus, dass bei ca. einem Viertel der Betroffenen auch eine Sprechapraxie vorliegt. Differenziertere Angaben finden sich bei Duffy (1995). Er konnte über einen Zeitraum von ca. drei Jahren (1987 – 1990) bei einer Population von 1738 Patienten beobachten, dass die Sprechapraxie in etwa 4,6% der in der Mayo-Klinik festgestellten neurogenen Kommunikationsstörungen die Hauptdiagnose darstellte (Abb. **4**). Bei der Betrachtung einer Population von 4756 Patienten mit der primären Diagnose einer Sprechstörung (Abb. **5**) zeigte sich ein Überwiegen einer sprechapraktischen Symptomatik in ca. 9% der Fälle.

Für eine *günstige Prognose* sprechapraktischer Störungen sprechen nach Wertz et al. (1984) folgende Faktoren:

- geringes Ausmaß der Läsion,
- wenig Begleitstörungen, d.h. minimale Aphasie, keine schwere bukkofaziale Apraxie,
- guter allgemeiner Gesundheitszustand des Betroffenen,
- Motivation des Betroffenen, aktiv an der Verbesserung des Sprechens zu arbeiten,
- früher Therapiebeginn (innerhalb des ersten Monats nach Erkrankungsbeginn).

Entscheidend für das Ausmaß der Verbesserungen ist die Möglichkeit der Patienten zur Teilnahme an einer Therapie der Sprechapraxie. Bei Patienten ohne Therapie sind funktionelle Verbesserungen nur in sehr geringem Ausmaß zu erwarten, während Patienten mit schweren Störungen durch Therapie mittelmäßige Verbesserungen, Patienten mit leichten oder mittelgradigen Störungen gute Verbesserungen erzielen können.

Abb. **4** Verteilung erworbener neurogener Kommunikationsstörungen nach Duffy (1995).

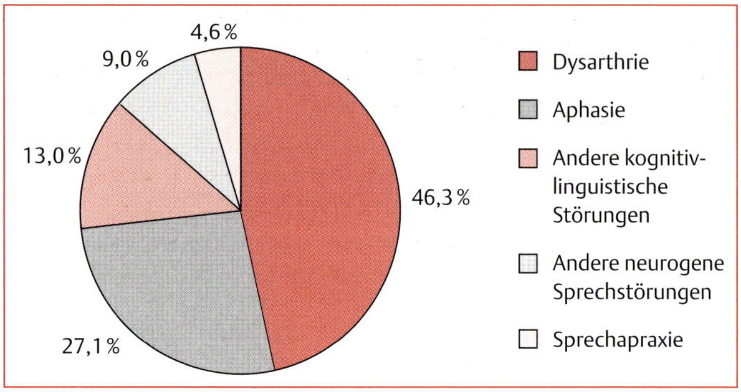

Abb. **5** Verteilung von Sprechstörungen nach Duffy (1995).

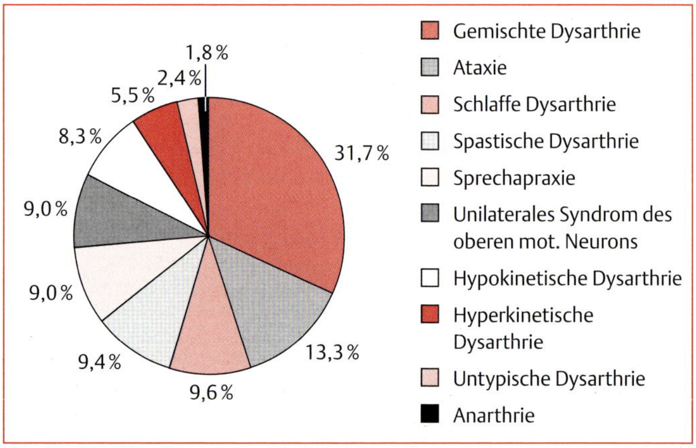

Assoziationen mit anderen Störungsbildern

Der Begriff der Sprechapraxie wird in der Literatur vorwiegend im Zusammenhang mit der *Broca-Aphasie* erwähnt und wurde früher als Symptom einer Broca-Aphasie angesehen. Hierfür lassen sich zwei Gründe vermuten. Zum einen tritt eine Sprechapraxie häufiger in Zusammenhang mit einer Broca-Aphasie auf. Wie sich allerdings aus den o.g. Ausführungen bezüglich der Lokalisation schließen lässt, muss bei einer Sprechapraxie keine Schädigung des Broca-Areals vorliegen und es gibt Fallbeschreibungen, die zeigen, dass eine Sprechapraxie nicht notwendigerweise von einer aphasischen Störung begleitet sein muss (Odell et al. 1990, Square-Storer et al. 1988).

Ein anderer Grund könnte darin liegen, dass es bei Sprechapraxien und Broca-Aphasien zu ähnlichen Symptomen kommt, die eine Verbindung beider Störungsbilder nahe legen könnten. Sprechapraktiker und Broca-Aphasiker sprechen unflüssig und zeigen Probleme bei der Initiierung von Äußerungen. Das Sprechen wirkt mühsam und anstrengend, das Sprachverständnis aber ist oft relativ intakt.

Bei einer reinen Sprechapraxie ist im Gegensatz zu einer aphasischen Störung, bei der Laut- und Schriftsprache durch die bestehende zentrale Störung relativ parallele Symptome aufweisen, zu erwarten, dass es zu einer Diskrepanz zwischen lautsprachlichen und schriftsprachlichen Leistungen kommt. Typischerweise zeigen aphasische Patienten mit einer zusätzlich vorliegenden Sprechapraxie im Aachener Aphasie-Test (Huber et al. 1983) deutlich bessere Leistungen in den schriftsprachlichen Untertests, da hier die Symptome der Sprechstörung, außer beim lauten Lesen, nicht zum Tragen kommen.

Auch wenn die Sprechapraxie häufig in Zusammenhang mit einer Broca-Aphasie und dem damit verbundenen Agrammatismus beobachtet wird, können vereinzelt auch Sprechapraxien zusätzlich bei Patienten mit aphasisch bedingtem Paragrammatismus auftreten (Edwards u. Miller 1989, Ziegler u. von Cramon 1986). Sehr schwere Sprechapraxien, bei denen die Patienten ggf. über Monate hinweg mutistisch sind, treten oft in Kombination mit einer globalen Aphasie auf. Diese Patienten haben meist eine rechtsseitige Hemiparese mit motorischen und sensiblen Beeinträchtigungen der rechten unteren Gesichtshälfte. Die Prognose für solche schweren sprechapraktischen Störungen ist eher ungünstig.

Häufig besteht auch eine ausgeprägte Hemiparese rechts, welche vor allem die oberen, teilweise auch die unteren Extremitäten betrifft. In der Frühphase können auch eine zentrale Fazialisparese und/oder eine Hypoglossusparese zusätzlich zur Sprechapraxie auftreten. Diese bilden sich meist innerhalb weniger Wochen zurück (Ziegler 2001).

Bei sprechapraktischen Störungen ist nicht selten auch eine zusätzliche *bukkofaziale Apraxie* zu beobachten. Die bukkofazialen Symptome bilden sich häufig schneller zurück als die der Sprechapraxie (Square-Storer 1987). Zwar kann es häufig zu einem gemeinsamen Auftreten beider Störungsbilder kommen, doch ist auch in diesem Zusammenhang eine Dissoziation nachgewiesen worden (Ziegler 2003, Ziegler u. von Cramon 1989).

Auch wenn die Sprechapraxie häufig in Verbindung mit einer Broca-Aphasie und einer bukkofazialen Apraxie auftritt, können diese Störungsbilder auch unabhängig voneinander auftreten. Die genauere Abgrenzung dieser und weiterer Störungsbilder von der Sprechapraxie wird im Kapitel 3 „Differenzialdiagnostik" ausführlich behandelt.

Einordnung in Sprachverarbeitungsmodelle

Um die Stellung der Sprechapraxie innerhalb der neurologischen Sprach- und Sprechstörungen näher zu beleuchten, können Sprachproduktionsmodelle herangezogen werden. Diese stellen Konstrukte des möglichen Ablaufs der Sprachproduktion dar. Da das *Logogen-Modell* hinsichtlich der Darstellung phonetisch-phonologischer Prozesse zu unspezifisch erscheint, wurde in der modelltheoretischen Einführung das *Nijmegen-Modell nach Levelt et al.* (1999) als Erklärungsmodell für die Sprechapraxie gewählt. An dieser Stelle soll die Sprechapraxie zusätzlich anhand des *Sprachproduktionsmodells nach Huber* (1985) beschrieben werden.

Sprachproduktionsmodell nach Huber

Das *Sprachproduktionsmodell nach Huber* (Abb. **6**) verdeutlicht die Trennung von Sprachsystem und Artikulationssystem. Allerdings fokussiert es vor allem auf segmentale Artikulationsplanung und lässt den suprasegmentalen Speicher des Silbenlexikons unberücksichtigt. Die gedanklich gefasste Mitteilungsabsicht wird zunächst an das Sprachsystem weitergeleitet. In diesem zentralen System finden semantisch-lexikalische und morphologisch-syntaktische Prozesse statt, um die Mitteilung für die phonologisch-prosodische Planung vorzustrukturieren. Die phonologische Planung beinhaltet das Auffinden und Abrufen der phonologischen Wortformen aus dem mentalen Lexikon und die Spezifizierung der in ihnen enthaltenen Phoneme und Phonemkombinationen.

Unter der prosodischen Planung versteht man die Gliederung der Oberflächenstruktur, also die Gestaltung von Wörtern und Sätzen in der Kommunikation hinsichtlich der Akzentuierung, der Intonation, des Rhythmus, der Sprechgeschwindigkeit und der Sprechpausen (Bußmann 1990).

Diese Prozesse finden unter Einbeziehung des Arbeitsgedächtnisses statt, in dem die Strukturen für die jeweilige Weiterverarbeitung zwischengespeichert werden.

Sind die Prozesse des Sprachsystems abgeschlossen, liegt die fertige Mitteilung, z. B. als Satz, in ihrer kompletten Struktur vor. Um die Mitteilung zu produzieren, können zwei Wege gewählt werden. Einerseits kann die Mitteilung aufgeschrieben werden, wobei die dafür erforderlichen Schritte in diesem Modell nicht näher ausgeführt werden. Andererseits kann die Mitteilung ausgesprochen werden. Dazu muss sie an das Artikulationssystem weitergegeben werden. Dort werden die abstrakten phonologischen Strukturen des Sprachsystems an die dialektalen und ideolektalen Eigenheiten des jeweiligen Sprechers phonetisch

Abb. **6** Sprachproduktionsmodell nach Huber (1985).

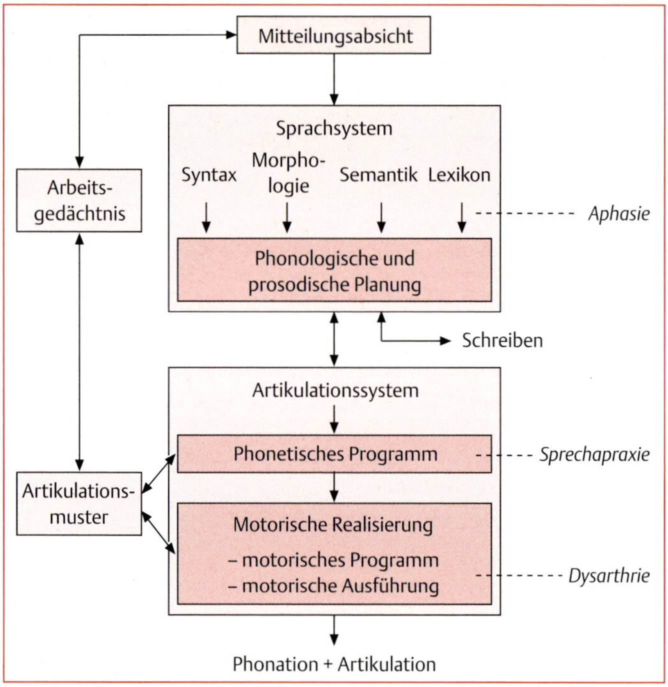

angepasst. Es entsteht der für jedes Individuum typische Rede- und Aussprachestil mit der entsprechenden prosodischen Gliederung von Sätzen. Dieser Vorgang wird als phonetische Programmierung bezeichnet. In diesem Programm müssen die zeitlichen und räumlichen Aspekte der geplanten Artikulationsvorgänge vorgeplant werden. Bei repetitiven Äußerungen, die keiner sprachsystematischen Kontrolle unterliegen, kann auf spezielle Artikulationsmuster für Phoneme und Phonemverbindungen bzw. Silben, Wörter oder Wortgruppen zurückgegriffen werden, um einen schnellen Abruf zu ermöglichen.

Die motorische Realisierung umfasst die Erstellung eines motorischen Programms für die gezielte Innervation der Artikulationsmuskulatur und die motorische Ausführung, die in der Phonation und Artikulation mündet.

Aufgrund der oben bereits beschriebenen Tatsache, dass rein sprechapraktische Patienten deutlich bessere Leistungen in der Schriftsprache im Gegensatz zur Lautsprache zeigen, kann die Schlussfolgerung gezogen werden, dass es sich nicht um eine Störung innerhalb des Sprachsystems handelt. Da das Schreiben nach dem Modell keine Beteiligung des Artikulationssystems erfordert, ist die Sprechapraxie als Störung innerhalb des Artikulationssystems zu sehen. Auch eine Überprüfung des Sprachverständnisses ist bei reiner Sprechapraxie ohne Befund.

Während Störungen der motorischen Realisierung durch fehlerhafte Innervation der Artikulationsmuskulatur Dysarthrien hervorrufen, ist die Sprechapraxie nach diesem Modell am ehesten einer Störung im phonetischen Programm zuzuordnen. Ordnet man die verschiedenen erworbenen neurologischen Sprach- und Sprechstörungen dem Modell zu, so liegt die durch eine Störung des Sprachsystems hervorgerufene Aphasie auf der höchsten Ebene des Modells. Beide Sprechstörungen, die Sprechapraxie und die Dysarthrie, liegen auf der niedrigeren Ebene des Artikulationssystems, wobei die *Sprechapraxie* wiederum *innerhalb des Artikulationssystems oberhalb einer Störung der motorischen Realisierung* angeordnet ist.

Auch wenn dieses sequenziell strukturierte Sprachverarbeitungsmodell eine vereinfachte Darstellung von in der Realität sehr komplexen parallelen und sequenziellen Verarbeitungsprozessen ist, bietet es eine mögliche Arbeitshypothese zur Einordnung der Sprechapraxie und ihrer Abgrenzung zu aphasischen und dysarthrischen Störungen.

Das Modell nach Huber (1985) stellt die segmentale Artikulationsplanung und deren Ausführung in den Vordergrund. Es berücksichtigt nicht explizit die suprasegmentale Ebene des Silbenabrufs und der Akzentuierung. Auch der Prozess der Zusammensetzung der einzelnen Laute zu Wörtern wird nicht genauer thematisiert.

Erklärungsansatz der artikulatorischen Phonologie

Während traditionelle linguistische Ansätze annehmen, dass die zugrunde liegenden phonologischen und phonetischen Repräsentationen der Laute intakt sind, geht man im *Erklärungsansatz der artikulatorischen Phonologie* davon aus, dass artikulatorische Gesten bereits Teil der linguistischen Repräsentation sind. Artikulatorische Gesten werden dabei als Klasse von Artikulationsbewegungen betrachtet. Sie sind abstrakte und diskrete Spezifikationen räumlich-zeitlicher Muster (Browman u. Goldstein 1992). Bei Sprechapraxie kommt es zu einer Störung in der Überlappung artikulatorischer Gesten, was Lautentstellungen oder Lautersetzungen zur Folge hat (Kent 1997).

Mayer (1994) hingegen interpretiert *sprechapraktische Fehler als Überspezifizierung in der zeitlichen Domäne*. In einer Studie zur Stimmansatzzeit (Voice Onset Time – VOT) und Koartikulation konnte er beobachten, dass Sprechapraktiker pathologischerweise versuchen, „alle phonologischen Spezifikationen eines Lautes in der zeitlichen Domäne zu realisieren, die der Laut in der phonetischen Repräsentation belegt, eine Verschiebung bzw. Ausdehnung der Parameter in die Domäne eines anderen, benachbarten Lautes wird vermieden“ (Mayer 1994:73). Diese Überspezifizierung in der zeitlichen Domäne kann auch als artikulatorische Überkorrektheit von Sprechapraktikern bezeichnet werden (Dogil 1992). Während Sprechgesunde eine zeitliche Überlappung von Merkmalen zeigen, wird dieses als Koartikulation bezeichnete Phänomen laut Mayer bei Sprechapraktikern blockiert. Für diese Hypothese spricht die Beobachtung, dass die Einzellautartikulation bei Sprechapraktikern in der Regel nicht beeinträchtigt ist. Mayer folgert daraus, dass „nicht die Implementierung phonetischer Repräsentationen, der Abruf oder die Sequenzierung motorischer Muster“ gestört sind, „sondern es sind die phonologisch-phonetischen Repräsentationen selbst, die in einem bestimmten Sinne fehlerhaft sind (Mayer 1994:50).

Hinsichtlich der Produktion von Phonemsequenzen gibt es in der Phonetik zwei konkurrierende Modelle: das *Modell der koartikulierten Segmentreihe* („feature spreading“-Modell) und das *Koproduktionsmodell* (Bell-Berti u. Krakow 1991, Jaeger u. Ziegler 1993).

Modell der koartikulierten Segmentreihe

Das *Modell der koartikulierten Segmentreihe* geht davon aus, dass die einzelnen, zeitlich aufeinander folgenden Segmente auf die jeweils direkt benachbarten Segmente einen koartikulatorischen Einfluss ausüben. Jaeger und Ziegler (1993) nennen als Beispiel das Wort „Kinn“, bei dem, bezogen auf den Vorderzungenvokal /i/ das Merkmal der Stimmlosigkeit des Anlauts /k/ kurz beibehalten wird und dann das Merkmal der Nasalität des Auslauts /n/ antizipiert wird. Ebenso übt auch der Laut /i/ einen Einfluss auf die ihn umgebenden Laute aus, da beispielsweise das /k/ in diesem lautlichen Kontext weiter vorne gebildet wird. Segmentorientierte Ansätze, wie z.B. der Phonem-Drill nach Darley oder der Therapieansatz nach Luzzatti und Springer basieren auf dem Modell der koartikulierten Segmentreihe.

Koproduktionsmodell

Im *Koproduktionsmodell* hingegen wird angenommen, dass es zu einer „zeitlich abgestimmten Koproduktion parallel organisierter artikulatorischer Gesten“ kommt (Jaeger u. Ziegler 1993:31). Nicht einzelne Segmente werden zu Äußerungen zusammengesetzt, sondern es kommt zu einer parallelen Programmierung von Zungen-, Kehlkopf- und Gaumensegelbewegungen bei der Produktion von Äußerungen. Das Koproduktionsmodell findet Berücksichtigung beim metrischen Therapieansatz nach Jaeger (Jaeger 1991, Jaeger u. Ziegler 1993). Dieser Ansatz wird im Rahmen der Darstellung einzelner Therapieansätze genauer vorgestellt.

Zusammenfassung

Sprechapraxien treten bei Erwachsenen häufig in Zusammenhang mit einer Aphasie, meist einer Broca-Aphasie, auf. Ihnen liegen jedoch andere Pathomechanismen zugrunde als aphasische Störungen. Bei der Sprechapraxie treten phonetisch-motorische Störungen bei intakten phonologischen Fähigkeiten auf. Diese führen zu zeitlichen und räumlichen segmentalen und prosodischen Auffälligkeiten. Sprechapraktische Störungen entstehen meist durch zerebrovaskuläre Ursachen im Versorgungsgebiet der mittleren Hirnarterie der linken Hirnhälfte. Zusätzlich besteht oft eine bukkofaziale Apraxie. In Sprachverarbeitungsmodellen findet sich die Sprechapraxie auf der Ebene der Artikulationsplanung zwischen der Aphasie (sprachsystematische Störung) und der Dysarthrie (Störung der motorischen Ausführung). Die Unterschiedlichkeit der Sprachverarbeitungsmodelle lässt verschiedene Erklärungsmöglichkeiten der Sprechapraxie zu.

2 Symptomatik der erworbenen Sprechapraxie

Bei der Symptomatik der Sprechapraxie werden drei Symptomkategorien unterschieden, in denen Störungen zu beobachten sind:

- Artikulation,
- Prosodie,
- Sprechverhalten.

Diesen Kategorien werden verschiedene Symptome zugeordnet. Die Diagnose Sprechapraxie anhand eines Symptoms oder weniger Symptome einer Symptomkategorie zu stellen, ist als problematisch zu betrachten. Dazu bedarf es eher einer Kombination von verschiedenen Symptomen, wobei es auch möglich ist, dass mitunter als charakteristisch betrachtete Symptome bei einzelnen Patienten fehlen können. Croot (2002) hingegen fordert einen „variablen Symptombereich zur Diagnose von Sprechapraxie" (Gotto 2004:11) und hält die Verdachtsdiagnose Sprechapraxie bereits dann für sinnvoll, wenn das Auftreten eines einzigen kritischen Symptoms beobachtet wurde. Die in der Kategorie Sprechverhalten beobachtbaren Symptome sind Folgen der artikulatorischen und prosodischen Störungen.

Artikulation

Die Artikulationsfehler werden in *phonetische* und *phonologische Fehler* eingeteilt (Abb. **7**). Häufig ist eine Kombination beider Fehlertypen zu beobachten.

> In der Literatur werden die Begriffe phonologisch und phonematisch im Zusammenhang mit der Sprechapraxie zum Teil synonym verwendet.

Phonetische Fehler

> Unter phonetischen Fehlern versteht man *Lautabweichungen bzw. -entstellungen*, die zwar der Kategorie des Ziellautes noch zugeordnet werden können, deren Merkmale jedoch so verändert sind, dass der Ziellaut nicht korrekt gebildet wird.

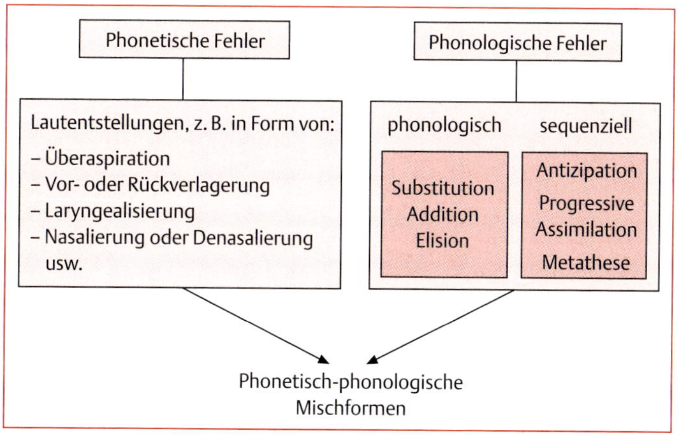

Abb. **7** Artikulationsfehler bei Sprechapraxie.

Tabelle **4** Beispiele für phonetische Fehler

Zielwort	Transkript	Fehlerart
Ofen	[o̤fən]	Behauchung von /o/
Tube	[tub̥ə]	Entstimmung von /b/
Apfel	[apf̣ :əl]	Lautdehnung von /f/
Masche	[mãʃə̃]	Nasalierung von /a/ und /ə/
Tisch	[tɪ̠ʃ]	Rückverlagerung von /ɪ/
Post	[pʰʰɔst]	Überaspiration von /p/

Tabelle **5** Transkriptionszeichen aus dem Internationalen Phonetischen Alphabet in Anlehnung nach Liepold et al. (2003)

IPA-Zeichen	Bedeutung	Beispiel	IPA-Zeichen	Bedeutung	Beispiel
̥	stimmlos	n̥	ˤ	pharyngealisiert	kˤ
̬	stimmhaft	t̬	̃	nasaliert	ẽ
ʰ	aspiriert	tʰ	͊	denasaliert	n͊
̤	behaucht	a̤	͋	nasaler Durchschlag	p
̰	laryngealisiert	a̰	̚	ungelöst	t̚
̼	linguolabial	d̼	͈	fortisiert	f͈
̪	dental	d̪	͉	lenisiert	p͉
̻	laminal	d̻	̩	silbisch	m̩
̟	vorverlagert	u̟	̈	zentralisiert	ë
̠	rückverlagert	i̠	̝	erhöht	e̝
˞	rhotaziert	ə˞	̞	erniedrigt	e̞
ʷ	labialisiert	dʷ	̹	übermäßig gerundet	a̹
ʲ	palatalisiert	dʲ	̜	weniger gerundet	a̜
ˠ	velarisiert	dˠ	͍	gespreizt	y͍

Beispiele für Lautentstellungen sind eine übermäßige Aspiration stimmloser Plosive, Entstimmung stimmhafter Konsonanten, Denasalierung von Nasalen, unangemessene Dehnung eines Lautes, unscharfe oder lateralisierte Frikative oder eine Vor- oder Rückverlagerung lingualer Konsonanten (Odell et al. 1990, Vogel et al. 1988, Ziegler 1991, Ziegler u. von Cramon 1986). Meist betreffen die Lautentstellungen die zeitlichen Parameter der Artikulationsmuster (Collins et al. 1983).

Die Tab. **4** zeigt einige Beispiele für phonetische Fehler bei sprechapraktischen Patienten. Weitere Beispiele finden sich u. a. bei Ziegler (1991) und Liepold et al. (2003).

In Tab. **5** ist eine Liste mit *phonetischen Transkriptionszeichen* aus dem Zeicheninventar des Internationalen Phonetischen Alphabets dargestellt (Liepold et al. 2003). Diese dienen zur qualitativen Fehlerkennzeichnung. Phonetische Fehler treten nicht nur bei sprechapraktischen Patienten auf, sondern können auch auf das Vorliegen einer Dysarthrie hinweisen (vgl. Kapitel „Differenzialdiagnostik“ S. 38). Einige Autoren nennen als Unterscheidungskriterium, dass phonetische Fehler bei der Sprechapraxie inkonstant und inkonsistent auftreten, während sie bei der Dysarthrie konstant und konsistent seien (Ziegler 2001). McNeil et al. (1997) hingegen beschreiben auch die bei der Sprechapraxie auftretenden Fehler als konsistent hinsichtlich des Fehlerortes und konstant bezüglich der Fehlerart.

Phonologische Fehler

Phonologische Fehler lassen sich in folgende Fehlerarten einteilen: *Substitution, Addition* und *Elision.* Der Ziellaut wird entweder durch einen korrekt gebildeten Laut ersetzt (Substitution), ein korrekt gebildeter Laut wird hinzugefügt (Addition) oder ein Ziellaut wird ausgelassen (Elision). Dabei sind die Lautersetzungen dem Ziellaut oft phonetisch ähnlich und unterscheiden sich selten in mehr als zwei distinktiven Merkmalen (z. B. /t/ statt /k/) (Ziegler 2001, Mayer 1994). Phonematische Fehler können aber auch durch einen Einfluss der Lautumgebung innerhalb eines Wortes zustande kommen. In diesem Fall spricht man von *sequenziellen Fehlern*, da sie die Abfolge der Laute innerhalb eines Wortes betreffen. Zu ihnen zählen die *Antizipation*, die *Perseveration* und die *Metathese.* Im Fall der Antizipation wird ein später zu produzierender Laut im Wort zusätzlich vorangestellt und ersetzt dabei einen anderen Laut. Bei der Perseveration (auch Reiteration oder progressive Assimilation genannt) wird ein zuvor produzierter Laut wiederholt. Die Metathese bezeichnet den Prozess einer Lautumstellung, bei der Laute eines Wortes miteinander vertauscht werden (Peach 2004). Substitutionen werden am häufigsten beobachtet. Eine Ursache dafür ist die Tendenz der menschlichen Hörverarbeitung, das Wahrgenommene zu kategorisieren. Dadurch wird die Wahrnehmung zusätzlich vorliegender geringfügiger phonetischer Entstellungen ggf. überdeckt (Odell et al. 1990, Kent u. Rosenbek 1983). Substitutionen werden, wie auch Additionen, häufig als Antizipationen interpretiert. Seltener können Perseverationen beobachtet werden (Peach 2004, Mayer 1994).

In Tab. **6** sind Beispiele für phonologische und sequenzielle Fehler enthalten.

Tabelle **6** Beispiele für phonologische Fehler

Zielwort	Transkript	Fehlerart
Panne	[palə]	Substitution von /n/ durch /l/
Sofa	[zo :fan]	Addition von /n/
Treppe	[tɛpə]	Elision von /ʀ/
Kino	[ni:no:]	Antizipation von /n/
Dose	[do:də]	Perseveration von /d/
Löwe	[vø:lə]	Metathese von /l/ und /v/

Tabelle **7** Beispiele für phonetisch-phonologische Fehler

Zielwort	Transkript	Fehlerart
Katze	[t^{hh}atsə]	Antizipation durch überaspiriertes /t/
Messer	[mãsɐ]	Substitution von /ə/ durch nasaliertes /a/
Tonne	[tɔs:ə]	Substitution von /n/ durch gedehntes /s/
Kette	[kɛkˤə]	Perseveration durch pharyngealisiertes /k/
Trompete	[tʀạ̹mpe:tə]	Substitution von /ɔ/ durch übermäßig gerundetes /a/
Wasser	[vast̬ɐ]	Addition eines stimmhaften /t/

Bei den phonologischen Fehlern ist differentialdiagnostisch zu beachten, dass sie auch im Rahmen einer aphasischen Störung vorkommen können und dann als *phonematische Paraphasien* bezeichnet werden. Wird durch eine phonematische Veränderung ein bedeutungsmäßig anderes Wort produziert (z. B. Nadel statt Nagel), ist abzuklären, ob es sich um eine aphasisch bedingte semantische Paraphasie handeln könnte (vgl. Kapitel 3 „Differenzialdiagnostik“, S. 38).

Phonetisch-phonologische Fehler

Die genannten Fehlerkategorien können kombiniert auftreten. Das bedeutet, dass ein phonologischer Fehler, z. B. bei einer Lautsubstitution, zusätzlich lautlich entstellt sein kann. Beispiele hierfür finden sich in Tab. **7**.

Merkmale der Artikulationsfehler

Wie bereits beschrieben, ist das Kriterium der *Inkonstanz* (korrekte und fehlerhafte Artikulationen) und *Inkonsistenz* (Variation fehlerhafter Artikulationen) sprechapraktischer Artikulationsfehler in der Literatur umstritten. Zum einen wird davon berichtet, dass auf einen Laut bezogen sowohl phonetische als auch phonologische Störungen auftreten können und auch die Art des phonetischen oder phonologischen Fehlertyps unterschiedlich sein kann. Das Wort „Tomate" kann beispielsweise innerhalb eines Gesprächs als [t^{hh}obɑ:tə], [mo:mɑ:tə], [mo:t^{hh}ɑ:tə], aber auch korrekt realisiert werden. Andere Autoren (McNeil et al. 1997) betrachten sprechapraktische Artikulationsfehler als eher konstant und konsistent.

Dies erschwert die Abgrenzung zur Dysarthrie, bei der die Artikulationsfehler ebenfalls konstant und konsistent auftreten. Allerdings können die bei dysarthrischen Patienten als konstant und konsistent beschriebenen Lautentstellungen, z. B. aufgrund der Tagesform, ebenfalls variieren. Insbesondere bei der ataktischen Dysarthrie ist eine größere Fehlervariabilität zu beobachten (Liepold et al. 2003). In Kombination mit einer skandierenden Sprechweise, die als typisches Merkmal einer ataktischen Dysarthrie gilt und auch bei einer Sprechapraxie häufiger auftritt, wird die Abgrenzung der Störungsbilder problematisch, wenn man sie rein anhand des akustischen Eindrucks vornimmt. Daher sollten nichtsprachliche Leistungen herangezogen werden, um die Zuordnung zu erleichtern.

Die Analyse distinktiver Merkmale sprechapraktischer Artikulationsfehler zeigt, dass die meisten Fehler den Artikulationsort betreffen, gefolgt von der Artikulationsart, der Stimmhaftigkeit und schließlich des Merkmals der oralen bzw. nasalen Lautgebung. Die den Artikulationsort betreffenden Fehler beziehen sich meist auf bilabiale und lingual-alveolare Konsonanten. Fehler in der Artikulationsart treten v. a. bei Affrikaten und Frikativen auf (Peach 2004). Für phonetische und phonematische Fehler gilt, dass Ziel- und Ersatzlaut überwiegend eine hohe artikulatorische Ähnlichkeit aufweisen (Ziegler 1991, Odell et al. 1990, Canter et al. 1985).

Hinsichtlich der Verteilung des Auftretens phonetischer und phonologischer Fehler gibt es noch keinen Konsens. In älteren Studien (Johns u. Darley 1970, Trost u. Canter 1974) wurde ein häufigeres Auftreten phonologischer Fehler beobachtet, während in neueren Einzelfallstudien (Odell et al. 1990) ein Überwiegen phonetischer Fehler nachgewiesen werden konnte. Als möglicher Grund für diese unterschiedlichen Betrachtungsweisen wird eine *geringere Detailgenauigkeit in der phonetischen Fehleranalyse bei der perzeptiven Beurteilung* verantwortlich gemacht (Ziegler 1991).

> **!** Graduelle Lautabweichungen werden aufgrund des Phänomens der kategorialen Wahrnehmung fälschlicherweise als phonologische Fehler klassifiziert (Croot 2002, Ziegler 2000, Code 1998).

Apparative Untersuchungsverfahren können hier die perzeptive Diagnostik unterstützen und objektivieren.

Einflussfaktoren

Es werden verschiedene Faktoren diskutiert, welche einen Einfluss auf die Artikulationsfehler ausüben.

Sprechmotorische Komplexität. Es besteht weitgehende Einigkeit darüber, dass die sprechmotorische Komplexität einen wichtigen Einflussfaktor für die Artikulation sprechapraktischer Patienten darstellt (Ziegler 1991). Je größer die sprechmotorischen Anforderungen bei der Durchführung komplexer Artikulationsbewegungen sind, desto höher die Wahrscheinlichkeit des Auftretens von Fehlern der Artikulation, da komplexe Silbenstrukturen eine höhere Anforderung an die artikulatorische Präzision stellen (Odell et al. 1990). Auch in neueren Studien wird die Bedeutung des Einflusses der Komplexität der Silbenstruktur hervorgehoben (Aichert et al. 2001). Ferner spielt die Komplexität der Artikulation des einzelnen Lautes eine entscheidende Rolle. Nach Romani et al. (2002) und Wertz et al. (1984) sind Konsonanten häufiger betroffen als Vokale, wobei Plosive weniger fehleranfällig sind als Liquide oder Frikative und stimmlose Konsonanten meist besser artikuliert werden als stimmhafte Konsonanten (Odell et al. 1990, Johns u. Darley 1970).

Sowohl Patienten mit Dysarthrie als auch Patienten mit Sprechapraxie tendieren zu einer Vereinfachung der Komplexität der Silbenstruktur.

Es ist umstritten, ob die Lautposition im Wort eine bedeutsame Rolle für das Auftreten von Artikulationsstörungen spielt. Einige Autoren geben an, dass Konsonanten in Anlautposition bzw. im Anlaut einer akzentuierten Silbe häufiger von Artikulationsfehlern betroffen sind als solche im In- oder Auslaut (Halpern 1986, Jaeger 1991). Liepold et al. (2003) benennen die vermehrt gestörte Anlautartikulation auch für Konsonantencluster. In anderen Untersuchungen zeigte sich die Anlautposition nicht als überdurchschnittlich fehleranfällig. Es konnten sogar mehr Fehler bei Inlautpositionen beobachtet werden (Odell et al. 1990, Engl-Kasper u. Ziegler 1993).

Lexikalität. Artikulationsfehler sind seltener in bedeutungstragenden Wörtern zu erwarten als in Pseudowörtern. Diese These wird von konnektionistischen Sprachproduktionsmodellen (Shallice et al. 2000) unterstützt, während das Logogen-Modell eine gleiche Verteilung der Fehler auf Real- und Pseudowörter voraussetzt (Liepold et al. 2003). In der Therapie kann es jedoch erforderlich sein, mit Pseudowörtern (Logatomen) zu arbeiten, um Auswahl und Abfolge von Lauten in Lautkombinationen systematisch und streng kontrollieren zu können (Engl-Kasper 1993). Dies erscheint nur bei leichten Sprechapraxien sinnvoll, da die Verwendung von Pseudowörtern den Transfer in den Alltag erschwert.

Wortkategorie. Substantive werden von Sprechapraktikern meist besser artikuliert als Verben (Wertz et al. 1984). Dennoch kann es aus kommunikativen Gründen notwendig sein, Verben relativ früh in die Therapie zu integrieren. Diese lassen sich auch mit spezifischen Gesten verbinden (Rosenbek 1983).

Wortlänge. Bei einer Sprechapraxie nimmt oft die Fehlerhäufigkeit mit der Länge der Wörter überproportional zu. Obwohl zu erwarten ist, dass in längeren Wörtern generell mehr Fehler auftreten, da diese mehr Einheiten bieten, die gestört werden können, geht bei einem *echten positiven Wortlängeneffekt* die Fehlerzunahme über die statistische Erwartung hinaus (Johns u. Darley 1970, Ziegler 1991). Dies ist wahrscheinlich die Folge eines größeren Aufwandes bei der motorischen Programmierung und somit eine erhöhte sprechmotorische Anforderung. Schwache positive Wortlängeneffekte sprechen für ein Problem bei der Initiierung eines Wortes, unabhängig von seiner Silbenanzahl. Negative Wortlängeneffekte, bei denen es zu einer Fehlerzunahme bei kürzeren Wörtern kommt, sind möglicherweise durch einen fehlerhaften Zugriff auf kurze Wörter erklärbar, da diese im Lexikon mehr phonologische Nachbarn aufweisen als längere Wörter. Nach Liepold et al. (2003) sind auch Probleme in der auditiven Verarbeitung denkbar.

Konkretheit und Häufigkeit. Konkrete Wörter werden störungsfreier artikuliert als abstrakte Wörter. Ebenso werden hochfrequentere Wörter besser artikuliert als niedrigfrequente Wörter (Wertz et al. 1984).

Automatisierungsgrad. In der Literatur wird immer wieder von *„Inseln (relativ) störungsfreien Sprechens"* bei sprechapraktischen Patienten berichtet. Das bedeutet, dass es zu weniger oder gar keinen Fehlern sowie flüssiger Sprachproduktion kommen kann, je automatisierter die Äußerungen sind (z. B. bei Begrüßungsfloskeln) (Ziegler 2001).

Adaptationseffekt. Auch das Vorhandensein eines Adaptationseffekts (z. B. weniger Fehler bei wiederholtem Lesen) ist bislang nicht erwiesen und steht im Widerspruch zur ebenfalls beschriebenen Beobachtung eines Konsistenzeffekts, bei dem es zu wiederholtem Auftreten gleicher Fehler an den gleichen Textstellen kommen kann.

Stimulusmodalität. Keine eindeutigen Ergebnisse finden sich zu der These, dass die Stimulusmodalität (Spontansprache, Nachsprechen, lautes Lesen) die Auftretenshäufigkeit von Artikulationsfehlern beeinflusst (Ziegler 1991).

Prosodie

Um die Bedeutung der Prosodie näher zu erklären, soll hier zunächst auf neuere Betrachtungen hinsichtlich prosodischer Faktoren eingegangen werden. Davon ausgehend werden die Stellung der Prosodie innerhalb der sprechapraktischen Symptomatik und die einzelnen prosodischen Symptome erläutert.

> Die Prosodie entsteht durch sprechspezifische Veränderungen von *Dauer, Tonhöhe, Lautstärke und Kontinuität des akustischen Signals*, die dazu eingesetzt werden, emotionale Aspekte und persönliche Einstellungen in einer Mitteilung zu transportieren (Boutsen u. Christman 2002).

Es wird zwischen *intrinsischer* und *extrinsischer Prosodie* unterschieden (Abb. **8**).

Intrinsische Prosodie. Die *intrinsische Prosodie* wird während der Sprachentwicklung erlernt und trainiert. Sie ist *linkshemisphärisch* lokalisiert und wird von linkskortikalen Strukturen und den Basalganglien gesteuert. Dazu gehören kortikale Kreisläufe unter Einbeziehung des anterioren Inselkortex mit einer Schleife zum Kleinhirn und den Basalganglien. Die intrinsische Prosodie läuft unbewusst ab und dient zur Organisation eines reibungslosen Ablaufs des Sprechens. Man beobachtet intrinsisch-prosodische Merkmale insbesondere bei *kurzen, einfachen* und *vertrauten Äußerungen*.

Extrinsische Prosodie. Die *extrinsische Prosodie* dient dem *bewussten Ausdruck von Stimmung* und *Intention*. Sie verläuft parallel zur intrinsischen Prosodie, wird aber *wahrscheinlich eher rechtshemisphärisch* gesteuert (Boutsen u. Christman 2001). Allerdings ist die extrinsische Prosodie von autonom gesteuertem emotionalen Sprechen zu trennen. Das heißt, sie ist zwar *affektiv*, aber *nicht limbisch*, sondern ein *mehr oder weniger bewusster Prozess*, der sich auch in langen und komplexen Äußerungen findet.

Innerhalb des in der Abb. **8** dargestellten Trichters befinden sich die für eine typische Äußerung relevanten intrinsischen und extrinsischen Aspekte.

In der Literatur wurden die prosodischen Störungen lange Zeit als Kompensationsversuch sprechapraktischer Patienten gewertet, der dazu dient, gegen die Fehler in der Artikulation anzusteuern. Demnach betrachtete man die Prosodiestörung als eine sekundäre Störung (Darley et al. 1969b, Darley et al. 1969c). Durch neuere Untersuchungen zur Prosodie hat sich diese Auffassung verändert, sodass prosodische Störungen mittlerweile eher als ein *Kernsymptom der Sprechapraxie* betrachtet werden (McNeil et al. 1997, McNeil et al. 2000). Ob diese Betrachtungsweise für alle Symptome im Bereich der Prosodie gilt, ist zukünftig zu klären.

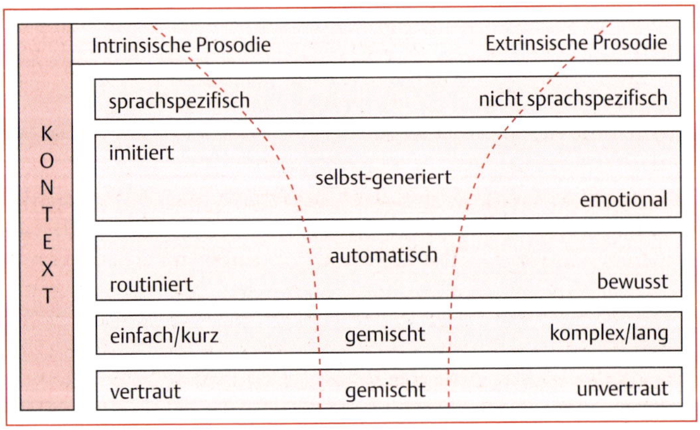

Abb. **8** Intrinsische und extrinsische Prosodie (Boutsen u. Christman 2002).

Tabelle **8** Prosodische Störungen bei Sprechapraxie

Prosodischer Bereich	**Symptom**
Redefluss	• silbisches Sprechen / skandierende Sprechweise • intra- und intersilbische Pausen • ungefüllte Pausen vor Initiierung des Sprechens • reduziertes Sprechtempo • auch bei fehlerfreien Sequenzen • Iterationen von Anfangslauten und Silben • Lautdehnungen und -auslassungen
Akzentuierung	• Akzentnivellierung • gleichmäßige Akzentuierung aller Silben • Überakzentuierung • Akzentverschiebung • fehlerhafte Akzentuierung sonst unbetonter Silben

Prosodische Störungen

Die bei sprechapraktischen Patienten zu beobachtenden Symptome zeigen vor allem eine *Störung der intrinsischen Prosodie*, die aufgrund der linkshemisphärischen Lokalisation auch am ehesten zu erwarten ist.

Es zeigen sich Auffälligkeiten im Bereich des *Redeflusses* und bei der *Akzentuierung*. Der *Redefluss* ist generell, also auch bei fehlerfreien Sequenzen, verlangsamt. Durch intersilbische Pausen entsteht die für die Sprechapraxie *typische skandierende Sprechweise*, die allerdings auch für die Sprechweise von Patienten mit ataktischer Dysarthrie charakteristisch ist, bei dieser aber mit einer ataktischen nichtsprachlichen Motorik einhergeht. Der Eindruck der skandierenden Sprechweise wird auch dadurch unterstützt, dass Sprechapraktiker im Gegensatz zu Normalsprechern Vokale in unbetonten Silben kaum reduzieren (Mayer 1994). Rogers und Storkel (1999) nehmen an, dass die Patienten aufgrund eines Speicherdefizits Silben nur einzeln programmieren können. Zusätzlich kann es zu intrasilbischen Pausen kommen. Ungefüllte Pausen treten oft vor der Initiierung von Äußerungen auf. Neben Lautdehnungen von Vokalen und auch Konsonanten sowie Lautauslassungen kommt es zu Iterationen von Anfangslauten und Silben, welche bei leichteren Sprechapraxien den Eindruck einer stotterähnlichen Symptomatik entstehen lassen können. Bei der *Akzentuierung* von Wörtern ist häufig eine *Akzentnivellierung*, also eine gleichmäßige Betonung aller Silben, egal ob betont oder unbetont, zu hören. Wird diese gleichmäßige Betonung besonders stark durchgeführt, spricht man von einer Überakzentuierung. Werden üblicherweise unbetonte Silben betont, liegt eine *Akzentverschiebung* vor (Tab. **8**).

Stimmstörungen werden im Rahmen sprechapraktischer Störungen eher selten genannt, es konnten aber vereinzelt *Störungen laryngealer Ab- und Adduktion* sowie eine *Dyskoordination laryngealer Einstellbewegungen* beobachtet werden (Springer 1995). Sieron et al. (1995) berichten von einem Patienten mit einer Apraxie des Kehlkopfes mit Aphonie und einer Störung der Sprechatmung, bei dem die artikulatorischen Fähigkeiten weitgehend erhalten waren.

Einige Autoren sind der Meinung, dass es in der Rückbildung von Sprechapraxien gelegentlich zum so genannten *„Foreign Accent Syndrome"* kommen kann (Ackermann et al. 1993). Bei diesem Syndrom erwecken die prosodischen Defizite den Eindruck, dass der Betroffene einen fremdsprachigen Akzent spricht. Das Foreign Accent Syndrome wurde erstmals von Monrad-Krohn (1947) beschrieben. Er berichtete über eine Norwegerin, die nach einem schweren Schädel-Hirn-Trauma nach mehrmonatiger Rehabilitation einen deutschen Akzent entwickelte. Takayama et al. (1993) halten das Foreign Accent Syndrom demgegenüber für ein von der Sprechapraxie abzugrenzendes eigenständiges Krankheitsbild.

Die prosodischen Defizite sind *konstant und konsistent* zu beobachten. Prosodische Störungen werden zunehmend als *primäres Defizit* gesehen und sollten intensiv und umfassend in die logopädische Behandlung sprechapraktischer Patienten integriert werden.

Tabelle **9** Störungen des Sprechverhaltens bei Sprechapraxie

Bereich	**Symptom**
Suchbewegungen der Artikulationsorgane	• bei der Initiierung von Äußerungen • während der Realisierung von Äußerungen • stumm oder hörbar
Sprechanstrengung	• mit mimischen Mitbewegungen • Anspannung der Hals-/Gesichtsmuskulatur • gepresste Stimme • erhöhte Sprechstimmlage
Unzufriedenheit	• Unzufriedenheit mit dem eigenen Sprechen
Selbstkorrektur	• nur z. T. mit zunehmender Annäherung an die artikulatorische Zielform

Sprechverhalten

Suchbewegungen der *Artikulationsorgane* werden besonders häufig im Rahmen sprechapraktischer Störungen beschrieben. Dieses Suchverhalten zeigt sich sowohl bei der Initiierung von Sprechbewegungen als auch während der Realisierung von Äußerungen und trägt deutlich zur Verlangsamung des Redeflusses bei. Diese bei der Artikulation sichtbaren Suchbewegungen von Zunge, Lippen und Kiefer, konnten mit instrumentellen Verfahren auch am Kehlkopf nachgewiesen werden (Hoole et al. 1989). Ziegler (1991) beschreibt, dass es neben den stummen Suchbewegungen auch zu hörbaren Varianten kommen kann, die er als Zeichen für eine Überschneidung der Symptomatik im segmentalen Bereich und im Sprechverhalten sieht. Des Weiteren lässt sich eine *Sprechanstrengung* beobachten, die in Form von mimischen Mitbewegungen oder einer Anspannung der Hals- und/oder Gesichtsmuskulatur zu sehen ist. Die Stimme klingt z. T. gepresst und/oder die Sprechstimmlage ist erhöht (Liepold et al. 2002). Der Patient zeigt eine deutliche *Unzufriedenheit* und *Selbstkorrekturversuche*, die mitunter, aber nicht immer eine zunehmende Annäherung an die artikulatorische Zielform aufweisen. Diese Versuche, sich dem Ziellaut durch wiederholte Selbstkorrektur immer weiter anzunähern, werden auch als *„Trial-and-Error-Phänomen“* bezeichnet (Lebrun 1990) und tragen ebenfalls zur Verlangsamung der Sprechgeschwindigkeit bei. Auch der Begriff *„conduite d'approche“* kennzeichnet eine zunehmende Annäherung an das gewünschte Zielitem (Tab. **9**).

Ausprägungsgrade sprechapraktischer Störungen

Sprechapraxien können verschiedene Ausprägungsgrade zeigen. Der schwerste Grad der Sprechapraxie wird als *apraktischer Mutismus* bezeichnet. Dabei sind die Betroffenen nicht in der Lage, willkürliche Sprachäußerungen zu produzieren, sodass keine auf den o. g. Symptomen basierende Diagnostik möglich ist. Ein apraktischer Mutismus tritt oft in der Frühphase direkt nach Eintritt des hirnschädigenden Ereignisses auf und zeigt unterschiedliche Rückbildungstendenzen (Ziegler 2001). Während es einigen Patienten nur mühsam gelingt, einzelne Laute, Wörter oder kurze, hoch automatisierte Phrasen zu äußern, zeigen Betroffene mit guter Rückbildung hauptsächlich prosodische Defizite und vereinzelte artikulatorische Unsicherheiten.

Zusammenfassung
Sprechapraktische Störungen zeigen sich in den Bereichen Artikulation, Prosodie und Sprechverhalten. Im Rahmen der Artikulationsstörungen treten phonetische und phonologische Fehler auf, wobei der Schwerpunkt auf dem Auftreten phonetischer Fehler liegt. Zudem kann es zu einer Kombination phonetischer und phonologischer Fehler kommen. Es werden unterschiedliche Faktoren diskutiert, die einen Einfluss auf das Ausmaß der Artikulationsfehler haben können. Prosodische Störungen treten im Redefluss und in der Akzentuierung auf. Typischerweise, aber nicht zwingend, kommt es zu einer durch intersilbische Pausen bedingten skandierenden Sprechweise. Die Patienten sprechen verlangsamt und tendieren zu Lautdehnungen. Akzente werden verschoben, nivelliert oder übermäßig eingesetzt. Das Sprechverhalten ist durch artikulatorische Suchbewegungen, Sprechanstrengung, Unzufriedenheit und Selbstkorrekturversuche gekennzeichnet. Die genannten Symptome treten in individuell unterschiedlicher Zusammensetzung und Ausprägung auf. Die schwerste Form der Sprechapraxie wird als apraktischer Mutismus bezeichnet.

3 Diagnostik der erworbenen Sprechapraxie

Das Ziel der Diagnostik ist das Erkennen der Sprechapraxie und ihre Abgrenzung zu anderen Störungsbildern. Zudem sollen der Schweregrad der Sprechapraxie (leicht-, mittel-, schwergradig) und der jeweilige Störungsschwerpunkt (segmental oder suprasegmental) erfasst werden. Liepold et al. (2003) schlagen zur möglichen Identifikation des Vorliegens einer Sprechapraxie eine 10-Punkte-Checkliste vor (Tab. **10**).

Jeder der in der Checkliste genannten Hinweise für sich allein ermöglicht noch keine sichere Diagnosestellung. Manche Punkte können auch auf eine Dysarthrie, Aphasie oder eine Kombination dieser Störungsbilder hinweisen. Auch das Vorliegen einer bukkofazialen Apraxie allein bedeutet nicht immer, dass auch eine Sprechapraxie vorliegt. Zum einen sind beide Störungsbilder dissoziiert, zum anderen tritt eine bukkofaziale Apraxie generell häufig nach linkshemisphärischer Schädigung auf. Erst das Vorliegen mehrerer Hinweise erhöht die Wahrscheinlichkeit für das Vorliegen einer Sprechapraxie. Mit Zunahme der Ja-Antworten steigt also die Wahrscheinlichkeit für das Bestehen einer sprechapraktischen Störung.

Ein eigenes Diagnostikverfahren zur Untersuchung der Sprechapraxie gab es lange Zeit nicht. Erst Liepold et al. (2003) haben mit den „Hierarchischen Wortlisten" ein Verfahren entwickelt, mit dem leicht bis mittelschwer gestörte sprechapraktische Patienten hinsichtlich ihrer Fehler im Bereich der Artikulation, der Prosodie und des Sprechverhaltens untersucht werden können. Der Schwerpunkt dieser Untersuchung liegt auf der Beurteilung der Artikulationsfehler und der sie beeinflussenden Variablen beim Nachsprechen bzw. lauten Lesen der Testitems.

Mit Hilfe gezielter apparativer Untersuchungen, wie z. B. der Zungensonographie, lassen sich artikulatorische Bewegungsabläufe sowie präphonatorische Artikulationsbewegungen darstellen. Diese Untersuchungsmethoden stehen allerdings meist nur in größeren Kliniken zur Verfügung.

Tabelle **10** 10-Punkte-Checkliste für das Vorliegen einer Sprechapraxie (Liepold et al. 2003)

10-Punkte-Checkliste	ja	nein
1. Es besteht ein Infarkt / eine Blutung der mittleren Hirnarterie links.		
2. Die Artikulation ist durch phonetische und phonematische Störungen gekennzeichnet.		
3. Die Lautentstellungen sind inkonstant und inkonsistent.		
4. Es treten „Inseln störungsfreier Produktion" auf.		
5. Es sind Suchbewegungen zu beobachten.		
6. Sprechstimme und -atmung sind vergleichsweise wenig oder nicht beeinträchtigt.		
7. Der Redefluss ist durch Fehlversuche, Iterationen, Selbstkorrekturen unterbrochen.		
8. Sprechanstrengung ist sicht- oder hörbar.		
9. Die Störung betrifft alle Modalitäten mündlicher Sprachproduktion in ähnlichem Ausmaß.		
10. Es besteht eine bukkofaziale Apraxie.		

Perzeptive Verfahren

Unter perzeptiven Verfahren versteht man die *auditive* und *visuelle* Beurteilung von *Artikulation*, *Prosodie* und *Sprechverhalten*. Diese kann anhand einer Beurteilung der *Spontansprache*, einer *Verständlichkeitsmessung* oder mit *systematischen Untersuchungsverfahren* vorgenommen werden.

Während die Spontansprachbeurteilung die Sprechfähigkeiten des Betroffenen im Alltag sehr gut widerspiegelt und auch nonverbale Kommunikationsmöglichkeiten beobachtet werden können, bieten spezifische Untersuchungsverfahren eine systematische Erfassung der Symptomatik unter Berücksichtigung verschiedener Einflussgrößen, die eine spezifische Zu- oder Abnahme der Symptomatik hervorrufen. Die tatsächlichen, alltäglichen Kommunikationsfähigkeiten der Betroffenen können mit den systematischen Untersuchungsverfahren nicht erfasst werden. Daher bietet es sich an, sowohl eine Beurteilung der Spontansprache vorzunehmen als auch gezielte, systematische Untersuchungsverfahren einzusetzen.

Spontansprachbeurteilung

Eine Spontanspracherhebung kann mittels spezifischer Fragen oder eines zur Diskussion gestellten Themas erhoben werden. Der Vorteil spezifischer Fragen ist, dass die Antwortmöglichkeiten je nach Konstruktion der Fragen mehr oder weniger eingeschränkt sind. Dies ermöglicht dem Untersucher gerade bei Patienten mit einer mittel- bis schwergradigen Sprechapraxie und ggf. einer Aphasie, die Antworten besser überprüfen zu können. Spezifische Fragen können evt. auch mit ja/nein oder kurzen Phrasen beantwortet werden. Eine zusätzliche Videoaufnahme erleichtert eine differenzierte Beurteilung der Spontanspracherhebung.

Mangold et al. (2001) schlagen für eine gezielte Spontanspracherhebung sprach- und sprechgestörter Patienten spezifische *Fragen aus dem Alltagsbereich der Patienten* vor (Tab. **11**). Mit ihnen werden persönliche Informationen, Floskeln, allgemeines Wissen oder spezielle Situationen abgefragt. Für jede Antwort sind Mindestanforderungen formuliert, die eine Einschätzung des Schweregrades ermöglichen.

Tabelle **11** Aufbau des Interviews zur Spontanspracherhebung nach Mangold et al. (2001)

Fragen	Antworten
Sind Sie verheiratet?	ja / nein
Wie alt sind Sie?	Alter (Jahre bzw. Geburtsdatum)
Was macht man im Bad?	3 typische Tätigkeiten
Beschreiben Sie, wie Ihr Wohnzimmer aussieht!	kurzer beschreibender Text
Ein Freund hat Geburtstag. Was sagen Sie?	Gratulationsfloskel

Tabelle **12** Beurteilung des Kommunikationserfolgs nach Mangold et al. (2001)

Bewertung	Kommunikationserfolg
0	keine Inhaltsvermittlung
1	nur bruchstückhafte Vermittlung
2	leicht unvollständige Vermittlung
3	vollständige Vermittlung

Die Auswertung erfolgt in zwei Schritten. Neben einer Beurteilung der allgemeinen Kommunikationsfähigkeiten wird eine genaue Analyse der verbalen Kommunikationsfähigkeiten vorgenommen. Bei der Beurteilung der allgemeinen Kommunikationsfähigkeit werden der Erfolg der Kommunikation eingeschätzt (Tab. **12**) und die möglichen Vermittlungsmodalitäten getrennt bewertet (Tab. **13**).

Bei der anschließenden qualitativen Bewertung der verbalen Antworten werden die in der Artikulation und Prosodie beobachtbaren Symptome detailliert analysiert.

Verständlichkeitsmessung

Eine gezielte Beurteilung der Verständlichkeit bei Patienten mit Sprechstörungen bietet das *Münchner Verständlichkeits-Profil* (MVP) (Ziegler et al. 1992). In diesem ursprünglich für die Beurteilung

Tabelle **13** Bewertung der Vermittlungsmodalitäten nach Mangold et al. (2001)

	mündlich	**mimisch/gestisch**	**schriftlich/grafisch**
0	keine bzw. unverständliche/unspezifische/unleserliche Antwort		
1	fragmentarisch; als unterstützender Hinweis verwendbar; isoliert nicht interpretierbar		
2	verwertbare Information, jedoch unvollständig		
3	vollständige Information		

Tabelle **14** NTID-Skala (Samar u. Metz 1988) in der deutschen Übersetzung von Siegert (2004)

Bewertung	**Parameter**
1	Die sprachlichen Äußerungen sind unverständlich.
2	Die sprachlichen Äußerungen sind mit Ausnahme einiger Wörter/Phrasen unverständlich.
3	Die sprachlichen Äußerungen sind schwer zu verstehen, doch der Inhalt ist im Wesentlichen verständlich. Die Verständlichkeit kann sich bei längerem Zuhören erhöhen.
4	Die sprachlichen Äußerungen sind mit Ausnahme einiger Wörter und Phrasen verständlich.
5	Die sprachlichen Äußerungen sind völlig verständlich.

von dysarthrischen Patienten entwickelten Verfahren werden Wortlisten verwendet, die nach phonetischen Kriterien zusammengestellt wurden. Sie sind nach Ziellauten sortiert und enthalten Minimalpaare. Die Wörter werden in Sätze eingebettet und in randomisierter Reihenfolge per PC angeboten. Auf der Basis der vom Hörer identifizierten Wörter wird ermittelt, ob spezifische Lautklassen für die Verständlichkeitsbeeinträchtigung verantwortlich sind. Bei dysarthrischen Patienten konnten Ziegler und Hartmann (1993) eine hohe Reliabilität und Validität des Verfahrens nachweisen.

Eine weitere Möglichkeit ist die Beurteilung der Verständlichkeit nach der aus der Beurteilung hörschädigungsbedingter Sprechstörungen stammenden *NTID-Skala* (National Technical Institute of the Deaf; Samar u. Metz 1988). Diese in Tab. **14** vorgestellte Skala ermöglicht die Zuordnung der Sprechverständlichkeit des Patienten zu einer von fünf Stufen.

Systematische Untersuchungsverfahren

Die systematischen Untersuchungsverfahren ermöglichen eine am sprechapraktischen Störungsbild orientierte Erfassung spezifischer *Symptome* und der sie betreffenden *Einflussgrößen*. Durch die gezielte Untersuchung der Symptomatik können *Schweregrad* und *Störungsschwerpunkt* der Sprechapraxie besser eingeschätzt werden. Auch zur Qualitätssicherung ist es notwendig, den durch die Spontansprachbeurteilung gewonnenen Eindruck mit systematischen Untersuchungsverfahren zu objektivieren. Ein weiterer Vorteil systematischer Untersuchungsverfahren ist die Möglichkeit der *Verlaufskontrolle*. Dies ist z. B. über den Einsatz spezifischer Diagnostikbögen möglich, welche die Symptomatik der Sprechapraxie systematisch erfassen und die verschiedenen Parameter berücksichtigen, die das Sprechen des Betroffenen beeinflussen können. Beispielhaft werden hier Diagnostikbögen vorgestellt, mit denen eine differenziertere Erfassung der sprechapraktischen Symptomatik möglich ist. Neben einem ausführlichen Untersuchungsbogen wird auch eine verkürzte Variante für Betroffene mit schwerer Sprechapraxie vorgestellt.

Im Anschluss wird das einzige deutsche Screeningverfahren zur Untersuchung der Sprechapraxie von Liepold et al. (2003) dargestellt, das sich für die Untersuchung von Patienten mit leichter bis mittelgradiger Sprechapraxie eignet.

Untersuchungsbogen – Leichte bis mittelschwere Sprechapraxie

Der im Anhang befindliche Diagnostikbogen (S.130) zur Untersuchung leichter bis mittelschwerer sprechapraktischer Störungen beginnt mit allgemeinen Informationen zum Patienten und der Begleitsymptomatik und ist in folgende Bereiche unterteilt:

Überprüfung auf bukkofaziale Apraxie. Da eine bukkofaziale Apraxie bei Aphasien und Sprechapraxien sehr häufig auftritt und insbesondere bei der Behandlung der Sprechapraxie berücksichtigt werden muss, ist eine detaillierte Überprüfung notwendig. Hierzu kann der Befundbogen der Neurologischen Abteilung der Rheinisch-Westfälischen Technischen Hochschule (RWTH) Aachen verwendet werden (Lehmkuhl et al. 1983, Hartje u. Poeck 2000, Baumhove et al. 1988). Es gibt 20 *Aufgaben*, die *verbal* (v) oder *imitatorisch* (i) präsentiert werden. Bei der verbalen Vorgabe bittet der Untersucher den Patienten, die von ihm genannte orofaziale Bewegung auszuführen. Die imitatorische Aufgabe beinhaltet, dass der Untersucher den Patienten bittet, eine Bewegung nachzuahmen, die der Untersucher vorgibt. Die vom Patienten durchgeführte Bewegung oder Bewegungsfolge wird protokolliert. Richtige Reaktionen werden in der Spalte ‚RI' eingetragen, Nullreaktionen in der Spalte ‚∅' und Parapraxien unter Verwendung der entsprechenden Abkürzungen in der Spalte ‚Art und Abfolge der Parapraxien'.

Bei der bukkofazialen Apraxie werden sechs verschiedene Kategorien von Parapraxien unterschieden:

- **Substitution (S).** Es wird eine bedeutungsmäßig andere Bewegung oder ein anderes Geräusch durchgeführt. Beispiel: Der Patient rümpft die Nase, statt die Lippen zu spitzen.
- **Fragmentarische Bewegung (F).** Der Patient führt die geforderte Bewegung zwar ansatzweise aus, lässt aber einen Teil der Bewegung aus. Beispiel: Bei der geforderten Bewegung „Schmatzen" öffnet und schließt der Patient den Mund, produziert aber nicht das dazugehörende Schmatzgeräusch.
- **Reden statt Handeln (R).** Der Patient spricht, anstatt die Bewegung auszuführen. Beispiel: Statt der geforderten Bewegung „Zähne fletschen" sagt der Patient: „Wie ein Hund."
- **Überschussbewegung (Ü).** Der geforderten Bewegung wird eine weitere Bewegung hinzugefügt. Beispiel: Bei der Bewegung „Lippen spitzen" pustet der Patient zusätzlich.
- **Perseveration (Pi).** Eine zuvor durchgeführte Bewegung wird unpassenderweise wiederholt. Der Index „i" gibt an, über wie viele Aufgaben die Perseveration zurückreicht. Daran kann abgelesen werden, wie stark die Perseverationsneigung des Patienten ist. Ein niedriger Index spricht für eine hohe Perseverationsneigung, ein hoher Index für eine geringe Perseverationsneigung.
- **Amorphe Bewegung (A).** Als amorphe Bewegung werden solche Realisationen bezeichnet, die nicht eindeutig der geforderten oder einer anderen Bewegung zuzuordnen sind. Der Patient zeigt dabei Bewegungen, die nicht eindeutig klassifiziert werden können. Diese Kategorie wird also erst dann verwendet, wenn die Reaktion des Patienten nicht in die Kategorien 1 – 5 eingeordnet werden kann.

Kommt es bei einer Aufgabe zu einer *Abfolge mehrerer Parapraxien*, wird diese Abfolge als *Kette von Fehlersymbolen* gekennzeichnet. Als Beispiel ist auf dem Befundbogen genannt, dass der Patient auf die Aufforderung zu schmatzen, die Parapraxiefolge S-R-F-Ü zeigt. Anstatt zu schmatzen bläst er die Wangen auf (S), sagt „matzen…matzen" (R), öffnet und schließt mehrmals tonlos den Mund (F) und zieht dabei zusätzlich mit der linken Hand an der Unterlippe (Ü).

Kommt es im Rahmen einer parapraktischen Bewegungsfolge zu einer schrittweisen Annäherung an die geforderte Bewegung, so bezeichnet man dies als *conduite d'approche*. Bei parapraktischen Reaktionen muss es aber nicht notwendigerweise zu einer Annäherung kommen. Der Patient kann sich auch von der gewünschten Bewegung formal weiter entfernen (*conduite d'écart*).

In der Auswertung werden die Reaktionen auf die imitatorische und die verbale Aufgabenstellung hin getrennt notiert. Dabei wird anhand der Aufgabennummer markiert, ob eine Aufgabe richtig, gar nicht oder parapraktisch ausgeführt wurde. Bei der Diagnose der bukkofazialen Apraxie werden nur die imitatorischen Aufgaben berücksichtigt, um möglicherweise zusätzlich vorliegende Sprachverständnisdefizite auszuschließen.

! Eine bukkofaziale Apraxie liegt vor, wenn der Patient bei mehr als einer der imitatorischen Aufgaben Parapraxien zeigt.

Spontansprache und Lesetext. In diesem Untertest werden die Spontansprache sowie das laute Lesen eines kurzen, im Anhang des Untersuchungsbogens befindlichen Textes hinsichtlich der Artikulation, der Prosodie und des Sprechverhaltens beurteilt. Neben der quantitativen Beurteilung, ob Auffälligkeiten in den einzelnen Bereichen zu beobachten sind oder nicht, ist es sinnvoll, sich als Untersucher zusätzliche Notizen zu der Art der Symptomatik des Patienten zu machen. Diese Beobachtungen sind für die Festlegung des Störungsschwerpunktes und der daraus resultierenden Therapieplanung notwendig.

Eine *Gegenüberstellung der Leistungen bei Spontansprache und Lesetext* erscheint sinnvoll, weil in der Literatur immer wieder von bei der Spontansprache zu beobachtenden *„Inseln störungsfreien Sprechens"* bei Sprechapraxie berichtet wird, die in diesem Vergleich möglicherweise auffallen könnten. Andererseits kann es aber auch sein, dass bei einer zusätzlich vorliegenden Aphasie oder einer zusätzlichen Schriftsprachestörung der Lesetext entfallen muss, sodass zumindest die Spontansprache zur Beurteilung ggf. längerer Sprechsequenzen herangezogen werden kann.

Zusätzlich zu den bei der Sprechapraxie vermuteten Störungsbereichen sollte auch die *Verständlichkeit* des Patienten erfasst werden. Dies geschieht über eine Einteilung von 0 (vollkommen unverständlich) bis 5 (sehr gut verständlich). In Anlehnung an die Beurteilung des Kommunikationsverhaltens bei Aphasien durch die Spontansprachbeurteilung des Aachener Aphasie-Tests lässt sich die Auswirkung der Sprechstörung auf die Alltagskommunikation des Patienten zumindest näherungsweise bestimmen.

Artikulation (Wortebene). Zur differenzierten Überprüfung artikulatorischer sprechapraktischer Prozesse wird die Artikulation auf Wortebene getestet. Der Patient kann die in den Tabellen aufgelisteten Items nachsprechen oder ggf. selbst lesen, falls beispielsweise eine Hörstörung vorliegt, welche die Testergebnisse beeinflussen könnte.

1. Tabelle. Hier werden einzelne Konsonanten und Affrikate, nach Artikulationszonen geordnet, in allen Positionen überprüft, in denen sie in der deutschen Sprache vorkommen.

Auch hier wird, wie bei der Notierung der bukkofazialen Symptomatik, in

- richtige Reaktion,
- keine Reaktion,
- parapraktische Reaktion

unterschieden. Es werden Arten von Parapraxien unterschieden:

- phonetische Fehler: Lautenstellung (L),
- phonematische Fehler: Substitution (S), Elision (E), Addition (Ad),
- sequenzielle Fehler: Antizipation (An), Perseveration (P), Metathese (M).

Als Testitems wurden fast ausschließlich *ein- und zweisilbige Wörter mit einfachen Konsonant-Vokal-Verbindungen* (*KV-Verbindungen*) gewählt. Um die *Variabilität der Fehler* erfassen zu können, sollte die Artikulationsüberprüfung wiederholt durchgeführt werden. Es stehen zwei Spalten zur Verfügung, um die Reaktionen des Patienten einzutragen. Eine differenzierte Fehleranalyse wird möglich, wenn nicht nur die jeweiligen Abkürzungen der beobachteten Fehlerarten eingetragen werden, sondern das ganze Wort zunächst transkribiert wird. Bezüglich der *Transkription von Lautentstellungen* können z. B. phonetische Zeichen herangezogen werden, wie sie in den Hierarchischen Wortlisten (Liepold et al. 2003) aufgelistet sind.

2. Tabelle. Konsonantenkombinationen werden überprüft, um die Komplexität der Silbenstruktur zu erhöhen. Bei sprechapraktischen Patienten ist zu erwarten, dass es zu einer Fehlerzunahme aufgrund der erhöhten sprechmotorischen Anforderung kommt. Eine wiederholte Durchführung ist auch hier sinnvoll.

3. Tabelle. Der Untertest „Artikulation" dient der *Überprüfung von Vokalen und Diphtongen in zweisilbigen Wörtern.* Vielfach bleiben Vokale in der Beschreibung der sprechapraktischen Symptomatik unberücksichtigt, obwohl sich auch hier Fehler wie z. B. Lautentstellungen in der Spontansprache der Patienten beobachten lassen. Die Integration der Vokale dient somit der vollständigen Erfassung aller Laute. Insgesamt ist davon auszugehen, dass sich die Symptomatik bei Konsonanten und vor allem Konsonantenkombinationen deutlicher zeigt, da diese eine höhere sprechmotorische Anforderung an die Artikulation des Patienten stellen.

Diadochokinese. Auch wenn die Leistungen eines Patienten mit Sprechstörung im Bereich der Diadochokinese nicht generell zur Vorhersage seiner Beeinträchtigungen in der Spontansprache herangezogen werden können (Ziegler 2003), ist eine Testung dieses Bereiches sinnvoll, um die *zeitliche Komponente sprechmotorischer Anforderungen* zu erfassen. Der Patient wird aufgefordert, die Silben „ba" „da", „ga" und die Silbenfolge „badaga" auf einem Atemzug in möglichst schneller Abfolge zu artikulieren. Gemessen wird über einen Zeitraum von fünf Sekunden. Danach wird die Anzahl der Silben pro Sekunde bestimmt. Die Werte und zusätzliche Beobachtungen werden in der nebenstehenden Spalte notiert. Ziegler et al. (1998) geben folgende Normwerte (Silben pro s) an:

Erwachsene ohne Sprechstörungen bis 65 Jahre
- /ba/ – Median 6.8 (min. 5.2 – max. 8.2),
- /da/ – Median 6.7 (min. 5.0 – max. 8.6),
- /ga/ – Median 6.0 (min. 5.0 – max. 7.8).

Alte Menschen
- /ba/ – Median 5.5 (min. 3.0 – max. 8.2),
- /da/ – Median 5.0 (min. 2.5 – max. 6.8),
- /ga/ – Median 4.5 (min. 2.5 – max. 6.5).

Prosodie. Die Erfassung prosodischer Defizite wurde aufgrund der Vorstellung, dass es sich hierbei um eher sekundäre Defizite handeln könnte, in früheren Befunderhebungen eher vernachlässigt. Der zunehmenden Beachtung der Auffälligkeiten in der Prosodie als primäre Defizite soll durch die Integration spezieller Aufgaben dieses Bereichs Rechnung getragen werden. Neben der *Beurteilung prosodischer Aspekte im Rahmen der Überprüfung von Spontansprache und Lesetext* soll in diesem Untertest anhand einiger weniger Items die *Akzentuierung* getestet werden. Dazu werden je zwei Aufgaben zum *Akzentkontrast* und dem *Satzakzent* überprüft. Die letzte Aufgabe besteht darin, Akzent und Rhythmus mehrfach zu variieren. Der Patient wird wieder gebeten, die Wörter bzw. Sätze und Wortfolgen nachzusprechen oder sie laut zu lesen.

Floskeln. Die Floskeln dienen dazu, den Aspekt des *Automatisierungsgrades* kurz zu überprüfen. Bei sprechapraktischen Patienten wird vielfach davon berichtet, dass die Fehlerhäufigkeit bei Zunahme des Automatisierungsgrades einer Äußerung abnimmt.

Wortlängeneffekte und Silbenkomplexität. Der Patient soll *drei- bis viersilbige Wörter mit einfacher bzw. komplexer Silbenstruktur* nachsprechen. Die Leistungen können denen des Untertests „Artikulation" gegenübergestellt werden, um zu erfahren, ob die Fehler bei zunehmender Wortlänge mehr als statistisch erwartet zunehmen. Eine generelle Fehlerzunahme ist ohnehin zu erwarten, da bei zunehmender Wortlänge mehr Silben realisiert werden müssen und demnach die Wahrscheinlichkeit von Fehlern ohnehin zunimmt. Bei Sprechapraktikern kann es jedoch dazu kommen, dass es bei mehrsilbigen Wörtern zu mehr Fehlern kommen kann, als statistisch zu erwarten ist, wenn also beispielsweise bei einem einsilbigen Wort ein Fehler beobachtet wird, bei einem zweisilbigen Wort aber nicht zwei, sondern vier Fehler auftreten. In diesem Fall spricht man von einem echten positiven Wortlängeneffekt. Über die Einteilung von Mehrsilbern in solche mit einfacher und solche mit komplexer Silbenstruktur kann wieder der Einfluss der Komplexität der Silbenstruktur beobachtet werden.

Untersuchungsbogen – Schwere Sprechapraxie

Bei Vorliegen schwerer sprechapraktischer Störungen ist es den Betroffenen kaum oder gar nicht möglich zu artikulieren. Daher beschränkt sich die Befunderhebung auf weniger Bereiche.

Inspektion. Bei Patienten mit deutlich reduzierten expressiven Leistungen ist es sinnvoll, sich mithilfe der Inspektion des Mundraumes einen Überblick darüber zu verschaffen, ob ggf. auch motorische Störungen im Sinne einer Dysarthrie vorliegen könnten. Die Inspektion dient also der Differenzialdiagnostik und nicht der Beurteilung der Sprechapraxie selbst.

Überprüfung auf bukkofaziale Apraxie. Sofern die schwere Sprechapraxie von einer Aphasie mit deutlichen Beeinträchtigungen des Sprachverständnisses begleitet ist, bietet es sich an, die bukkofaziale Apraxie ausschließlich anhand *nonverbaler Aufgabenstellungen* zu überprüfen. Versteht der Patient den Untersucher gut, kann ggf. der Untertest aus dem Befundbogen für leichte bis mittelschwere Sprechapraxien verwendet werden.

Artikulation auf Lautebene. Ist der Patient nicht in der Lage, kurze Wörter nachzusprechen, sollte versucht werden, die *Artikulation auf Lautebene oder ggf. Silbenebene* zu stimulieren. Affektiv stimulierendes Bildmaterial kann den Patienten dabei zu lautlichen Äußerungen anregen. Bei der Überprüfung von Vokalen bieten sich z. B. *Interjektionen* wie „ah", „oh" oder „au" an. Bei Konsonanten können Vorstellungshilfen eingesetzt werden (z. B. „m" beim Anblick von schmackhaftem Essen, „p" als Ablehnung oder „s" für das Zischen einer Schlange). Eine *taktil-kinästhetische Stimulation von Lauten* ist möglich, um die Stimulierbarkeit von Lauten zu überprüfen.

Gelingt die Artikulation auf Lautebene gut, sollte die Überprüfung auf Silben- bzw. Wortebene fortgesetzt werden. Es ist auch möglich, dass die Lautebene für den Patienten zu abstrakt ist und die Artikulation direkt auf Silben- oder Wortebene stimuliert werden kann.

Automatisierte Äußerungen

Da bei Sprechapraxie immer wieder „Inseln störungsfreien Sprechens" beobachtet werden können und automatisierte Äußerungen bei artikulatorisch schwer beeinträchtigten Patienten noch am ehesten erhalten sein können, sollte deren Stimulierbarkeit anhand einiger *Floskeln* getestet werden. Dazu bieten sich u. a. *Begrüßungsfloskeln*, aber auch *automatisierte Reihen* an.

Hierarchische Wortlisten

Liepold et al. haben 2003 mit den Hierarchischen Wortlisten das erste deutsche Untersuchungsverfahren veröffentlicht, das eine systematische Erfassung der sprechapraktischen Symptomatik erlaubt. Zielsetzung, Aufbau, Durchführung und Auswertung sowie deren Interpretation werden nachfolgend dargestellt.

Zielsetzung. Mithilfe der Hierarchischen Wortlisten sollen sprechapraktische Symptome *quantitativ* erfasst werden. Der Test enthält Wörter und Pseudowörter zur Beurteilung der *Lexikalität*, unterschiedliche Wortlängen zur Erfassung von *Wortlängeneffekten* sowie einfache und komplexe Silbenstrukturen zur Beurteilung der *Silbenkomplexität*.

Aufbau und Durchführung. Es handelt sich um einen *Nachsprechtest*, der *48 Wörter und 48 Pseudowörter* enthält. Um eine möglichst gute Vergleichbarkeit von Wörtern und Pseudowörtern zu gewährleisten, wurde die Pseudowörter phonematisch parallelisiert (Bsp.: Wort = „Kuh" – Pseudowort = „Keh"). Der Patient soll die Wörter und Pseudowörter nachsprechen oder ggf. laut lesen. Der Test wird abgebrochen, wenn in drei aufeinander folgenden Listen je mindestens drei nicht verwertbare Reaktionen auftreten.

Die Testitems sind in Kategorien mit steigender Silbenanzahl eingeteilt. Zudem variieren die Items in ihrer Silbenstruktur. Jede Liste besteht aus sechs Wörtern bzw. Pseudowörtern mit gleicher Silbenanzahl und Silbenstruktur. Während also die erste Liste Einsilber mit einfacher Silbenstruktur (CV = Konsonant-Vokal) enthält, gibt es in der zweiten Liste zwei Einsilber mit komplexer Silbenstruktur (CC = Konsonat-Konsonant). Diese Struktur wird mit Zweisilberlisten, Dreisilberlisten und Viersilberlisten fortgeführt.

Alle nachgesprochenen Wörter und Pseudowörter werden hinsichtlich der Korrektheit der *phonetischen Struktur* (PT), der *phonematischen Struktur* (PM) und des *Redeflusses* (RF) beurteilt. Während der Untersuchung, die ca. 10–20 Minuten dauert, markiert der Untersucher, sofern er die Untersuchung nicht per Video dokumentiert und eine nachträgliche Bewertung vornimmt, bei den einzelnen Items die beobachteten Fehler. Zur darüber hinausgehenden *qualitativen Auswertung* ist eine phonetische Transkription mit phonetischen Zeichen und Diakritika notwendig.

Die Anzahl der korrekten Items wird, auf die jeweilige Fehlerkategorie bezogen, für alle 16 Listen in den Auswertungsbogen zur quantitativen Erfassung eingetragen. Auf diesem Bogen werden zusätzlich Symptome wie Sprechanstrengung, Suchverhalten, silbisches Sprechen und veränderter Wortakzent über eine Skala von 0 (unauffällig) bis 3 (stark ausgeprägt) beurteilt.

Auswertung und Interpretation. Die eingetragenen Zahlen werden für jede Fehlerkategorie und für Wörter und Pseudowörter getrennt summiert. Je nach zu beurteilendem Aspekt (Lexikalität, Wortlängeneffekt oder Silbenstruktur) müssen zusätzlich mehrere Listenwerte miteinander kombiniert und anderen Werten gegenübergestellt werden. Die erhaltenen Werte phonetisch, phonematisch und im Redefluss korrekter Items werden in verschiedene Grafiken eingetragen, die einen direkten Vergleich von Wörtern und Pseudowörtern ermöglichen oder Wortlängeneffekte darstellen.

Bei einem Vergleich der Fehleranzahl bei Wörtern und Pseudowörtern zeigt sich bei Sprechapraktikern, dass Wörter tendenziell weniger Fehler aufweisen als Pseudowörter. Beim Vergleich von Items mit unterschiedlichen Silbenstrukturen fällt auf, dass Patienten mit Sprechapraxie mehr Fehler bei Wörtern mit komplexer Silbenstruktur machen. Ursache dafür ist vermutlich die höhere Anforderung an die artikulatorische Präzision bei komplexen Silbenstrukturen. Zur Identifikation von Wortlängeneffekten wird die Fehleranzahl in den verschiedenen Fehlerkategorien bei Einsilbern der Fehleranzahl bei Mehrsilbern systematisch gegenübergestellt. Ein bei Sprechapraxie häufig zu beobachtender positiver Wortlängeneffekt liegt vor, wenn die Fehleranzahl bei Mehrsilbern über die aus der Fehleranzahl bei Einsilbern statistisch vorhergesagte Fehlermenge deutlich hinausgeht. Es kann aber auch zu negativen Wortlängeneffekten kommen. Dies bedeutet, dass weniger Fehler bei längeren Wörtern auftreten, als statistisch zu erwarten wäre. Als mögliche Erklärung hierfür geben Liepold et al. (2003) an, dass kürzere Wörter im Lexikon mehr phonematische Nachbarn besitzen. Dadurch kann es zu Fehlern im Abruf kommen.

Bewertung. Zur Überprüfung der *Testgütekriterien* wurde unter anderem eine Beurteilerübereinstimmung erhoben. Es konnte nachgewiesen werden, dass es zu einer *hohen Hörerübereinstimmung* kommt (Kendalls t zwischen 0,59 und 0,90). Damit ist die *Auswertungsobjektivität* des Tests gegeben. Die *innere Konsistenz* ergab für alle Fehlerarten signifikante Korrelationen von $p<0{,}001$ ($N=58$). Auch die Korrelationskoeffizienten im Bereich der Validität lagen für alle Testvariablen bei $p<0{,}001$. Dies bestätigt die gute Konzeption des Tests.

In der praktischen Durchführung zeigt sich aber auch der Nachteil der parallelisierten, also den Wörtern sehr ähnlichen Pseudowörter. Auch bei leichten zusätzlichen aphasischen Störungen zeigen die Patienten eine Lexikalisierungstendenz, da sie versuchen, die den Wörtern ähnlich klingenden Pseudowörter wie Realwörter auszusprechen.

Insgesamt liegt mit den Hierarchischen Wortlisten ein zwar nicht standardisiertes, aber sehr gut strukturiertes Verfahren vor, das vor allem eine systematische quantitative, aber auch eine darüber hinausgehende qualitative Beurteilung sprechapraktischer Symptome und Einflussfaktoren bietet. Anhand der Ergebnisse lässt sich eine Auswahl für die Strukturierung des Therapiematerials treffen. Auch eine Verlaufskontrolle ist möglich. Der Test gibt jedoch keine festgelegten Kriterien für die Diagnosestellung der Sprechapraxie. Es handelt sich weiterhin um eine Ausschlussdiagnose, die auf der gesamten klinischen Beobachtung des Untersuchers beruht.

Die mit 15–30 Minuten angegebene *Auswertungszeit* erscheint aufgrund der zahlreichen vorzunehmenden Berechnungen und Eintragungen nur für sehr geübte Untersucher realistisch. Setzt man den Test eher selten ein, ist mit einer deutlich höheren Auswertungsdauer zu rechnen. Zur *zeitökonomischeren Auswertung* der Hierarchischen Wortlisten empfiehlt sich die *Erstellung einer spezifischen Microsoft Excel-Tabelle.* Man kann damit leicht die zahlreichen Summenwerte berechnen und aus diesen Werten die erforderlichen Grafiken automatisch generieren lassen. Dies reduziert die Auswertungszeit erheblich (ca. 10 Minuten) und macht den Test für praktisch tätige Therapeuten wesentlich handhabbarer.

Apparative Verfahren

Apparative Verfahren bieten die Möglichkeit, den subjektiven Höreindruck mittels spezifischer technischer Hilfsmittel zu objektivieren. Die Darstellung der *Schalldruckkurve*, die Messung der *Grundfrequenz* sowie die *Spektrographie* ermöglichen eine Objektivierung der akustischen Untersuchung. Mit anderen apparativen Verfahren lassen sich wiederum die Bewegungen der Artikulatoren darstellen. Dadurch werden artikulatorische Ungenauigkeiten und Suchbewegungen sichtbar. Zu diesen Verfahren gehören die

- Zungensonographie,
- die Elektromyographie,
- die Elektropalatographie,

- die elektromagnetische Artikulographie,
- die Röntgen-Microbeam-Untersuchung,
- die Magnetresonanztomographie.

Im Folgenden werden die einzelnen Verfahren kurz beschrieben.

Schalldruckkurve. Über einen Oszillographen kann die sich während der Artikulation spezifisch verändernde Schallintensität sichtbar gemacht werden. Anhand des aufgezeichneten Signals lassen sich Pausen im Sprechablauf sowie stimmhafte und stimmlose Anteile identifizieren. Zeitliche Aspekte wie die Dauer von Lauten, Silben, Wörtern und Sätzen lassen sich über dieses Verfahren ebenso beurteilen wie der Aspekt der Stimmhaftigkeit, bei dem eine größere Schallintensität zu beobachten ist als bei stimmlosen Gesprächsanteilen.

Grundfrequenzanalyse. Die Analyse der Grundfrequenz ermöglicht die Beurteilung eines Teilaspekts der Prosodie bzw. des Sprechverhaltens. Sie errechnet sich aus der Anzahl der Stimmlippenschwingungen pro Sekunde. Die mittlere Sprechstimmlage und der Tonhöhenumfang können bestimmt werden. Bei sprechapraktischen Patienten liegt zwar meist keine primäre Phonationsstörung vor, es kann aber häufiger eine aus der Sprechanstrengung resultierende erhöhte Sprechstimmlage beobachtet werden.

Spektrographie. Bei der Spektrographie bzw. Sonagraphie wird der *spektrale Verlauf des Sprechens* (Frequenz über Zeit) gemessen und als Diagramm (Spektrogramm) (Abb. **9**) dargestellt. Darüber können zeitliche Aspekte, wie z. B. die Dauer von Vokalen und Konsonanten sowie Pausen innerhalb der Sprechrealisierung oder die Stimmeinsatzzeit sichtbar gemacht werden. Außerdem kann die Vokalqualität anhand der dargestellten Formanten beurteilt werden. Das Spektrographie-Programm PRAAT (Boersma u. Weenink 2005) beinhaltet auch die Messung der Schallintensität und Grundfrequenz. Alternativ ist auch das Programm Sona-Speech II der Firma KayPENTAX™ (2005) nutzbar.

Collins et al. (1983) verwendeten die Spektrographie, um die Vokaldauer in Wortstämmen bei Sprechapraktikern zu messen. Dabei stellten sie fest, dass die Patienten die phonologische Regel der abnehmenden Vokaldauer bei zunehmender Wortlänge beherrschten, aber nicht adäquat umsetzen konnten.

Zungensonographie

Die Zungensonographie stellt eine im Vergleich zu sonstigen physiologischen apparativen Verfahren *wenig invasive Methode* dar. Es handelt sich um eine *Ultraschalluntersuchung*, bei der eine Sonde am Mundboden des Patienten angebracht wird (Abb. **10**). Die Ultraschallwellen durchdringen Haut und Gewebe und werden an Grenzflächen von Geweben unterschiedlicher Dichte reflektiert. Das hervorgerufene Echo wird aufgezeichnet (Impulsechoverfahren). Über diese Untersuchung lässt sich ein Profil der gesamten Zungenoberfläche darstellen (Abb. **11**). Neben Artikulationsbewegungen können auch Suchbewegungen der Zunge

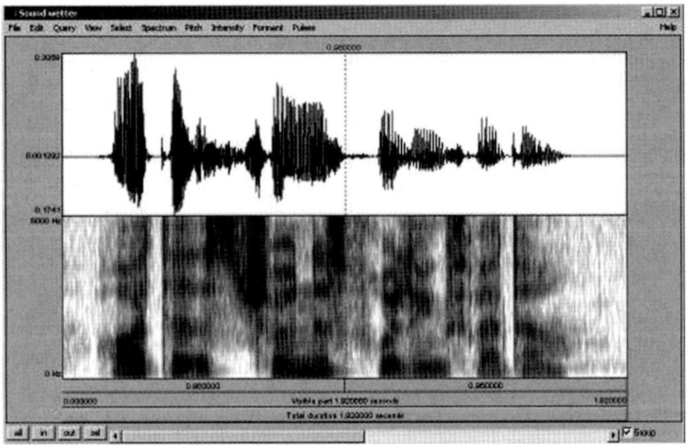

Abb. **9** Spektrogramm am Beispiel des Freeware-Programms PRAAT (Boersma u. Weenink 2005).

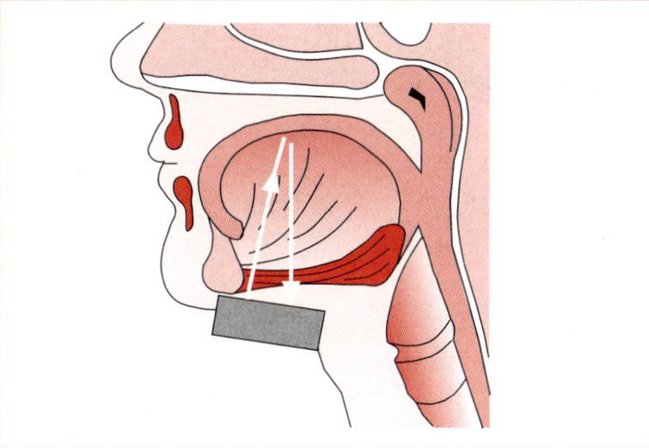

Abb. **10** Impulsechoverfahren bei der Zungensonographie.

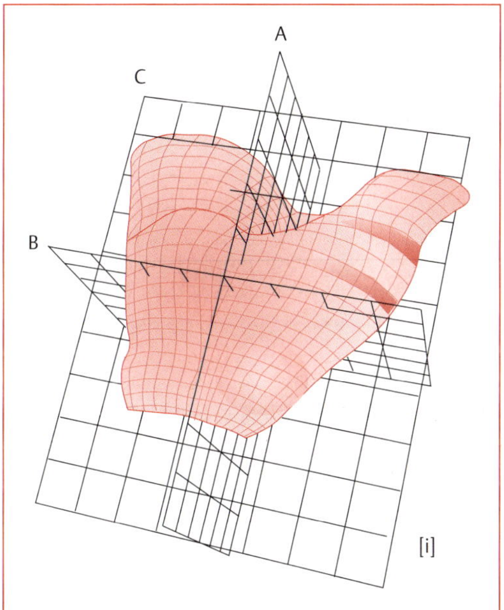

Abb. **11** Ultraschallprofil der Zungenoberfläche bei Artikulation des Vokals [i] (Mooshammer 2004).

sichtbar gemacht werden. Das Verfahren ist schmerzfrei und ohne Gefahren für den Patienten. Meistens kann nur der Zungenkörper dargestellt werden. Eine Beurteilung von Velum oder Zungenspitze ist allerdings nicht möglich (Mooshammer 2004). Die Zungensonographie wird, wenn überhaupt, in Kliniken eingesetzt und eignet sich als *Biofeedbackmethode* bei der Behandlung der Sprechapraxie.

Elektromyographie (EMG)

Bei der Elektromyographie handelt es sich um ein Verfahren zur Untersuchung von Muskelaktionspotenzialen (Berlit 1995). Die elektrische Aktivität, die durch die Spannung eines Muskels erzeugt wird, kann so sichtbar gemacht werden. Dabei werden bei der Untersuchung sprechapraktischer Störungen Oberflächenelektroden auf Zunge und Lippen geklebt oder Nadelelektroden eingestochen. Es ist die einzige Methode, mit der die Muskelaktivität selbst gemessen werden kann. Allerdings ist es bei dieser Methode schwierig nachzuweisen, welche Muskelaktivität genau aufgenommen wurde, wenn die Dichte der Muskeln, wie bei der Zunge, besonders hoch ist. Das Ziel des Einsatzes dieses Verfahrens bei Sprechapraxien, ist die Aufzeichnung von nicht zur ursprünglichen Bewegung gehörenden Aktionspotenzialen. Suchbewegungen oder Koordinationsstörungen können somit dargestellt werden. Das Verfahren ermöglicht keine Differenzialdiagnose zur Dysarthrie.

Elektropalatographie (EPG)

Die Elektropalatographie ist ein zeitlich-räumliches Verfahren, bei dem ein speziell angefertigter, mit Elektroden versehener *Kunststoffgaumen* auf Gaumen und Backenzähnen aufliegt.

In den für die Artikulation relevanten Bereichen befinden sich als erhöhte Kontaktpunkte ca. 62–96 Elektroden. Durch Zungenbewegungen wird an den Elektroden ein elektrisches Signal ausgelöst, das als typisches Lautmuster auf einem Bildschirm sichtbar wird (Abb. **12**). Dabei wird nicht gemessen, welche Zungenanteile für das Auslösen der elektrischen Signale jeweils verantwortlich sind, sondern nur der am Gaumen hervorgerufene Abdruck. Über die Zusammensetzung verschiedener *Elektropalatogramme* ist eine dreidimensionale Darstellung der palatalen Kontaktänderungen möglich. Da für jeden Patienten eine eigene Gaumenplatte mit Elektroden hergestellt werden muss, ist die Untersuchung sehr kostenintensiv. Sie eignet sich daher eher als *Biofeedbackverfahren* für die Therapie sprechapraktischer Artikulationsstörungen (Gröne 1998). Eine wichtige Voraussetzung für eine effektive Therapie ist die Fähigkeit des Patienten, die abstrakten Lautdarstellungen

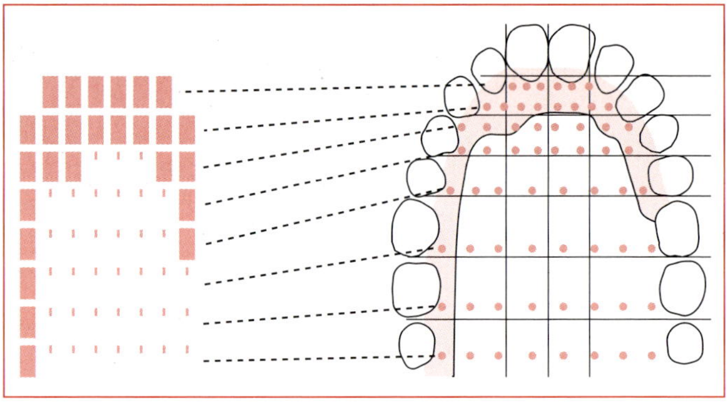

Abb. **12** Beziehung zwischen Elektrodenplatzierung am Gaumen und Darstellung der artikulatorischen Kontaktstellen beim Elektropalatogramm (Harrington 2001).

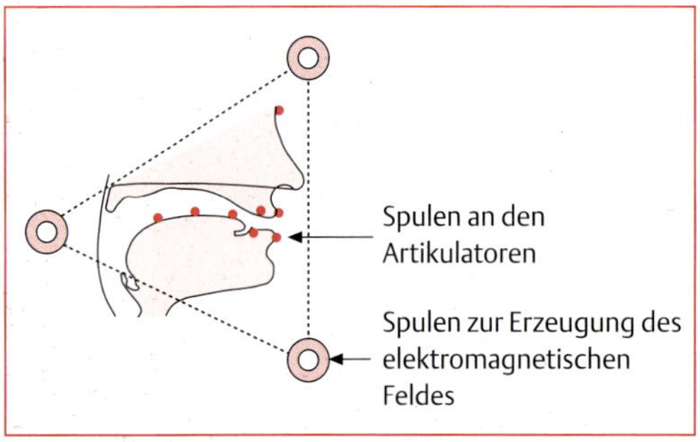

Abb. **13** Untersuchungsschema der elektromagnetischen Artikulographie.

auf dem Bildschirm zu imitieren und in die eigene Artikulation zu übertragen (Howard u. Varley 1995).

Elektromagnetische Artikulographie (EMA)

Bei dieser Untersuchung werden per *Induktion* Sprechbewegungen sichtbar gemacht (Gröne et al. 1992). Der Patient trägt einen Helm mit Senderspulen, die ein Magnetfeld erzeugen. Auf die Artikulatoren innerhalb und außerhalb des Mundraums werden Empfängerspulen geklebt (Abb.**13**). Bei der Artikulation werden die Abstände der Sender- zu den Empfängerspulen gemessen. Per Computer wird die räumliche Lage der Spulen berechnet und dadurch ein Bild der Artikulationsbewegungen erzeugt. Katz und Carstens (1999) setzen die elektromagnetische Elektrographie als Biofeedbackmethode bei einem Patienten mit Broca-Aphasie und Sprechapraxie ein. Verbesserungen konnten sowohl für nichtartikulatorische wie für artikulatorische Bewegungen nachgewiesen werden, jedoch war der Leistungszuwachs bei verbalen Bewegungen geringer. Neuere Entwicklungen ermöglichen zukünftig 3D-Messungen. Dabei wird der Helm durch einen speziellen Rahmen mit Sonden ersetzt. Die Methode ist generell schmerzfrei und ermöglicht eine exakte Berechnung von Artikulationsbewegungen mit einer guten zeitlichen Auflösung. Von Nachteil sind die aufwändige Vorbereitung und Auswertung sowie die apparativ bedingte sensorische Beeinträchtigung des Patienten bei der Artikulation.

Röntgen-Microbeam

Mit dieser Methode können *zeitliche Aspekte von Sprechbewegungen* dargestellt werden (Kiritani et al. 1975). Dazu werden bis zu sechs kleine Bleikugeln auf den Artikulatoren angebracht, deren Positionen während der *Artikulationsbewegungen über Röntgenstrahlen aufgezeichnet* werden (Abb. **14**). Itoh und Sasanuma (1984) konnten mit dieser Methode zeitliche Abstimmungsprobleme bei Sprechapraxie darstellen. Das Gerät existiert zudem nur an der Universität von Wisconsin. Die Strahlenbelastung während der Untersuchung ist gegenüber konventionellen Röntgenaufnahmen relativ gering und entspricht der einer zahnärztlichen Röntgenaufnahme. Zahnfüllungen können die Ergebnisse verfälschen. Eine Untersuchung von Sprechapraktikern ist nur für englischsprachige Patienten sinnvoll, da Vergleichsdaten von Normalsprechern lediglich für das amerikanische Englisch vorliegen.

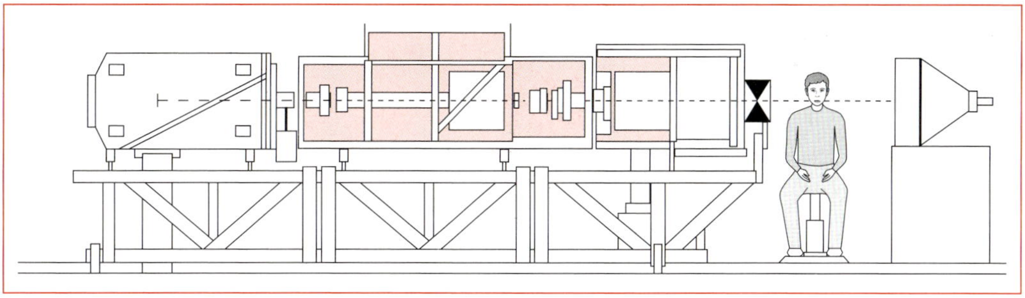

Abb. **14** Schema der Röntgen-Microbeam-Untersuchung (Hashi 2005).

Abb. **15** Magnetresonanztomographie am Beispiel der Vokale [i:], [a:] und [u:] (Kröger et al. 2004).

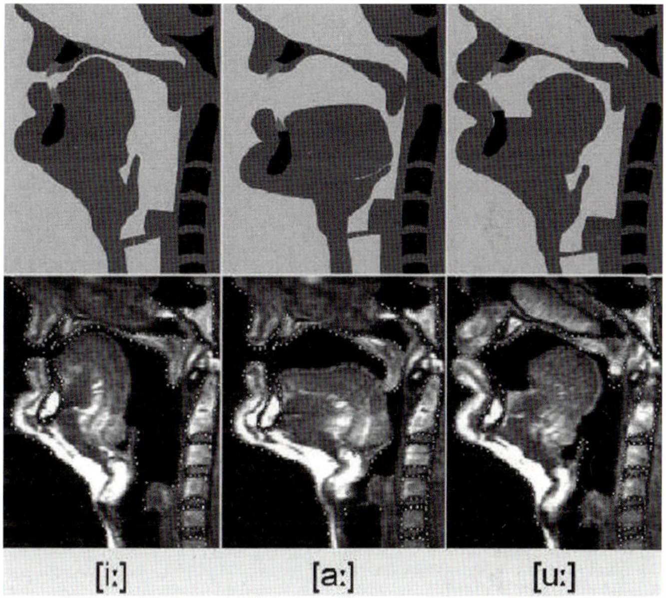

Magnetresonanztomographie (MRT)

Bei der Magnetresonanztomographie wird mit einem *Kernspintomograph die Wasserstoffdichte im Körper* gemessen. Grundlage dafür sind die magnetischen Eigenschaften der Atomkerne von Wasserstoffatomen. Je wasserstoffärmer die Anteile des Körpers sind, umso dunkler werden diese dargestellt. Vorteile dieses für den Patienten schmerzfreien Verfahrens sind die gesundheitliche Unbedenklichkeit und die oft sehr klaren Darstellungen (Abb. **15**). Während es lange Zeit nur möglich war, statische Aufnahmen durchzuführen, liegt jetzt ein *neues Aufnahmeverfahren* mit acht Bildern pro s vor, das bessere Ergebnisse liefert. Dazu müssen die Daten allerdings mit einem spezifischen Analyseverfahren weiterbearbeitet werden (Kröger et al. 2004), um die geringe Bildfrequenz auszugleichen. Dieses Verfahren bietet die Möglichkeit, „artikulatorische Zielkonturen von Lauten bei normalem fließenden Sprechen zu erfassen", auch wenn Sprechbewegungsverläufe noch nicht aufgelöst werden können (Kröger et al. 2004:10).

Differenzialdiagnostik

Die Sprechapraxie ist vor allem von aphasischen und dysarthrischen Störungen abzugrenzen. Im Folgenden werden die Störungsbilder einander gegenübergestellt und Gemeinsamkeiten und Unterschiede beschrieben.

Abgrenzung zur Aphasie

Da die Sprechapraxie häufig mit einer Aphasie gemeinsam auftritt, ist es besonders wichtig, diese beiden Störungsbilder voneinander abzugrenzen. Nur so können spezifische therapeutische Interventionen sinnvoll geplant werden.

> Aphasien beruhen auf Störungen im Sprachsystem, die sich auf alle sprachlichen Modalitäten (Sprachproduktion, Sprachverständnis, Lesen und Schreiben) in unterschiedlichem Ausmaß auswirken.

Das jeweilige Kardinalsymptom der aphasischen Störung ist abhängig von der vorliegenden Aphasieform. In der aphasischen Symptomatik zeigen sich oft *Parallelen in Laut- und Schriftsprache.* Aphasiker zeigen im Gegensatz zu Sprechapraktikern zwar keine phonetischen Fehler, phonologische Paraphasien können jedoch bei beiden Störungsbildern beobachtet werden, wobei bei reiner Sprechapraxie phonetische Fehler deutlich vorherrschend sind. Daher ist es von besonderer Bedeutung, die Art der phonologischen Störungen bei Aphasien gegenüber Sprechapraxien genauer zu charakterisieren. Besonders wichtig für diese Abgrenzung ist die *Leitungsaphasie*, bei der phonologische Paraphasien mit guter Erkennbarkeit des Zielwortes dominieren (Tab. **15**).

Die *phonologischen Fehler* sind bei Sprechapraxie und Leitungsaphasie in allen lautsprachlichen Modalitäten beobachtbar (Spontansprache, Nachsprechen, lautes Lesen, Benennen). Es können so

Tabelle **15** Differenzialdiagnostik Sprechapraxie - Leitungsaphasie (in Anlehnung an McNeill et al. 1997)

Sprechapraxie	Leitungsaphasie
Gemeinsamkeiten	
• phonologische Fehler in allen lautsprachlichen Modalitäten	
• Selbstkorrekturversuche	
• „Inseln störungsfreien Sprechens"	
• Wortlängeneffekte (signifikant mehr Fehler bei längeren Wörtern)	
• Lautsubstitutionen dominieren	
• Lautsubstitutionen unterscheiden sich vom Ziellaut nur in wenigen distinktiven Merkmalen	
• Konsonanten häufiger betroffen als Vokale	
• eher Vereinfachungen der Phonemstruktur	
Unterschiede	
• Frequenzeffekt	• kein Frequenzeffekt
• Lexikalitätseffekt	• kein Lexikalitätseffekt
• mehr Fehler im An- und Inlaut	• mehr Fehler im Auslaut
• artikulatorisches Suchverhalten	• kein artikulatorisches Suchverhalten
• Wiederholungen nicht immer effektiv	• Wiederholungen eher erfolgreich
• unflüssiges Sprechen	• flüssige Sprachproduktion
• gestörte Prosodie	• intakte Prosodie

Tabelle **16** Differenzialdiagnostik Artikulationsstörungen bei Sprechapraxie – Phonologische Störungen bei Aphasie in Anlehnung an McNeill et al. (1997)

Artikulationsstörungen bei Sprechapraxie	Phonologische Störungen bei Aphasie
Prosodie	
Sprechgeschwindigkeit allgemein	
• langsame Sprechgeschwindigkeit bei phonologisch korrekten und abweichenden Phrasen und Sätzen • Unfähigkeit zur Erhöhung der Sprechgeschwindigkeit, ohne Verlust an phonologischer Korrektheit	• fast normale Sprechgeschwindigkeit bei phonologisch korrekten Phrasen und Sätzen • variable Fähigkeit zur Erhöhung der Sprechgeschwindigkeit, aber innerhalb einer der Norm, mit Beibehalten der phonologischen Korrektheit
Mikrosegmentale Sprechgeschwindigkeit	
• variable, aber insgesamt verlängerte Dauer von Bewegungsübergängen • variable, aber verlängerte Intervalle zwischen Wörtern bei phonologisch korrekten Äußerungen • variable, aber auffällig lange Vokale bei mehrsilbigen Wörtern oder Wörtern in Sätzen • variable, aber verlängerte Bewegungsdauer bei individuellen Artikulationsgesten in zusammenhängender Sprache	• variable, aber normale Dauer von Bewegungsübergängen • variable, aber normal durchschnittliche Intervalle zwischen Wörtern bei phonologisch korrekten Äußerungen • variable, aber normale Vokaldauer bei mehrsilbigen Wörtern oder Wörtern in Sätzen • variable, aber normal durchschnittliche Bewegungsdauer
Betonung	
• Fehler auf betonten Silben • evt. skandierende Sprechweise	• kein eindeutiger Zusammenhang zwischen Silbenbetonung und Fehlerhäufigkeit • keine skandierende Sprechweise
Phonologische Merkmale	
• lautlich entstellte Perseverationen, Antizipationen, Additionen, Elisionen, Substitutionen und Fehler bei Konsonantenverbindungen • Lautentstellungen • entstellte Lautersetzungen, primär durch verlängerte Phoneme, sekundär durch entstimmte Laute	• lautlich nicht entstellte Perseverationen, Antizipationen, Substitutionen und Fehler bei Konsonantenverbindungen • keine Lautentstellungen • keine entstellten Lautersetzungen
Andere kinematische Merkmale	
• Unfähigkeit, vorhersagbare Bewegungsmuster mit den Sprechwerkzeugen zu verfolgen • Fähigkeit, unvorhersagbare Bewegungsmuster mit den Sprechwerkzeugen zu verfolgen	• Fähigkeit, vorhersagbare Bewegungsmuster mit den Sprechwerkzeugen zu verfolgen • Unfähigkeit, unvorhersagbare Bewegungsmuster mit den Sprechwerkzeugen zu verfolgen
Weitere Merkmale	
• konsistenterer Fehlerort bei mehrfachen Artikulationsversuchen • konsistentere Fehlerart bei mehrfachen Artikulationsversuchen • sukzessive selbstinitiierte Selbstkorrekturversuche ohne Annäherung an den Ziellaut	• inkonsistenter Fehlerort bei mehrfachen Artikulationsversuchen • inkonsistente Fehlerart bei mehrfachen Artikulationsversuchen • sukzessive selbstinitiierte Selbstkorrekturversuche mit Annäherung an den Ziellaut
Behandlungsmerkmale	
• positive Reaktion auf Minimalpaartherapie • positive Reaktion auf eine auf motorischen Lernprinzipien basierende Behandlung	• evt. negative Reaktion auf Minimalpaartherapie • negative Reaktion auf eine auf motorischen Lernprinzipien basierende Behandlung

genannte „Inseln störungsfreien Sprechens" auftreten. Während *Selbstkorrekturen* bei Sprechapraktikern nicht unbedingt zu einer Verbesserung der Artikulation führen, sind diese bei Leitungsaphasikern eher zu beobachten. Bei beiden Störungsbildern dominieren dem Ziellaut ähnliche Lautsubstitutionen. Fehler sind eher bei Konsonanten als bei Vokalen zu beobachten, und es besteht eine Tendenz zur Vereinfachung der Komplexität der Silbenstruktur. Während Wortlängeneffekte bei beiden Störungsbildern auftreten, zeigen sich *Frequenz- und Lexikalitätseffekte* eher bei Sprechapraktikern (Mende u. Corsten 2004). Für Leitungsaphasiker spielt es also eine untergeordnete Rolle, ob ein Wort häufig oder selten vorkommt oder ob es sich um ein Wort oder Pseudowort handelt. Hinsichtlich der betroffenen *Lautposition* im Wort machen Sprechapraktiker mehr Fehler im An- oder Inlaut und Leitungsaphasiker mehr Fehler in finaler Wortposition.

Phonologischen Fehlern bei Sprechapraxie und Leitungsaphasie liegen *unterschiedliche Pathomechanismen* zugrunde.

- Phonologische Fehler bei *Leitungsaphasie* sind auf ein *sprachsystematisches Defizit*, speziell eine *Störung der Phonemselektion und -sequenzierung* zurückzuführen.
- Phonemfehler bei *Sprechapraxie* hingegen entstehen als Folge einer *sprechmotorischen Störung* an der Schnittstelle zwischen der phonologischen Enkodierung und der motorischen Ausführung. Studien von Seddoh et al. (1996) zur Analyse zeitlicher Parameter beim Sprechen von Sprechapraktikern und Leitungsaphasikern unterstützen diese Hypothese.

McNeill et al. (1997) haben eine Liste von differenzialdiagnostischen Kriterien zusammengestellt, um sprechapraktische Artikulationsfehler von phonologischen Paraphasien bei Aphasikern zu unterscheiden. Diese sind in Tab. **16** zusammengefasst. Das *Sprechtempo* ist bei Sprechapraxie deutlich verlangsamt, unabhängig davon, ob es sich um phonologisch korrekte oder abweichende Phrasen und Sätze handelt. Es zeigen sich eine verlangsamte Zeit bei Bewegungsübergängen und verlängerte Intervalle zwischen Wörtern. Vokale werden auffällig lang produziert. Demgegenüber haben Aphasiker eine flüssige Sprachproduktion mit fast normalem Sprechtempo in phonologisch korrekten Phrasen und Sätzen. Die *Bewegungsübergänge* sind normal lang, ebenso wie Zwischenwortintervalle bei phonologisch korrekten Äußerungen. Auch die Vokale werden normal lang artikuliert. Akzentuierungsfehler sind bei Sprechapraktikern zu beobachten, nicht aber bei Aphasikern.

Während Sprechapraktiker neben phonologischen Fehlern auch *Lautentstellungen* zeigen, produzieren Aphasiker keine entstellten Laute. Aphasiker können im Gegensatz zu Sprechapraktikern vorhersagbare Bewegungsmuster mit den Sprechwerkzeugen verfolgen. Im Unterschied zu Aphasikern zeigen Sprechapraktiker bezogen auf Artikulationsort und Artikulationsart konsistentere Phonemfehler bei wiederholten Artikulationsversuchen, wobei der Aspekt der Konstanz und Konsistenz der Artikulationsfehler bei Sprechapraxien noch nicht eindeutig geklärt ist.

Eine *Minimalpaartherapie* ist laut McNeill et al. (1997) erfolgreicher bei Sprechapraxie als bei Aphasie. Sprechapraktiker reagieren zudem positiv auf Therapiemethoden, die auf motorischen Lernprogrammen basieren, während Aphasiker von solchen Methoden nicht profitieren.

Abgrenzung zur Dysarthrie

Dysarthrische Störungen resultieren aus einer *Schädigung des zentralen und/oder peripheren Nervensystems*. Diese zeigen sich nicht nur in Artikulation und Prosodie, sondern auch bei der Phonation, Sprechatmung und Resonanz. Es liegt also eine neuromotorische Störung vor, welche die motorische Ausführungsebene betrifft.

Demgegenüber werden *Sprechapraxien* durch eine *Störung der Planung von Sprechbewegungen* hervorgerufen, ohne dass eine neuromotorische Störung vorliegt. Sie zeigen sich in den Bereichen Artikulation, Prosodie und Sprechverhalten. Die Tab. **17** enthält die wesentlichen Merkmale zur Unterscheidung zwischen Sprechapraxie und Dysarthrie (McNeill et al. 1997, McCaffrey 2001, Ziegler 2001).

Bei *Sprechapraxien* liegen typischerweise *unilaterale Läsionen der sprachdominanten Hemisphäre* vor, bei *Dysarthrien* können *unilaterale und bilaterale Schädigungen* beobachtet werden (Croot 2002), wobei bilaterale Läsionen zu ausgeprägten und anhaltenden dysarthrischen Störungen führen (Ziegler 2001).

Im Gegensatz zur Dysarthrie gibt es bei Sprechapraxien keine *Tonusveränderungen*. Tonusveränderungen können bei Sprechapraxie allerdings kompensatorisch auftreten. Bei der Phonation

Tabelle **17** Differenzialdiagnostik Sprechapraxie – Dysarthrie

Sprechapraxie	**Dysarthrie**
Störungsebene	
• Planungs- und Programmierungsstörung von Sprechbewegungen	• neuromotorische Ausführungsstörung durch Schädigung des zentralen und / oder peripheren Nervensystems
Läsionsorte	
• unilaterale Schädigung	• ausgeprägte und persistierende Störungen nur nach bilateraler Schädigung
Betroffene Systeme	
• Artikulation, Prosodie und Sprechverhalten • keine primären Phonationsstörungen	• Artikulation, Phonation, Resonanz, Prosodie, Sprechatmung
Motorik	
• nur kompensatorisch bedingte Tonusveränderung	• Tonusveränderung, Koordinationsstörung
Phonation	
• Veränderung der Voice Onset Time (VOT) möglich • evt. Störungen der phasischen Ab- und Adduktionsbewegungen der Stimmlippen und Dyskoordination laryngealer Einstellbewegungen	• kann in unterschiedlicher Weise gestört sein
Artikulatorische Merkmale	
• inkonsistentere und unvorhersagbarere Fehler • unterschiedliche Fehlermuster bei spontanen Äußerungen vs. repetitiven Aufgaben	• konsistente und vorhersagbare Fehler
• „Inseln störungsfreien Sprechens"	• keine „Inseln störungsfreien Sprechens"
• Substitutionen (vorherrschend), Perseverationen, Antizipationen, Additionen, Elisionen	• Lautentstellungen und Lautauslassungen vorherrschend
• Lautentstellungen (verkomplizierend) • mehr Fehler im An- und Inlaut • viele Fehler bei Frikativen und Affrikaten • artikulatorisches Suchverhalten und Selbstkorrektur	• Lautentstellungen typisch (vereinfachend) • gleiche Fehler im An- und Auslaut • Vokale je nach Ausmaß der motorischen Störung beeinträchtigt, evt. nivelliert
Prosodie	
• skandierende Sprechweise • Dauer und Ausmaß artikulatorischer Gesten erhöht	• skandierende Sprechweise nur bei ataktischer Dysarthrie, wobei nur die Dauer artikulatorischer Gesten verlängert ist
Begleitstörungen	
• keine Dysphagie, Paresen, Plegie, Ataxie • oft begleitet von bukkofazialer Apraxie	• oft begleitet von Dysphagie, Paresen, Plegie, Ataxie • keine bukkofaziale Apraxie
Einflussfaktoren	
• weniger Fehler bei einfachen Silbenstrukturen als bei komplexen Silbenstrukturen • Wortlängeneffekte • bei zunehmender Sprechgeschwindigkeit kann sich die Verständlichkeit kurzfristig erhöhen	• die Komplexität der Äußerungen hat keinen direkten Einfluss auf die Fehlerhäufigkeit • selten Wortlängeneffekte • bei zunehmender Sprechgeschwindigkeit nimmt die Verständlichkeit proportional ab

Tabelle 17 Fortsetzung

Sprechapraxie	Dysarthrie
Behandlungsmerkmale	
• kompensatorisch und substituierend bzw. reorganisierend	• kompensatorische Therapie zur Verbesserung der Verständlichkeit (verhaltensmodifizierend, prothetisch bzw. instrumentell, medizinisch)

zeigen sich bei Sprechapraxie Veränderungen der Voice Onset Time (VOT) und evt. Störungen der phasischen Ab- und Adduktionsbewegungen der Stimmlippen sowie eine laryngeale Dyskoordination. Die Phonation von Dysarthrikern ist in Abhängigkeit von der jeweiligen Dysarthrieform in unterschiedlicher Weise und insgesamt konstanter gestört. Dabei sind die Stimm- und Artikulationsstörungen oft ähnlich stark ausgeprägt (Ziegler 2001).

Die *Artikulationsfehler* von Sprechapraktikern sind im Gegensatz zu Dysarthrikern inkonstanter und unvorhersagbarer mit phonologischen und phonetischen Fehlern, während bei der Dysarthrie ausschließlich konsistente Lautentstellungen bei fluktuierendem Ausprägungsgrad auftreten. Sprechapraktische Artikulationsfehler treten eher im An- und Inlaut auf. Dysarthriker produzieren gleiche *Fehler im An- und Auslaut. Sprechapraktiker haben zudem ein artikulatorisches* Suchverhalten. Die für die Sprechapraxie oft typische *skandierende Sprechweise* ist bei Dysarthrikern nur im Falle der *ataktischen Dysarthrie* zu sehen. Liss u. Weismer (1992) fanden jedoch Unterschiede in der Sprechweise von Sprechapraktikern und Patienten mit ataktischer Dysarthrie. Während bei der ataktischen Dysarthrie eine übermäßige Dauer artikulatorischer Gesten zu beobachten ist, zeigen Sprechapraktiker neben einer übermäßigen Dauer auch ein übersteigertes Ausmaß artikulatorischer Gesten.

Eine Erhöhung der *Sprechgeschwindigkeit*, z. B. durch diadochokinetische Aufgaben, kann bei Sprechapraxien evt. zu einer Artikulationsverbesserung führen, während dies bei Dysarthrien nicht der Fall ist.

Im Gegensatz zu Sprechapraxien, die oft von einer bukkofazialen Apraxie begleitet sind, findet man bei Dysarthrikern oft *Begleitstörungen* wie Paresen, Plegien, Ataxien und Dysphagien. Die Erhöhung der *Komplexität der Silbenstrukturen* führt bei der Sprechapraxie zu einer Fehlerzunahme. Bei Dysarthrikern hat die Silbenkomplexität eher keinen direkten Einfluss auf die Fehlerhäufigkeit. Allerdings können Dysarthriker auch dazu tendieren, die Artikulation zu vereinfachen, sodass es ggf. zu Vereinfachungen der Silbenstruktur kommen kann. *Wortlängeneffekte* zeigen sich vor allem bei Sprechapraxien.

In der Dysarthrietherapie dominieren kompensatorische Behandlungsansätze, in der Behandlung der Sprechapraxie wird kompensatorisch, aber auch substituierend bzw. reorganisierend gearbeitet.

Abgrenzung zu weiteren Störungsbildern

Bukkofaziale Apraxie. Bei der bei Sprechapraxie häufig zu beobachtenden bukkofazialen Apraxie (Square-Storer 1987) handelt es sich um eine *Planungs- und Programmierungsstörung nonverbaler orofazialer Bewegungen.* Sie tritt sowohl bei Aphasien als auch bei Sprechapraxien häufig auf, kann aber auch isoliert von den genannten Störungsbildern vorkommen. Die bukkofaziale Apraxie zeigt sich bei Aufforderung zu willkürlicher Bewegung und ist im Alltag eher unauffällig. Sprechapraktische Symptome zeigen sich hingegen immer im Alltag. Die bukkofaziale Apraxie zeigt eine schnellere Rückbildung als die Sprechapraxie. Eine Behandlung der bukkofazialen Apraxie durch nonverbale Bewegungsübungen führt nicht zu einer Verbesserung artikulatorischer Bewegungsmuster.

Mutismus. Liegt ein *organischer Mutismus*, also eine *völlige Unfähigkeit zu sprechen,* vor, so ist zu klären, ob dieser durch eine Sprechapraxie verursacht wurde oder ob der Mutismus z. B. aphasisch oder dysarthrisch (Anarthrie) bedingt sein kann. Als Abgrenzungsmöglichkeit bietet sich die Schriftsprache an. Kann sich der Patient schriftsprachlich relativ gut mitteilen, so kann dies den Verdacht auf einen durch eine Sprechstörung bedingten Mutismus bestätigen. Durch die Prüfung der bukkofazialen Bewegungsfähigkeit kann eine Dysarthrie differenzialdiagnostisch abgeklärt werden (Simpson u. Clark 1989).

Neurogenes Stottern. Eine Stottersymptomatik nach erworbener Hirnschädigung ist *eher selten* zu beobachten. Meist handelt es sich um linkshemisphärische, selten um rechtshemisphärische Läsionen. Betroffene Strukturen sind laut Ziegler (2001) subkortikale Gebiete, das extrapyramidale System oder das supplementärmotorische Feld. Dabei tritt eine *klonische Symptomatik mit Laut- und Silbeniterationen* auf, die auch bei Sprechapraktikern beobachtet werden kann. Diesen Patienten fehlen aber die für die Sprechapraxie typischen phonetisch-phonologischen Artikulationsfehler sowie das artikulatorische Suchverhalten. Gegenüber der sonstigen Stottersymptomatik treten Sekundärphänomene, z.B. mimische Mitbewegungen, nicht gemeinsam mit dem Stotterereignis auf, und das Muster des Stotterns bleibt bei unterschiedlichen Sprechaufgaben gleich (Helm-Estabrooks 1999).

Zusammenfassung
In der Diagnostik sprechapraktischer Störungen können perzeptive und apparative Verfahren eingesetzt werden. Perzeptive Verfahren basieren auf einer auditiven und visuellen Beurteilung der beobachteten Symptomatik. Sie beinhalten systematische Verfahren, die eine Beurteilung aller Störungsbereiche (Artikulation, Prosodie, Sprechverhalten) sowie der dadurch bedingten Verständlichkeit ermöglichen. Die Hierarchischen Wortlisten (Liepold et al. 2003) sind das bisher einzige Verfahren, das zur systematischen Untersuchung der Sprechapraxie veröffentlicht wurde. Apparative Verfahren ermöglichen eine Objektivierung der perzeptiv erhobenen Befunde. Hierzu zählen u.a. die Spektrographie, die Zungensonographie und die Elektropalatographie. Einzelne Verfahren können auch als Biofeedbackmethode in die Therapie miteinbezogen werden. Differenzialdiagnostisch ist es von besonderer Bedeutung, die Sprechapraxie von Aphasien und Dysarthrien abzugrenzen. Dazu ist insbesondere eine differenzierte Beobachtung der phonetisch-phonologischen Störungen notwendig.

4 Therapie der erworbenen Sprechapraxie

Therapieindikation

Vor Behandlungsbeginn ist abzuwägen, wie stark die sprechapraktische Störung die Kommunikationsfähigkeit des Patienten und die Behandlung der meist zusätzlich vorliegenden aphasischen Störung beeinflusst (Engl-Kasper 1993, Springer 1995). Daraus ergibt sich der Grad der Berücksichtigung der Sprechapraxie in der Therapie. Dies geht von der Vernachlässigung der sprechapraktischen Störung über eine die Aphasietherapie begleitende Sprechapraxiebehandlung bis hin zu einer schwerpunktmäßigen Behandlung der Sprechapraxie.

Ziele der Sprechapraxietherapie

Abhängig von der Ausprägung der Sprechapraxie sind verschiedene Ziele zu definieren (Aichert u. Wunderlich 2004) (Tab. **18**).

Tabelle **18** Ziele der Sprechapraxietherapie nach Aichert u. Wunderlich (2004)

Spezifische sprechmotorische Therapie	**Kommunikativer Ansatz**	**Behandlung spezifischer Symptome**	
Leichte bis schwere Sprechapraxie	Schwere Sprechapraxie (bei ungünstiger Prognose)	Apraktischer Mutismus	Überwiegend Sprachautomatismen
Verbesserung sprechmotorischer Fähigkeiten über • Verbesserung der artikulatorischen Präzision • Verbesserung der Sprechnatürlichkeit (flüssige Sprechweise, normale Intonation)	Erarbeitung elementarer Kommunikationsfähigkeiten über • Erlernen ausgewählter alltagsrelevanter Äußerungen • Erarbeitung alternativer Kommunikationsmittel	Anbahnung erster Äußerungen über automatisierte Sprache	Reduktion der Sprachautomatismen (z. B. über verhaltenstherapeutische Ansätze)

Leitlinien der Sprechapraxietherapie

Folgende Grundsätze sollten in der Behandlung von Sprechapraxien berücksichtigt werden (Birner-Janusch 1999, McNeil 1997, Duffy 1995, Peach 2004):

- Aufbau der Motivation des Patienten,
- Ermittlung des individuellen Störungsprofils bezüglich der sprechapraktischen und aphasischen Problematik und Einschätzung des jeweiligen Schweregrades,
- Orientierung am Sprechverhalten und den vermuteten pathophysiologischen Prozessen zur Auswahl des Behandlungsansatzes,
- Planung einer individuellen Aufgabenhierarchie (von einfach zu komplex):
  - Beginn mit phonetisch leicht zu realisierenden Lauten bzw. einfachen Silbenstrukturen,
  - individuell bedeutungsvolle und kommunikativ relevante Wörter erarbeiten,

- intensive Behandlung mit hoher Therapiefrequenz und häufigen Wiederholungen innerhalb der einzelnen Sitzungen,
- Arbeit an Artikulation *und* Prosodie,
- Variabilität in der Übungskonzeption und multimodale Stimulierung, um das motorische Lernen zu unterstützen, die Therapie abwechslungsreich zu gestalten und nicht gewünschte Drilleffekte und Perseverationen zu vermeiden,
- Anpassung der Therapieansätze an den einzelnen Patienten bzw. Kombination verschiedener Therapieansätze,
- systematische Verbesserung der Selbstwahrnehmung, insbesondere der taktil-kinästhetischen Wahrnehmung,
- Vereinfachung der Instruktionen zur Sicherstellung des Aufgabenverständnisses,
- Unterstützung der Selbstkorrekturfähigkeit des Patienten,
- klare Rückmeldung in einem an den jeweiligen Patienten angepassten Ausmaß.

Kriterien zur Lautauswahl für die Artikulationstherapie

Odell (2002) nennt verschiedene Kriterien, die bei der Lautauswahl für die Artikulationstherapie zu berücksichtigen sind:

Stimulierbarkeit. Leicht stimulierbare Laute werden zuerst behandelt, danach folgen schwer zu stimulierende Laute. Auf Lautebene sollte jedoch nur bei schweren Sprechapraxien gearbeitet werden. Dabei bietet sich die Arbeit mit Interjektionen („ah“, „hm“) an, um bereits mit Lauten auf bedeutungsvoller Ebene zu arbeiten.

Stabilität der Lautproduktion. Deal und Florence (1978) plädieren dafür, mit Lauten zu arbeiten, die mit 80%iger Konstanz korrekt produziert werden können, während Wambaugh et al. (1999, 1998, 1996) mit besonders beeinträchtigten Lauten beginnen, die eine Fehlerrate von 60% oder mehr aufweisen.

Hierarchie der Artikulationskomplexität. Zunächst werden erst Vokale, dann Konsonanten ausgewählt. Bei den Konsonanten sollten zuerst Nasale, dann Gleitlaute, Plosive, Frikative, Affrikate und zuletzt Konsonantencluster behandelt werden (McNeil et al. 1997, Wertz et al. 1991). Besonders problematisch sind bei Sprechapraxie v.a. Plosive, Frikative, Affrikate und Konsonantencluster.

Lautklasse. Lautklassen können bezüglich des Artikulationsortes, der Artikulationsart oder der Stimmhaftigkeit ausgewählt werden. Von der Behandlung einzelner Laute einer Lautklasse erhofft man sich Generalisierungseffekte auf andere Laute der gleichen Lautklasse. Es kann aber auch vorkommen, dass sich Übergeneralisierungen zeigen (Wambaugh et al. 1999). Bei schneller Artikulation können auch Ersetzungen durch Laute aus der gleichen Lautklasse provoziert werden. Generell sollte man bei der Lautauswahl variabel bleiben, also keine Serie mit Lauten gleicher Merkmale präsentieren, die Laute jedoch systematisch gegenüberstellen und keine unüberschaubare Menge an Lautmerkmalen in die Übungen integrieren.

Sonorität (Klangfülle). Gierut (1999) empfiehlt an einer schrittweisen Zunahme der Sonorität orientierte Lautauswahl. Begonnen wird mit stimmlosen Plosiven, dann folgen stimmhafte Plosive, stimmlose Frikative, stimmhafte Frikative, Nasale, Liquide, Gleitlaute und schließlich Vokale.

Größe des Zielitems. Bei schweren Sprechapraxien liegt der Therapieschwerpunkt zunächst auf der Arbeit an Einzellauten. Gelingt den Betroffenen bereits die Artikulation von Silben, sollte direkt mit der Behandlung auf Silbenebene begonnen werden, da die Silbe gemäß des Modells der phonologischen Enkodierung einen besonderen Stellenwert bei der Behandlung der Sprechapraxie hat. Bei der Auswahl der Silben ist deren Häufigkeit zu berücksichtigen. Hochfrequente Silben sind vor niedrigfrequenten Silben zu behandeln (Aichert u. Ziegler 2004, Levelt u. Wheeldon 1994).

Lexikalität. Realwörter sind von Patienten mit Sprechapraxie leichter zu artikulieren als Pseudowörter. Daher sollte mit der Arbeit an Realwörtern begonnen werden. Pseudowörter ermöglichen es dem Therapeuten allerdings, mehr Stimuli mit bestimmten Lauten in spezifischen Positionen und lautlichen Kontexten zu integrieren (Kahn et al. 1987).

Lautposition im Wort. Da die Artikulation von Lauten im Anlaut besonders erschwert ist (Rosenbek et al. 1973), knüpfen viele Behandlungsansätze daran an (Wertz et al. 1991, Wambaugh et al. 1998 u. 1996, Raymer u. Thompson 1991).

Linguistische Einflüsse. Weitere linguistische Einflussfaktoren wie Wortklassen, Wortlänge und Worthäufigkeit sollten ebenfalls bei der Auswahl des Therapiematerials berücksichtigt werden (Knock et al. 2000, Kahn et al. 1998).

Vermittlungstechniken und Feedbackprozesse

Vermittlungstechniken

In der Behandlung der Sprechapraxie werden drei Vermittlungstechniken unterschieden, um artikulatorische Gesten oder prosodische Aspekte zu unterstützen: *auditive, visuelle* und *taktil-kinästhetische Vermittlungstechniken* (Engl-Kasper 1993). Nach Luria (1970) dienen diese Techniken dazu, den Patienten zu einem „Laienphonetiker" heranzubilden (Cramon u. Zihl 1988). Die im Folgenden beschriebenen Vermittlungstechniken sind vielfach Komponenten von speziellen, in diesem Kapitel dargestellten Therapiemethoden. An dieser Stelle werden einige wichtige Beispiele beschrieben.

Auditive Vermittlungstechniken

Vorsprechen des Zielitems durch den Therapeuten. Das Vorsprechen des Therapeuten soll bewirken, dass der Patient eine Verbindung zwischen der auditiven Repräsentation der akustischen Lautgestalt zu dem dazugehörigen Bewegungskonzept herzustellen versucht (Ziegler u. Brendel 2003).

Verbale Erklärungen des Therapeuten zur Artikulation von Lauten. Durch verbale Erklärungen von Artikulationsart und Artikulationsort soll der Patient eine konkrete Vorstellung von der geplanten artikulatorischen Zielkonfiguration erhalten. Während die auditive Vermittlung innerhalb des Spracherwerbs für den Aufbau artikulatorischer Muster eine bedeutsame Rolle spielt, wird diese Technik während des späteren Sprechens zur Kontrolle der Artikulation aufgrund der großen zeitlichen Verzögerung weniger genutzt. Suprasegmentale Aspekte, wie Sprechgeschwindigkeit und Lautstärke, können hingegen auditiv eher kontrolliert werden (Aichert u. Wunderlich 2004). Der Patient benötigt zudem ein gutes Sprachverständnis, um die verbalen Hinweise des Therapeuten zu verstehen, sowie gute Aufmerksamkeits- und Gedächtnisleistungen, um die Bewegungsmuster nachvollziehen zu können (Birner-Janusch 1999).

Akustische Synchronisation. Brendel und Ziegler (2002) haben mit dem akustischen Synchronisationsverfahren eine Methode entwickelt, bei der sprechapraktische Patienten synchron zu einer akustischen Vorgabe artikulieren sollen. Dieses Verfahren wird im Abschnitt „Therapieansätze", vgl. S. 53 genauer dargestellt.

Visuelle Vermittlungstechniken

Mundbild des Therapeuten. Die Beobachtung des Mundbildes des Therapeuten erscheint nur für solche Laute sinnvoll, die in den vorderen Artikulationszonen gebildet werden und damit gut absehbar sind. Schon die Veränderung der Zungenlage kann durch bloße Betrachtung des therapeutischen Mundbildes nicht immer nachvollzogen werden.

Spiegel. Ein Spiegel kann der Unterstützung der *Eigenkontrolle des Patienten* dienen (Darley et al. 1975). Allerdings spielt er bei der alltäglichen Kontrolle von Artikulationsbewegungen keine Rolle, da die eigenen Sprechbewegungen nicht visuell repräsentiert sind. Insofern ist sein Einsatz möglichst schnell abzubauen.

Gezeichnete bzw. fotografische Mundbilder, schematische Sagittalschnitte des Ansatzrohrs. Frontalansichten des Mundes oder schematische

Sagittalschnitte, wie z. B. im „Atlas der deutschen Sprachlaute" von Wängler (1981), können eine Unterstützung für den Patienten darstellen. Die Sagittalschnitte ermöglichen eine Darstellung nichtsichtbarer artikulatorischer Zielkonfigurationen. Über einzelne Bilder lassen sich allerdings keine Artikulationsabläufe darstellen. Auch wenn man Bildfolgen aus Einzelbildern zusammenlegt, erhält man keinen Hinweis auf die Bewegungen, die nötig sind, um die nächste Zielkonfiguration einzunehmen. Zudem werden koartikulatorische Prozesse, wie z. B. das Lippenvorstülpen während der Artikulation des Lautes /t/ in „Tor" im Gegensatz zum Breitziehen der Lippen bei /t/-Artikulation im Wort „Tiger" nicht sichtbar.

Computerunterstützte Darstellungen von Artikulationsabläufen (Speech Trainer). Artikulationsabläufe lassen sich über Computerprogramme darstellen. Zur Unterstützung der verbalen Erklärungen des Therapeuten eignen sich Programme wie *Speech Trainer* (Funk et al. 2006, Kröger 2003a+b) oder das Programm *Sprachlabor* (Franke 1996). Während im Programm Sprachlabor nur vorgegebene Artikulationsabläufe beispielhaft dargestellt werden können, ist es bei dem Programm Speech Trainer möglich, individuelle, vom Therapeuten eingegebene Artikulationsabläufe zu visualisieren. Zudem berücksichtigt der Speech Trainer bei der Darstellung von Artikulationsabläufen auch *koartikulatorische Prozesse* (Gotto 2004). Gotto konnte in einer Einzelfallstudie zeigen, dass der Speech Trainer als visuelle Hilfe zur Verdeutlichung zeitlich-räumlicher Relationen von Artikulationsbewegungen einen spezifischen Einfluss auf die Artikulationsverbesserungen einer Sprechapraktikerin hatte. Der Wirkmechanismus des Speech Trainers konnte jedoch nicht eindeutig geklärt werden (Funk et al. 2006).

Visuell orientierte Feedbackverfahren, wie z. B. die im Kapitel 3, „Diagnostik" (S. 34–35) beschriebenen Verfahren der Spektrographie oder Elektropalatographie, können die artikulatorischen Bewegungsmuster stabilisieren und die Lernprozesse des Patienten beschleunigen (Cramon u. Zihl 1988, Birner-Janusch 1999).

Handgesten. Eine weitere Möglichkeit zur Unterstützung der Artikulation ist die Anwendung *lauttypischer Gesten*. Shell (1997) hat mit der „Erweiterten Mediationstechnik für Sprechapraxie" ein Therapiematerial mit Fotos zusammengestellt, das Handzeichen für jeden Laut beinhaltet, welche die Konfiguration oder eine typische Eigenschaft des Lautes darstellen. Diese Methode wird im Rahmen der Therapieansätze thematisiert.

Ab der Silben- oder Wortebene sollten visuelle Hilfen über Einzelbilder oder Handzeichen nur noch zur Unterstützung des Anlautes eingesetzt werden oder bei Auftreten artikulatorischer Probleme als Erinnerungshilfe.

Bei allen visuell orientierten Ansätzen muss der Patient in der Lage sein, die meist recht abstrakten Darstellung der Artikulationsbewegungen auf sein eigenes räumliches Koordinatensystem des Vokaltraktes zu übertragen (Engl-Kasper 1993). Unterstützend ist hierbei eine gute taktilkinästhetische Wahrnehmung.

Taktil-kinästhetische Vermittlungstechniken

Hand des Therapeuten. Taktil-kinästhetische Vermittlungshilfen sind besonders zur Unterstützung artikulatorischer Gesten geeignet. Taktile Reize vermitteln dem Patienten über Tast- und Berührungsempfindung beispielsweise die Kontakte der Artikulationsorgane. Das kinästhetische Feedback dient der *Wahrnehmung von Lage- und Bewegungsempfindung*. Beide Aspekte spielen eine wichtige Rolle beim Erlernen und Üben von motorischen Fähigkeiten. Durch Berührung von Lippen oder Wangen mit den Fingern kann der Therapeut erste Hinweise zur Stellung der Artikulationsorgane geben.

Spatel. Mit einem Spatel kann intraoral stimuliert werden, um z. B. den Patienten für den für die Artikulation alveolarer Laute wichtigen Alveolarkamm zu sensibilisieren oder die Kieferöffnungsweite zu kontrollieren.

Beißblock. Ein Beißblock wird eher zu diagnostischen Zwecken eingesetzt, um zu testen, inwieweit der Patient noch fähig ist, sich an veränderte äußere Bedingungen anzupassen (Engl-Kasper 1993).

Künstlicher Gaumen. Ein am Krankenhaus München-Bogenhausen von Vogel (1999) entwickelter *künstlicher Gaumen* (Beißschiene mit steckbaren Orientierungshilfen an artikulatorisch relevanten Kontaktpunkten für die Zunge) soll dem Patienten ein Gefühl dafür vermitteln, an welchen Stellen

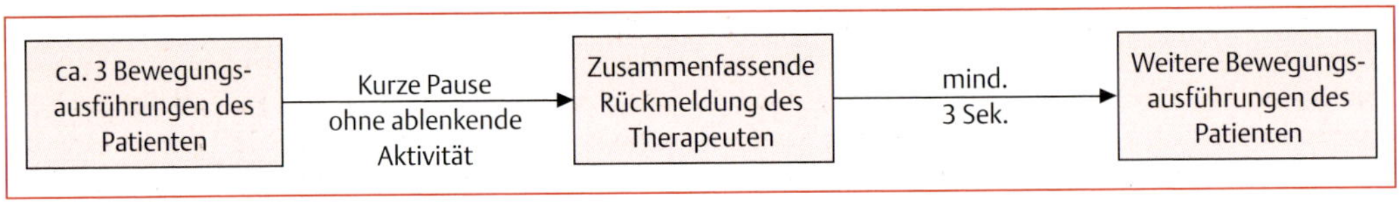

Abb. **16** Zeitlicher Ablauf des therapeutischen Feedbacks in der Artikulationstherapie in Anlehnung an McNeil et al. (1997).

die Zunge während der Artikulation jeweils Kontakt zum Gaumen hat. Der künstliche Gaumen ist individuell für jeden Patienten anzufertigen.

Taktil-kinästhetische Hinweisreize. Die Methode *TAKTKIN* stellt eine spezielle Therapiemethode dar, die auf der Gabe taktil-kinästhetischer Hinweisreize basiert (Birner-Janusch 2001) (vgl. S.118).

Sinnvoll ist eine Kombination der o.g. Vermittlungstechniken. So kann beispielsweise eine Verbesserung der Prosodie über rhythmisches Mitklopfen der Finger oder Hand des Patienten angestrebt werden. Silbensynchrones Mitklopfen kann aber auch den negativen Effekt mit sich bringen, die unerwünschte skandierende Sprechweise weiter zu forcieren. Im Rahmen des *„Phonetic Placement“* (Rosenbek 1985) werden Vermittlungstechniken zur Unterstützung der Lautbildung miteinander kombiniert.

Therapeutisches Feedback und motorisches Lernen

Das therapeutische Feedback dient dazu, dem Patienten eine *Rückmeldung über das Ergebnis und die Durchführung des Sprechens* zu geben (McNeil et al. 1997). Die Rückmeldung über das Ergebnis beinhaltet ein Feedback über die Korrektheit der Bewegung. McNeil et al. (1997) halten kurze Pausen zwischen Bewegungsausführung und Feedback für erforderlich, um motorisches Lernen zu fördern und damit den Lernprozess optimal zu unterstützen. Innerhalb dieser Pausen sollten keine ablenkenden Aktivitäten stattfinden, damit sich der Patient aktiv mit dem Feedback auseinandersetzen kann. Die nächste Bewegungsausführung sollte erst nach etwa drei Sekunden erfolgen (Abb. **16**).

Zudem sollte das Feedback nicht immer direkt nach einer Bewegungsausführung erfolgen, sondern erst nach ca. drei Artikulationsversuchen. Dieses Feedback sollte eine zusammenfassende Beurteilung der Artikulationsgenauigkeit sowie beobachteter Fehler enthalten. McNeil et al. (1997) beschreiben, dass ein selteneres Feedback das motorische Lernen mehr unterstützt als eine häufige Feedbackgabe. Diese Vorgehensweise gilt auch für die spezifische Rückmeldung zur Durchführung der Bewegung.

McNeil et al. (1997) nennen außerdem **sechs Prinzipien des motorischen Lernens**, die bei der Behandlung von Sprechapraktikern zu berücksichtigen sind:

1. Die Therapie muss intensiv und über eine längere Zeit erfolgen.
2. Häufige Wiederholungen (nicht weniger als 20) von Bewegungen sind notwendig.
3. Zwischen den Versuchen ist eine neutrale Position einzunehmen.
4. Es sollten möglichst verbale Aufgaben durchgeführt werden.
5. Die Items sind hinsichtlich ihres artikulatorischen Schwierigkeitsgrads zu strukturieren.
6. Auch die Arbeit an der Prosodie sollte integriert werden.

Sprachliche versus nichtsprachliche Motorik

Wie in den Prinzipien des motorischen Lernens bereits dargestellt, sollte der Schwerpunkt der Therapie auf der Arbeit mit verbalen Items liegen. Ziegler (2003) unterstützt dieses Prinzip mit seiner Darstellung der Autonomie sprechmotorischer Kontrollfunktionen. Verschiedenste *Befunde zu doppelten Dissoziationen* aus den Bereichen der vegetativen Funktionen, des emotionalen Ausdrucks, der Willkürmotorik und des Sprechens weisen darauf hin, dass es nicht ein universelles motorisches System gibt, das aufgabenunspezifisch Bewegungen organisiert. Vielmehr gibt es eine eigenständige neuronale Organisation für die genannten Funktionssysteme.

Ein Beispiel für eine solche doppelte Dissoziation ist, dass bukkofaziale Apraxien und Sprechapraxien durchaus getrennt voneinander auftreten können. Auch sagen diadochokinetische Aufgaben nicht unbedingt etwas über den Schweregrad einer gleichzeitig bestehenden Sprechstörung aus. Während bei der ataktischen Dysarthrie auch bei leichten zerebellären Störungen die Diadochokinese schwer beeinträchtigt sein kann, kann bei schwerer Sprechapraxie die Diadochokinese ggf. nur leichte Störungen ausweisen (Ziegler 2003). Es können also aus nonverbalen Leistungen keine direkten Rückschlüsse auf Sprechleistungen gezogen werden. Daher sind in der Diagnostik nonverbale Leistungen, aber vor allem verbale Leistungen zu überprüfen, wenn der Schweregrad einer Sprechapraxie beurteilt werden soll.

Für die Therapie ist die Arbeit an nonverbalen Bewegungsfunktionen damit nicht ausgeschlossen. Gerade bei Patienten mit schweren Sprechstörungen kann es notwendig sein, mit der Arbeit an der nonverbalen Motorik zu beginnen. Man sollte jedoch immer bedenken, dass man damit „an einem motorischen Hilfssystem arbeitet, das die gewohnte Sprechmotorik allenfalls näherungsweise ersetzen kann" (Ziegler 2003:12). Folglich sollte auch in der Therapie schnellstmöglich mit verbalen Items gearbeitet werden, um an dem sprechmotorischen System selbst anzusetzen.

Therapieansätze

Es gibt verschiedene Möglichkeiten der Einteilung von Therapieansätzen zur Behandlung sprechapraktischer Störungen. Eine typische übergeordnete Einteilung ist die Unterteilung der Therapiekonzepte in ganzheitliche und segmentorientierte Ansätze. Diese Einteilung wird der Unterschiedlichkeit der zugeordneten Therapiekonzepte nicht gerecht, sodass hier eine differenziertere Unterscheidung vorgenommen wurde. Ein sehr guter Überblick über Therapieverfahren für sprechapraktische Patienten findet sich bei Engl-Kasper (1993). Von ihr wurden für den deutschen Sprachraum erstmals die Therapiemethoden in einer ausführlicheren Übersichtsarbeit zusammengefasst.

Die hier vorgenommene Einteilung (Tab. **19**) umfasst:

- *Rhythmisch-melodische Ansätze* befassen sich mit der Unterstützung von Artikulation und Prosodie über die Hervorhebung rhythmischer und/oder melodischer Elemente einer Äußerung.
- Demgegenüber setzen die *segmentbasierten Ansätze* auf der Ebene von Einzellauten oder Silben an und setzen diese anschließend zum Wortganzen zusammen.
- *Wortstrukturelle Ansätze* hingegen stellen das Wortganze in den Mittelpunkt, sodass Silbenanzahl und Akzentstruktur der zu übenden Wörter beibehalten, artikulatorisch aber ggf. vereinfacht oder systematisch einander variiert werden (Engl-Kasper 1993).
- Unter *Cueing-Techniken* versteht man Therapieansätze, bei denen es um die Unterstützung von Sprechbewegungen über gestische, visuelle oder taktil-kinästhetische Hinweisreize geht.
- *Alternative und/oder augmentative Kommunikationsstrategien* sind für solche Patienten geeignet, die trotz intensiver therapeutischer Bemühungen nicht zu verbalen Äußerungen gelangen. Sie können auch übergangsweise genutzt werden, um Patienten eine Kommunikationsmöglichkeit zur Verfügung zu stellen, bis sie zu expressiven Äußerungen in der Lage sind.

Tabelle 19 Übersicht über Therapieansätze zur Behandlung der Sprechapraxie

1. Rhythmisch-melodische Ansätze	
• Melodische Intonationstherapie	
• Externe und interne Taktgeber	- Metronom - Vibrotaktile Stimulation - Fingertapping und Pacing Board
• Artikulatorisches Synchronisationsverfahren • Kontrastive Akzentuierung • SIPARI • Akzentmethode	
2. Segmentbasierte Ansätze	
• Ableitungsmethoden	- Phonetische Ableitung - Progressive Approximation
• Phonetic Placement • Phonemdrill • Acht-Stufen-Kontinuum • Therapieansatz nach Luzzatti und Springer	
3. Wortstrukturelle Ansätze	
• Phonetische Kontrastierung (Minimalpaartechnik) • Multiple Input Phoneme Therapy • Metrischer Ansatz	
4. Cueing-Techniken	
• Gestische Reorganisation	- Mediationstechnik (EMS) - Gesten / Zeichensprache
• PROMPT / TAKTKIN	
5. Alternative und / oder augmentative Kommunikationsstrategien	
• Nicht elektronische Kommunikationsformen	- Kommunikationstafeln - Kommunikationsbücher
• Elektronische Kommunikationsgeräte	- z. B Aladin Talk, DynaVox MightyMo, Touch Speak

Rhythmisch-melodische Ansätze

Melodische Intonationstherapie (MIT)

Autor/en. Albert et al. (1973), Keith u. Aronson (1975), Helm (1979)

Prinzip. Das Ziel des Ansatzes ist die Erleichterung des Gebrauchs der noch verfügbaren Sprachmittel der linken Hemisphäre über die Aktivierung der rechten Hemisphäre durch rhythmisch-melodische Muster. Der Ansatz wurde für Patienten mit schweren expressiven Störungen bei gutem Sprachverständnis entwickelt und kann auch in der Therapie der Sprechapraxie eingesetzt werden, um insbesondere den prosodischen Aspekt in die Therapie zu integrieren.

Vorgehen. Es handelt sich um ein Drei-Stufen-Programm mit jeweils mehreren Phasen, bei dem mit silbenweisem Singen von Wörtern oder kurzen Phrasen bzw. Sätzen begonnen wird (Tab. **20**). Auf der elementaren Sprachstufe wird jede Äußerung intoniert und mit Handklopfen begleitet. Der Patient wird zum Mitintonieren und Mitklopfen bzw. zum direkten Nachintonieren und Nachklopfen aufgefordert. Die Melodiekontur der Zieläußerung entspricht der normalen Äußerung, wobei der Tonunterschied der intonierten Äußerung etwa eine Terz beträgt. Auf der mittleren Sprachstufe wird das Prinzip der verzögerten Wiederholung eingeführt, bei dem der Patient die Zieläußerung mit zeitlicher Verzögerung intonieren und klopfen soll. Zwischen der Äußerung des Therapeuten und der des Patienten sollten ca. sechs Sekunden liegen. Dies soll den Patienten zu einer eigenständigeren Sprachproduktion führen. Die obere Sprachstufe ist durch die Übergangstechnik des Sprechgesangs gekennzeichnet. Während bislang alle Äußerungen aus einem Auf und Ab von Terzschritten bestand, soll die Äußerung schrittweise einer natürlichen Intonation angepasst werden. Beim Sprechgesang wird bereits eine fluktuierende Tonhöhenveränderung vorgenommen, wobei Rhythmus und Betonung der Äußerung noch deutlich hervorgehoben werden. Die letzte Phase der oberen Sprachstufe beinhaltet das normale Sprechen der vorgegebenen Äußerung nach zeitlicher Verzögerung.

Die Nachsprechleistungen des Patienten werden auf keiner Stufe korrigiert. Stattdessen werden Wiederholungen vorangegangener Erarbeitungsstufen angeboten.

Material. Da sich dieser Ansatz vor allem für die Behandlung schwer beeinträchtigter Patienten eignet, sollte das verwendete Sprachmaterial eine hohe Gebrauchshäufigkeit aufweisen (z.B. Namen oder Begrüßungsfloskeln). Zudem sind die persönlichen Kommunikationsbedürfnisse des Pa-

Tabelle **20** Vorgehen bei der Melodischen Intonationstherapie nach Albert et al. 1973

Phase	Therapeut	Patient
Elementare Sprachstufe		
1	summt (1 x) intoniert und klopft „Aufwachen!“ (2 x)	klopft mit (2 x)
2	intoniert und klopft „Aufwachen!“ (4 x)	intoniert und klopft „Aufwachen!“ (4 x)
3	intoniert und klopft „Auf...“ (verstummt)	intoniert und klopft „Aufwachen!“
4	intoniert und klopft „Aufwachen!“	intoniert und klopft „Aufwachen!“
5	intoniert „Was sagten Sie?“ (klopft mit)	intoniert und klopft „Aufwachen!“
Mittlere Sprachstufe		
1	intoniert und klopft „Gib mir Wasser!“ (2 x)	klopft mit (2 x)
2	intoniert und klopft „Gib mir...“ (verstummt)	intoniert und klopft „Gib mir Wasser!“
3	intoniert und klopft „Gib mir Wasser!“ klopft mit	nach ca. 6 s: intoniert und klopft „Gib mir Wasser!“
4	intoniert nach 6 s: „Was sagten Sie?“ klopft mit	intoniert und klopft „Gib mir Wasser!“
Obere Sprachstufe		
1	intoniert und klopft „Öffne das Fenster!“ (2 x)	nach ca. 6 s: intoniert und klopft „Öffne das Fenster!“
2	im Sprechgesang und klopfend: „Öffne das Fenster!“	klopft mit
3	im Sprechgesang und klopfend: „Öffne...“ (verstummt)	im Sprechgesang und klopfend: „Öffne das Fenster!“
4	normal sprechend: „Öffne das Fenster!“	nach ca. 6 s normal sprechend: „Öffne das Fenster!“
5	nach ca. 6 s normal sprechend: „Was sagten Sie?“	normal sprechend: „Öffne das Fenster!“

tienten und der phonetische Schwierigkeitsgrad zu berücksichtigen. Bildmaterial oder Objekte können unterstützend eingesetzt werden.

Effektivitätsnachweis. Die Effektivität dieser primär für den Einsatz bei schweren Aphasien konzipierten Therapie konnte in verschiedenen Studien nachgewiesen werden. Tonkovich und Marquardt (1977) konnten einen Therapieerfolg bei zehn sprechapraktischen Patienten feststellen und sahen insbesondere einen positiven Effekt in dem hierarchischen Therapieaufbau und dem reorganisierenden Effekt des Mitklopfens (Engl-Kasper 1993). Auch Laughlin et al. (1979) beobachteten Therapieerfolge der MIT bei Sprechapraxie. Der Therapieerfolg wird allerdings bei der Melodischen Intonationstherapie nicht an der artikulatorischen Korrektheit gemessen, sondern an der generellen Verständlichkeit des Patienten.

Externe und interne Taktgeber

Metronom

Autor/en. Dworkin et al. (1988)

Prinzip. Das Metronom soll als externer Taktgeber den Rhythmus und die Geschwindigkeit des Sprechens beeinflussen.

Vorgehen. Der Patient soll parallel zum Schlag eines Metronoms sprechen, das mit einer vorher vom Therapeuten eingestellten Geschwindigkeit tickt.

Material. Metronom, Sprechübungen (mehrsilbige Wörter und Sätze)

Effektivitätsnachweis. In einer Einzelfallstudie von Dworkin et al. (1988) zeigten sich signifikante Verbesserungen des Patienten in Bezug auf die trainierten Aufgaben. Ein Transfereffekt zeigte sich allerdings nicht. Shane und Darley (1978) konnten bei einigen Patienten sogar nachweisen, dass ein gleichbleibender externer Taktgeber wie das Metronom auch zu Leistungsverschlechterungen führen kann. Eine Leistungsverbesserung konnte von ihnen nur beobachtet werden, wenn der Patient zusätzlich eine eigene Bewegung durchführte oder eine direkte taktile Stimulation erfolgte (Birner-Janusch 1999).

Vibrotaktile Stimulation

Autor/en. Rubow et al. (1982)

Prinzip. Der Zeigefinger des Patienten wird während des Sprechens über einen elektrischen Vibrationsreiz stimuliert. Über diese passive Stimulierung soll die Strukturierung der Sprechbewegungen unterstützt werden. Es wird keine zusätzliche Bewegung des Patienten gefordert.

Vorgehen. Bei dem von Rubow et al. (1982) vorgeschlagenen Verfahren erhält der Patient an der an der Handinnenseite gelegenen Oberfläche des rechten Zeigefingers eine 50 Hz-Vibration (Haptometronom). Dauer und Intensität des Vibrationsreizes variiert in Abhängigkeit vom Wortakzent. Zeitgleich werden Nachsprechübungen durchgeführt.

Material. Gerät zur vibrotaktilen Stimulation und Nachsprechübungen

Effektivitätsnachweis. Rubow et al. (1982) konnten in einer Fallstudie nachweisen, dass ein Patient mit mittelschwerer Sprechapraxie beim Nachsprechen von Wörtern, die mit vibrotaktiler Stimulierung geübt wurden, signifikant bessere Leistungen erzielte als bei ausschließlich auditiv trainierten Wörtern. Weitere Untersuchungen zur Effektivität dieser Kombination von auditiver und vibrotaktiler Stimulierung stehen noch aus.

Fingertapping und Pacing Board

Autor/en. Simmons (1978), Rosenbek (1983), Wertz et al. (1984)

Prinzip. Unter Fingertapping versteht man die *Eigenstimulation des Patienten durch ein parallel zur Sprechbewegung durchgeführtes Mitklopfen* mit dem Finger bzw. Gegeneinandertippen von Daumen und Zeigefinger. Dieses Mitklopfen kann auch über Hand- oder Fußbewegungen erfolgen und stellt eine interne Taktgebung dar. Das Führen der Fingerbewegung kann über ein *Pacing Board* (Abb. **17**) erleichtert werden. Auf diesem „Sprechbrett" befinden sich Einbuchtungen, an denen der Patient während des Sprechens den Finger entlangführt.

Der Patient bestimmt bei der internen Taktgebung selbst Rhythmus und Geschwindigkeit. Bei Patienten mit stockender und monotoner Sprech-

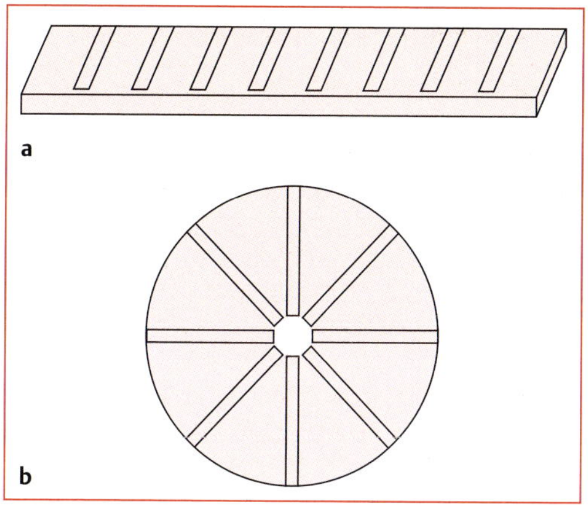

Abb. **17** Pacing Board, **a** länglich **b** rund.

weise kann eine Verbesserung der Prosodie erreicht werden und Patienten mit bereits flüssigem Sprechen und guter Prosodie können über eine interne Taktgebung die artikulatorische Präzision und somit die Verständlichkeit erhöhen (Engl-Kasper 1993). Die Gefahr eines internen Taktgebers kann jedoch sein, dass sich der Patient seinem eigenen Tempo anpasst und z.B. nicht zu einer Erhöhung der Sprechgeschwindigkeit kommt.

Vorgehen. Während der Artikulation von mehrsilbigen Wörtern bzw. Sätzen tippt der Patient Daumen und Zeigefinger rhythmisch aneinander oder klopft mit dem Finger, der Hand oder dem Fuß mit. Bei Verwendung eines Pacing Board führt der Patient während des Sprechens den Finger über die Einbuchtungen des Bretts.

Material. Mehrsilbige Wörter und Sätze

Effektivitätsnachweis. In einer Einzelfallstudie von Simmons (1978) erreichte ein sprechapraktischer Patient deutliche Verbesserungen des Sprechens durch Unterstützung der Sprechbewegungen über Fingertapping. Dabei zeigten sich auch Generalisierungseffekte.

Artikulatorisches Synchronisationsverfahren

Autor/en. Brendel u. Ziegler (2002)

Prinzip. Beim artikulatorischen Synchronisationsverfahren soll der Patient synchron zu einem vom Computer vorgegebenen Signal eine bestimmte Zieläußerung produzieren. Die vom Computer generierten Tonsequenzen simulieren „unterschiedlich lange metrische Strukturen von natürlich gesprochenen Äußerungen mit bis zu zehn Silben“ (Brendel u. Ziegler 2002:48). Somit dient das Synchronisationsverfahren dem Patienten als rhythmische Orientierungshilfe, die vor allem ein flüssigeres und schnelleres Sprechen ermöglichen soll. Wichtig ist zudem, dass der Patient artikulatorisch nicht korrekte Äußerungen zugunsten eines flüssigeren Sprechens akzeptieren lernt.

Vorgehen. Patient und Therapeut sitzen vor einem Computermonitor. Der Patient trägt einen Kopfhörer. Nach einer Einhörphase wird der Patient aufgefordert, vom Therapeuten vorgegebene Äußerungen synchron zum Vorgabesignal zu produzieren. Ein Abweichen von der akustischen Vorgabe kann über den Computermonitor sichtbar gemacht und dem Patienten als Feedback gegeben werden.

Dabei werden bezüglich des Signals und der zu produzierenden Äußerungen drei Variablen berücksichtigt: die Länge der Tonsequenz, das Vorgabetempo und die artikulatorische Komplexität der Äußerungen. Auf diese Weise kann der Schwierigkeitsgrad an den einzelnen Patienten angepasst werden.

Länge der Tonsequenz. Diese bestimmt die Äußerungslänge von bis zu zehn Silben. Die einzelnen Töne markieren den Beginn der Silben einer Äußerung, d.h. die Anzahl der vorgegebenen Töne pro Äußerung entspricht der Silbenanzahl der Äußerung. Der natürliche Sprechrhythmus wird dadurch gewährleistet, dass die relative Silbendauer in Abhängigkeit von der jeweils vorgegebenen Sprechgeschwindigkeit beibehalten wird.

Vorgabetempo. Das Darbietungstempo kann schrittweise erhöht werden und bestimmt das Sprechtempo des Patienten. Er soll sich zwar an die vorgegebene Struktur anpassen, muss aber nicht seine Äußerung exakt synchron zum Vorgabesignal produzieren. Vielmehr soll die Vorgabe als rhythmische Orientierungshilfe verstanden werden.

Artikulatorische Komplexität. Auch wenn die segmentale Ebene der Äußerung nicht im Mittelpunkt der Therapie steht, soll die phonetische Struktur über eine systematische Auswahl von einfachen versus komplexe Silbenstrukturen berücksichtigt werden. Aus lernpsychologischer Sicht ist über diese Methode auch eine Abnahme der segmentalen Fehler zu erwarten, da ein externer Aufmerksamkeitsfokus bessere Lerneffekte bewirkt als ein interner Aufmerksamkeitsfokus im Sinne einer auf die eigene Sprechbewegung fokussierten Aufmerksamkeit des Patienten.

Im Verlauf der Therapie wird das Vorgabesignal zunehmend ausgeblendet.

Material. Das Stimulusmaterial besteht aus Äußerungen von bis zu zehn Silben mit einfacher oder komplexer Silbenstruktur, die dem Patienten mittels Computer über Kopfhörer mit unterschiedlicher Geschwindigkeit angeboten werden.

Effektivitätsnachweis. In einer Therapiestudie mit vier Patienten mit leichter bis mittelgradiger chronischer Sprechapraxie konnten in Bezug auf das artikulatorische Synchronisationsverfahren positive Therapieeffekte nachgewiesen werden (Brendel u. Ziegler 2002). Dabei wurden die variable Sprechzeit für Sätze und die segmentalen Fehler pro Satz gemessen. Die Therapiestudie wurde in einem gekreuzten Design durchgeführt, sodass die Patienten zusätzlich eine Kontrolltherapie erhielten, in der keine rhythmischen Elemente verwendet wurden. Die Ergebnisse zeigten bei drei Patienten eine signifikant reduzierte Sprechzeit für Sätze aufgrund einer Abnahme intersilbischer Pausen und reduzierter Fehlversuche und/oder Selbstkorrekturen. Bei der vierten Patientin zeigten sich diesbezüglich keine Verbesserungen, bei ihr kam es jedoch zu einer signifikanten Verringerung phonetischer und phonologischer Fehler.

Kontrastive Akzentuierung („contrastive stress drill")

Autor/en. Fairbanks (1960), Rosenbek (1983 u. 1985), Wertz (1984)

Prinzip. Die kontrastive Akzentuierung eignet sich für Patienten, deren Nachsprechen für kurze Sätze relativ intakt ist. Ziele sind die „Verbesserung der rhythmischen Gliederung der Sprachproduktion, (...) die Präzisierung der Artikulation in betonungstragenden Wörtern und (...) die Einübung von alltagsrelevanten Dialogen" (Engl-Kasper 1993:84). Der Therapieansatz eignet sich vor allem für Patienten mit leichter Sprechapraxie und vorwiegend prosodischen Auffälligkeiten.

Vorgehen. Das Vorgehen ist in drei Schritte unterteilt:

1. Ein Phonem oder eine Phonemkombination wird in ein Wort eingebettet, das wiederum in einen Satz integriert wird (Bsp.: /p/ in „Post" und „Post" in „Maria geht zur Post.").
2. Der Patient soll lernen, den Satz, ggf. in modifizierter Form, nachzusprechen.
3. Der Zielsatz wird geübt, indem der Therapeut Fragen stellt, auf die der Patient mit diesem Satz antworten soll. Dabei soll der Zielsatz abhängig von der vom Therapeuten gestellten Frage betont werden (Bsp.: Therapeut: „Wohin geht Maria?" – Patient: „Maria geht zur Post"; Therapeut: „Wer geht zur Post?" – Patient: „Maria geht zur Post.").

Bei der Durchführung bietet sich eine Kombination mit gestischen Reorganisationsverfahren an (Engl-Kasper 1993).

Material. Es werden Wörter mit zu übenden Ziellauten verwendet, die in kurze Sätze eingebettet werden.

Effektivitätsnachweis. Ein spezifischer Effektivitätsnachweis für diese Methode liegt bislang nicht vor.

SIPARI

Autor/en. Jungblut u. Aldridge (2004), Jungblut (2005)

Prinzip. Bei SIPARI handelt sich um ein musiktherapeutisches Konzept zur einzel- und gruppentherapeutischen Behandlung chronischer Aphasien mit oder ohne Sprechapraxien. Es beinhaltet Übungen zu den Bereichen ***S**ingen*, ***I**ntonation*, ***P**rosodie*, ***A**tmung*, ***R**hythmus* und ***I**mprovisation*. Grundlage für den Einsatz dieser Therapieform bei

Patienten mit Sprachstörungen ist die Bedeutung von Rhythmus und Melodie für die Sprache. Die Methode setzt an der Beobachtung an, dass nach abgeschlossener Hirnreifung und Sprachdominanz der linken Hemisphäre, ein Abruf ganzheitlicher Sprachfunktionen der rechten Hemisphäre erhalten bleibt. Diese ganzheitlichen Fähigkeiten können in der Rehabilitation von Aphasikern gezielt genutzt werden und bilden die Grundlage für den musiktherapeutischen Therapieansatz SIPARI. Wie bei der melodischen Intonationstherapie sollen rechtshemisphärische Leistungen einen aktivierenden Einfluss auf die linkshemisphärisch noch erhaltenen sprachlichen Fähigkeiten ausüben. Am Beginn der SIPARI-Therapie steht das Singen, welches aufgrund der gleichzeitigen Aktivierung beider Hemisphären eine Brückenfunktion besitzt. Neben der Stimulierung der noch verbliebenen sprachlichen Fähigkeiten dient SIPARI auch der Unterstützung der Aufmerksamkeit und des Arbeitsgedächtnisses.

Vorgehen. Im Vordergrund der Therapiemethode steht die Arbeit mit der Stimme. Der Einstieg wird über das Singen vorgenommen, um diese bei schweren Aphasien häufig noch relativ erhaltene Leistung zu nutzen.

Singen: Neben bekannten Liedern werden auch neue Lieder mit den Patienten gemeinsam erarbeitet. Der Therapieeinstieg beinhaltet auch Stimmbildungsübungen und Übungen zur Stimmimprovisation.

Intonation: Der Schwerpunkt liegt auf der metrischen Erarbeitung der rechtshemisphärisch organisierten Intonation über ein inneres Singen zur mentalen Vorbereitung von Laut-Wort-Klang-Imaginationen mit Tonvorgabe z. B. mittels Handchimes und Initiierungsübungen zur Synchronisation von Phonation und Handbewegung. Zudem werden Transitionsübungen zur Erarbeitung von Diphtongen und Intonationsübungen mit Visualisierung der Intonationsmuster eingesetzt.

Prosodie: Im Rahmen der prosodischen Übungen soll ein Übergang vom melodisch-metrischen zum rhythmisch-temporalen Prozess geschaffen werden, sodass zunehmend linkshemisphärische Leistungen gefordert werden. Dies geschieht u. a. über Betonungs- und Stimmgebungsübungen. Bei Gruppierungsübungen sollen die Patienten instrumental und/oder vokal synchron zu externen Zeitgebern (z. B. Trommeln) agieren. Zudem werden Übungen zum rhythmischen Singen und Sprechen mit zunehmender Steigerung des Tempos durchgeführt.

Atmung: Der Einsatz von Atemübungen dient als Basis für das Körpergefühl und Grundlage vokaler Äußerungen und ist vor allem für Patienten mit zusätzlicher Dysarthrie wichtig. Dieser Übungsteil beinhaltet Entspannungsübungen, Übungen zur Atemwahrnehmung, Atemführung und Atemverlängerung sowie Übungen zur Förderung der Artikulationsmotorik.

Rhythmus: Mittels Übungen zu Taktarten, Taktwechsel, Pausen, Tempowechsel und rhythmischen Wechselspielen (instrumentales/vokales Turn-Taking) sollen phonologische und segmentale Fähigkeiten und Sequenzierungsleistungen gefördert werden.

Improvisation: Die Improvisation ermöglicht den Patienten eine nonverbale Kontakt- bzw. Beziehungsaufnahme und die Verbesserung kognitiver und sozialer Fähigkeiten. Musikalische Rollenspiele (z. B. „Initiative ergreifen"), thematische (z. B. Begriffe verklanglichen) und assoziative (z. B. „Spaziergang", „Reise") Improvisationen sowie musikalische Arrangements zu von den Betroffenen erstellten Texten sollen zu einer größeren emotionalen Stabilität führen.

Die Therapie kann als *Einzel-* oder *Gruppentherapie* durchgeführt werden. Eine Einzeltherapie eignet sich vor allem für Patienten mit sehr schweren Beeinträchtigungen und nonverbalen Begleitstörungen und wird auch bei Patienten mit schwerer Sprechapraxie empfohlen. Eine Gruppentherapie ist für solche Patienten besonders geeignet, die aufgrund ihrer Sprachstörung sozial isoliert sind. Die Gruppeneinteilung der Patienten sollte möglichst syndromspezifisch erfolgen, um auf die Probleme der einzelnen Patienten möglichst gut eingehen zu können.

Beim Einsatz von SIPARI bei Patienten mit Sprechapraxie setzt Jungblut folgende Schwerpunkte:

- Intonationsübungen mit „innerem Singen" zur Entwicklung einer Klangvorstellung des Lautes/Wortes und Verbindung von Klangbild und Artikulationsbewegung,
- Singen in gedehntem Tempo mit schrittweiser Steigerung von Tempo und rhythmischer Komplexität,
- Erarbeitung von Betonungsmustern auf Wort- und Satzebene, z. B. durch Summen von Intonationskonturen,

- Sequenzierungsübungen in Form gesungener, metrisch gleichmäßiger melodischer Muster, später mit eigener Rhythmusunterstützung durch den Patienten (z. B. Trommeln).

Material. Es wird hauptsächlich mit der Stimme gearbeitet. Zum Einsatz kommen außerdem Handchimes, Congas, Djembes, Yambùs und Orff-Instrumente. Von therapeutischer Seite aus wird auch das Klavier genutzt.

Effektivitätsnachweis. Bislang gibt es nur einen Effektivitätsnachweis in Bezug auf Patienten mit chronischer Aphasie (Jungblut u. Aldridge 2004). Bei 75% der behandelten chronischen Aphasiker zeigten sich signifikante Leistungsverbesserungen in Bereichen des als Vor- und Nachtest durchgeführten Aachener Aphasietests (AAT, Huber et al. 1993), bei denen expressive Leistungen gefordert werden. Dies betraf die Untertests Nachsprechen, Benennen und die Aspekte Artikulation und Prosodie innerhalb der Spontansprachbeurteilung. Eine Untersuchung zur Effektivität des Einsatzes von SIPARI bei Sprechapraktikern steht noch aus.

Akzentmethode

Autor/en. Smith und Thyme 1980, Thyme-Frøkjær und Frøkjær-Jensen 2003

Prinzip. Bei der Akzentmethode handelt es sich primär um eine *Methode zur Stimmtherapie*, die Übungen zur Atmung, Entspannungsübungen, Phonation, Artikulation, Prosodie und Gestik beinhaltet (Thyme-Frøkjær u. Frøkjær-Jensen 2003). Den Schwerpunkt bilden *Bewegungsübungen in verschiedenen Tempi, die mit Stimm- und Betonungsübungen verbunden werden.* Die Akzentmethode wird primär bei Stimmstörungen und Stottern eingesetzt, sie wird aber auch für Kinder und Erwachsene mit prosodischen Defiziten empfohlen.

Vorgehen.

- Atemübungen: Übungen zur Ruheatmung im Liegen, Sitzen und Stehen,
- Entspannungsübungen: für die Schultern, den Nacken und die Artikulation,
- Stimmübungen: Es wird in drei verschiedenen Tempostufen geübt (Largo, Andante, Allegro).
  - *Tempo I – Largo*: Hier findet ein Übergang von Atem- zu Stimmübungen statt. In einem Dreivierteltakt werden spezielle vokalische Übungen in tiefer Stimmlage (Seufzen) mit gleichzeitiger Bewegung durchgeführt. Therapeut und Patient führen die Übungen gemeinsam bzw. wechselseitig aus.
  - *Tempo II – Andante*: Den Übungen liegt ein Viervierteltakt im Marschtempo zugrunde. Therapeut und Patient wechseln sich bei der Phonation taktweise ab. Alle Übungen werden wieder mit rhythmischen Bewegungen verbunden, während derer Vokale und Diphtonge phoniert werden.
  - *Tempo III – Allegro*: Auch im Allegro wird ein Viervierteltakt verwendet. Das Tempo ist jedoch schneller (ca. 88 Schläge pro min für Erwachsene) und die Betonung im Takt wird verändert. Als begleitende Körperbewegung wird ein schnelles Hüpfen mit leicht gebeugten Knien eingesetzt. Das schnelle Tempo soll zur normalen Sprechgeschwindigkeit überleiten. In allen Tempi können nach einer Einübungsphase Äußerungen verwendet werden, deren betonte Vokale markiert und anschließend phoniert werden. Beispiele sind für das Tempo I (Largo): „Geh" e – E, für das Tempo II (Andante): „Das Auto ist blau." au – AU – AU und für das Tempo III (Allegro): „Geh weg." e E – ə. Der jeweilige Rhythmus wird vom Therapeuten auf allen Tempostufen mit Trommeln unterstützt. Später wird über Lesen, Nacherzählungen und spontanes Sprechen daran gearbeitet, die erzielten Veränderungen in den Alltag zu übertragen.

Material. Trommeln; Laute (Vokale, Diphtonge, Konsonanten), Wörter, Sätze, Texte

Effektivitätsnachweis. Konkrete Untersuchungen zur Verbesserung prosodischer Leistungen bei Sprechapraxie liegen bislang nicht vor.

Segmentbasierte Ansätze

Ableitungsmethoden: Phonetische Ableitung und Progressive Approximation

Autor/en. Van Riper u. Irvin (1958)

Prinzip. Bei den Ableitungsmethoden werden nicht realisierbare Laute über nichtsprachliche Gesten (Phonetische Ableitung) oder bereits verfügbare Laute (Progressive Approximation) abgeleitet.

Vorgehen

Phonetische Ableitung. Bei der Ableitung von Lauten über nichtsprachliche Gesten werden einzelne Mundstellungen, oral produzierbare Geräusche oder lautmalerische Assoziationen verwendet. So kann beispielsweise das /a/ aus dem Öffnen des Mundes, das /R/ aus dem Gurgeln oder das /s/ aus dem Geräusch des Zischens abgeleitet werden. Eine zusätzlich vorliegende bukkofaziale Apraxie kann ggf. den Erfolg dieser Methode behindern.

Progressive Approximation. Kann der Patient bereits einige Laute gut artikulieren, können diese dazu genutzt werden, momentan nicht verfügbare Laute aus ihnen abzuleiten. Dabei werden systematisch einzelne phonetische Merkmale verändert, bis die Ableitung des Lautes abgeschlossen ist. Beispiele wären die Ableitung des Lautes /s/ aus dem /t/ über den Zwischenschritt des /ts/ oder die Ableitung des /R/ aus dem /k/ durch Dehnung und Rückverlagerung der Artikulation.

Bei Patienten mit deutlicher Tendenz zu Perseverationen kann die Durchführung der Ableitungsmethoden kontraindiziert sein.

Material. Die Auswahl der Übungsitems orientiert sich an den individuellen Fähigkeiten des Patienten und der Möglichkeit, aus den jeweiligen nichtsprachlichen und sprachlichen Gesten Laute abzuleiten.

Effektivitätsnachweis. Ein spezifischer Effektivitätsnachweis für diese Methoden wird in der Literatur nicht beschrieben, da diese Methoden eher als Element anderer Therapieverfahren genutzt werden und somit nicht isoliert eingesetzt werden.

Phonetic Placement

Autor/en. Rosenbek (1983, 1985)

Prinzip. Beim Phonetic Placement handelt es sich im Grunde genommen nicht um eine Therapiemethode, sondern um Vermittlungstechniken, die in verschiedenen Therapiemethoden genutzt werden, um dem Patienten die Artikulation zu verdeutlichen. Dies kann verbal, visuell oder taktil-kinästhetisch geschehen (vgl. *Vermittlungstechniken* 46).

Vorgehen. Das Phonetic Placement beinhaltet drei Aspekte (Engl-Kasper 1993):

Verbale Erläuterungen. Der Therapeut beschreibt den Artikulationsablauf. Dabei werden Artikulationsort und -art beschrieben und Hinweise zum sequenziellen Ablauf der Bewegungen gegeben.

Visuelle Veranschaulichung. Als visuelle Hilfen werden Mundbilder oder Sagittalschnitte des Ansatzrohres in Form von Zeichnungen oder Fotografien eingesetzt. Sinnvoll für die Darstellung von Bewegungsfolgen ist der Einsatz der im Rahmen der visuellen Vermittlungstechniken dargestellten Computerprogramme.

Taktil-kinästhetisches Führen. Taktile Hinweisreize kann der Therapeut mit seinen Fingern an Lippen, Wangen und Kinn setzen. Weitere Hilfsmittel (Spatel, Beißblock, künstlicher Gaumen) können Orientierungshilfen für die Artikulation geben.

Material. Bilder zur Veranschaulichung des Ansatzrohres finden sich z. B. bei Wängler (1981). Über das PC-Programm Speech Trainer (Funk et al. 2006, Kröger 2003a u. b) können Artikulationsabläufe verdeutlicht werden.

Spezielle Materialien, die zum taktil-kinästhetischen Führen eingesetzt werden können, müssen ggf. individuell für den Patienten angefertigt werden (z. B. künstlicher Gaumen).

Effektivitätsnachweis. Während verbale Erläuterungen ein gutes Sprachverständnis voraussetzen und visuelle Hilfen ein hohes Abstraktionsvermögen des Patienten erfordern, erscheinen taktil-kinästhetische Hilfen gerade bei schweren Sprechapraxien besonders effektiv in der Unterstützung von Artikulationsbewegungen. Orale Sensibilitätsstörungen können allerdings die Effektivität taktil-kinästhetischer Hinweisreize reduzieren. Die Effektivität von Hinweisreizen konnte für einzelne Vermittlungstechniken nachgewiesen werden. Diese werden im Rahmen der spezifischen Methoden genauer benannt.

Phonemdrill

Autor/en. Darley et al. (1975)

Prinzip. Über ein zehnstufiges Verfahren wird die Artikulation von der Einzellautebene bis hin zu kurzen Sätzen geübt. Der Patient soll sich auf die Planung der Artikulationsbewegungen konzentrieren und seine Artikulation kritisch reflektieren.

Vorgehen. Ausgangspunkt sind einfach zu artikulierende und gut absehbare Laute, vorzugsweise /m/, die zunächst isoliert und danach in Silben mit Konsonant-Vokal(KV)-Struktur und darauf aufbauend Konsonant-Vokal-Konsonant(KVK)-Struktur geübt werden. Im Anschluss wird die Silbenanzahl gesteigert. Es kommen Wörter hinzu und schließlich kurze Phrasen und Sätze.

Übungsstufen beim Phonemdrill nach Darley et al. (1975) am Beispiel des Ausgangskonsonanten /m/:

- Summen des Lautes /m/;
- Anhängen von Vokalen und Diphtongen an das /m/ (ma, me, mau, mei...), wobei jede Silbe 10- bis 20-mal geübt wird.
- Produktion der zuvor intensiv geübten Silben im schnellen Wechsel, sodass der Vokal bzw. Diphtong von Silbe zu Silbe immer wechselt.
- Verdopplung der Silben (mama, meme...);
- Anhängen eines /m/ an das Silbenende (mam, mem...) und häufige Wiederholung der Silben mit verschiedenen Vokalen;
- Artikulation phonetisch einfacher Wörter mit /m/ im Anlaut;
- Artikulation von zwei Wörtern mit /m/ im Anlaut;
- Artikulation von zwei Wörtern mit /m/ im Auslaut;
- Artikulation von zwei Wörtern, wobei sich im ersten Wort das /m/ im Anlaut und beim zweiten Wort das /m/ im Inlaut befindet;
- Produktion von kurzen Phrasen und mehrsilbigen Wörtern, später Sätzen nach dem vorher eingeübten Schema des Phonemdrills.

Ein Transfer in den Alltag soll anschließend über die Verlängerung der Äußerung, Nachsprechen längerer Sätze, lautem Lesen bis hin zu freiem Sprechen erreicht werden (Birner-Janusch 1999).

Material. Laute, Silben, Wörter, Phrasen, Sätze; später Minimalpaarübungen mit großem, dann geringem phonetischen Kontrast.

Effektivitätsnachweis. Nach Darley et al. (1975) produziert der Patient zunächst langsam und übervorsichtig. Später werden die Äußerungen zunehmend natürlicher.

Acht-Schritte-Kontinuum

Autor/en. Rosenbek et al. (1973)

Prinzip. Es handelt sich um ein Verfahren zur bewussten Sprechkontrolle, bei dem der Patient über ein stufenweises Verfahren zum selbstständigen Sprechen geführt werden soll. Hilfen werden im Verlauf sukzessive ausgeblendet. Anteile dieses Therapieansatzes finden sich in anderen Therapiekonzepten wieder.

Vorgehen

1. Der Patient schaut dem Therapeuten beim Vorsprechen zu. Dann sprechen Therapeut und Patient gemeinsam.
2. Der Therapeut spricht vor. Nach einer kurzen Pause sprechen Patient und Therapeut, wobei sich der Therapeut bei stabilen Leistungen des Patienten über leises Mitartikulieren allmählich ausblendet.
3. Der Therapeut spricht vor, der Patient spricht nach.
4. Der Therapeut spricht vor. Nach einer kurzen Pause spricht der Patient mehrmals nach.
5. Der Patient liest die Äußerung laut.
6. Der Patient liest leise. Nach einer kurzen Pause wiederholt er das Gelesene laut.
7. Der Therapeut stellt Fragen und der Patient antwortet mit vorher eingeübten Antworten.
8. Transfer der geübten Äußerungen in alltagsnahe Rollenspielsituationen.

Material. Alltagsrelevante Äußerungen unter Berücksichtigung der artikulatorischen Komplexität und Äußerungslänge

Effektivitätsnachweis. Deal u. Florence (1978) untersuchten die Therapieeffektivität bei vier Patienten mit schwerer, meist chronischer Sprechapraxie und Aphasie. Alle Patienten zeigten signifikante Verbesserungen. Auch die Patienten, die vor der Therapie zu keinen funktionalen

Äußerungen fähig waren, erzielten deutliche Fortschritte und waren danach in der Lage, sogar kurze Sätze zu produzieren (Engl-Kasper 1993). Der vierte Therapieschritt erwies sich in der Durchführung als problematisch und wurde schließlich ausgelassen (Birner-Janusch 1999).

Sprechapraxie-Therapie nach Luzzatti & Springer

Autor/en. Der von Claudio Luzzatti und Luise Springer entwickelte Therapieansatz wurde 1988 von Baumhove et al. sowie 1995 von Springer beschrieben. Er basiert auf einem physiotherapeutischen Therapieansatz von Perfetti (Baumhove et al. 1988).

Prinzip. Das Ziel dieses segmentorientierten Therapieansatzes ist die bewusste Planung und gezielte Ausführung von Artikulationsbewegungen auf der Basis visuell-räumlicher Vorstellungen und des taktil-kinästhetischen Feedbacks.

Das Konzept basiert auf **vier Prinzipien** (Springer 1995):

1. Entspannungstraining als Voraussetzung für verbesserte taktil-kinästhetische Wahrnehmung von Artikulationsbewegungen,
2. Vermittlung von Raum- und Zeitvorstellungen für Artikulationsbewegungen,
3. mentales Training, d.h. gedankliches Vorplanen der Artikulationsbewegung,
4. kontrollierte Bewegungsausführung und Hemmung ungezielter Bewegungen.

Vorgehen. Unabhängig von dem verwendeten Stimulusmaterial (Laute, Silben oder Wörter) bestimmt ein spezifisches methodisches Vorgehen den Therapieablauf (Springer 1995):

Vorbereitungsphase. Zur Vorbereitung des Patienten auf die Bewegungsübungen werden Übungen zur Entspannung und Körperwahrnehmung im Sitzen durchgeführt. Diese sollten insbesondere den Schulter-, Gesichts- und Mundbereich betreffen. Es empfiehlt sich, während der Therapiestunde bei Bedarf Entspannungsübungen zu wiederholen.

Instruktion und Bewegungsausführung mit visueller Kontrolle (Spiegel). Der Patient soll nun vor dem Spiegel Mund- bzw. Artikulationsbewegungen ausführen, während der Therapeut dabei die Stellung und den Spannungszustand der Artikulationsorgane (Zunge, Lippen, Kiefer) beschreibt. Unterstützend werden z.B. Mundbilder und Sagitalschnitte eingesetzt, um Artikulationsort und -art zu verdeutlichen. Dies kann auch über Programme wie den Speech Trainer (Kröger 2003a+b) geschehen.

Instruktion und Bewegungsausführung ohne visuelle Kontrolle (Augen geschlossen). Der Patient soll das Zielitem artikulieren und sich auf das taktil-kinästhetische Feedback der durchgeführten Bewegung konzentrieren. Dabei soll er nach dem Prinzip der minimalen Aktion vorgehen, d.h. mit minimalem Spannungsaufwand und Bewegungsumfang artikulieren.

Gedankliche Planung der Bewegungen. In diesem Schritt soll der Patient sich vorstellen, welche Bewegungen wie durchzuführen sind und wie das zu erwartende taktil-kinästhetische Feedback sein wird. Parallel dazu gibt der Therapeut wieder Beschreibungshilfen zur vorgestellten Bewegung. In diesem Therapieschritt wird das Prinzip des mentalen Trainings verfolgt, das an dem zugrunde liegenden Defizit der Planungs- und Programmierungsstörung ansetzt. Für Patienten mit deutlichen Sprachverständnisstörungen kann dieser Therapieschritt möglicherweise eine zu hohe kognitive Anforderung darstellen.

Ausführung der geplanten Bewegung ohne visuelle Kontrolle. Der Patient soll die Bewegung langsam und dosiert mit noch geschlossenen Augen durchführen und das dabei empfundene taktil-kinästhetische Feedback mit dem zuvor erwarteten Feedback vergleichen. Der Therapeut gibt anschließend ein Feedback zur Bewegungsausführung.

Visuelle Kontrolle und Selbsteinschätzung der gezielten Bewegungsausführung vor dem Spiegel. Abschließend führt der Patient noch einmal die Bewegung ohne therapeutische Hilfe vor dem Spiegel aus und soll den Erfolg der Bewegungsausführung selbst beurteilen.

Bei der Durchführung des methodischen Vorgehens ist zu beachten, dass es bereits ab der Silbenebene wichtig ist, *koartikulatorische Prozesse* zu berücksichtigen. Der Patient soll die Artikulationsbewegungen nicht überartikuliert durchführen, sondern nach dem bereits genannten Prinzip der minimalen Aktion. Zudem ist der artikulatorische Einfluss von Folgelauten auf die Artikulation zu beachten. Darüber hinaus sollte der *Spiegel zunehmend ausgeblendet und durch das taktil-kinästhetische Feedback ersetzt* werden.

Material. Die Abfolge der Übungen beinhaltet folgendes Stimulusmaterial (Springer 1995):

Nichtverbale mundmotorische Übungen. Nonverbale Bewegungsübungen sind insbesondere dann relevant, wenn eine zusätzliche bukkofaziale Apraxie vorliegt, die den Übungsablauf für Artikulationsbewegungen negativ beeinflussen könnte. Diese ist über die Durchführung nonverbaler Bewegungsübungen so weit abzubauen, dass Artikulationsbewegungen angegangen werden können. Dabei sollten solche Übungen im Vordergrund stehen, die eine Basis für die späteren Artikulationsbewegungen bilden, wie z. B. Öffnungs- und Schließungsgesten des Kiefers, Rundung und Spreizung der Lippen, Luftstromlenkung oral versus nasal, Vorderzungenbewegungen (Zungenspitze nach oben/unten) oder Hinterzungenbewegungen (Pleuelübung).

Stimmlose Artikulationsbewegungen. Dieser Ebene werden sowohl Übungen zur Einzellautartikulation als auch Bewegungsfolgen (Silbenartikulation) zugeordnet. Die Silbenartikulation steht dabei im Mittelpunkt der Übungen.

Einzelbewegungen: Mundstellungen bei Vokalen wie /a:/, /i:/, /o:/, /u:/ und Zungen- und Lippenbewegungen bei Konsonanten wie /m/, /l/, /t/.

Bewegungsfolgen: Beginnend mit einfachen Konsonant-Vokal-Strukturen (CV; C = Konsonant, V = Vokal), bis hin zu komplexeren Silbenstrukturen mit mehreren aufeinander folgenden Konsonanten (CV, VC, CV–CV, CVC, CVV, VCC).

Die Bewegungen sollen zur Vereinfachung der Koordinationsleistungen stimmlos durchgeführt werden. Die praktische Erfahrung bei der Umsetzung dieses Therapieschrittes zeigt jedoch, dass die Patienten ggf. dazu neigen, die Stimmhaftigkeit bereits in die Artikulationsbewegungen zu integrieren. Für diese Patienten erscheint es eher schwierig, die Stimmhaftigkeit bewusst wegzulassen. Daher sollte die Stimmhaftigkeit in diesem Fall beibehalten werden, sofern sie vom Patienten korrekt eingesetzt wird.

Artikulationsbewegungen mit Kontrast stimmhaft/stimmlos und oral/nasal. Auf dieser Ebene wird an Bewegungsfolgen gearbeitet, deren Strukturen den phonotaktischen Regeln der deutschen Sprache entsprechen und wieder einfache (z. B. /ma/, /fa/, /ta/) bis komplexe Silbenstrukturen (z. B. /blum/, /klam/) enthalten.

Kombination der Silben zu Wörtern mit Übungen zum Wortakzent. Es werden Wörter geübt, bei deren Artikulation der Wortakzent zu berücksichtigen ist. Dadurch wird die Behandlung von Akzentuierungsstörungen in die Artikulationsübungen integriert.

Prosodische Übungen mit Redephrasen und Sätzen sowie dialogische Übungen. Diese Übungen bilden die höchste Stufe des Übungsprogramms. Sie beinhalten prosodische Übungen, um den im prosodischen Bereich auftretenden Störungen entgegenzuwirken und die artikulatorische Verständlichkeit des Patienten auf Satzebene zu erhöhen.

Effektivitätsnachweis. Der Therapieansatz wurde bereits bei mehreren Patienten mit chronischer mittelschwerer Aphasie und schwerer Sprechapraxie erprobt (Springer 1995). In zwei Fällen konnte ein verbesserter Abruf eines begrenzten Wortschatzes erzielt werden. Baumhove et al. (1988) berichten ebenfalls von positiven Erfahrungen mit dem Therapieansatz. Bei einer von zwei Patientinnen konnte mit der Methode eine signifikante Verbesserung der Symptomatik erreicht werden.

Wortstrukturelle Ansätze

Phonetische Kontrastierung *(Minimalpaartechnik)*

Autor/en. Wertz et al. (1984), Wambaugh et al. (1996)

Prinzip. Die Phonemproduktion wird über die Gegenüberstellung von Minimalpaaräußerungen geübt. Durch die direkte Kontrastierung von Phonemen soll die Phonemprogrammierung positiv beeinflusst werden.

Vorgehen. Bei diesem Therapieansatz werden einzelne Laute ausgewählt, die zunächst in verschiedenen lautlichen Kontexten geübt werden, wie z. B. das /m/ in Mai, mein, mir und das /b/ in bei, Bein, Bier. Im Anschluss werden die Phoneme systematisch kontrastiert, indem die Minimalpaare einander gegenübergestellt werden. Unterstützend sollte die Schriftsprache eingesetzt werden. Wichtige Voraussetzungen sind eine gute phonematische und semantische Differenzierung des Patienten sowie die Fähigkeit, einfache Wörter nachsprechen zu können (Engl-Kasper 1993). Auch bei diesem Ansatz ist eine Perseverationstendenz des Patienten hinderlich.

Material. Für die Behandlung sind Minimalpaarlisten zu erstellen, die sich an den individuellen

Fähigkeiten und Problemen des Patienten orientieren. Dabei kann sich die Kontrastierung auf die Variation des Artikulationsortes oder die Artikulationsart beziehen.

Effektivitätsnachweis. Wambaugh et al. (1996) konnten in einer Einzelfallstudie nachweisen, dass die phonetische Kontrastierung von Phonemen zu einer Artikulationsverbesserung sowohl in trainierten als auch in untrainierten Wörtern führte.

Metrischer Ansatz

Autor/en. Jaeger (1991) und Jaeger u. Ziegler (1993a/b)

Prinzip. Der metrische Ansatz basiert auf dem so genannten *Koproduktionsmodell* (Öhmann 1966, Fowler 1980, Bell-Berti u. Krakow 1991). Nach diesem Modell geht man davon aus, dass es bei einer Äußerung zu einer „zeitlich abgestimmten Koproduktion parallel organisierter artikulatorischer Gesten" kommt (Jager u. Ziegler 1993b:31). Eine Äußerung entsteht demnach nicht durch eine Aneinanderreihung von Einzellauten (*Segmentierungsansatz*), sondern durch eine parallele Programmierung artikulatorischer Gesten von Zunge, Lippen, Kiefer, Gaumensegel und Kehlkopf, die in einer spezifischen zeitlichen Abfolge stattfinden. Daraus leitet sich ab, dass auch in der therapeutischen Arbeit mit Sprechapraktikern Übungseinheiten oberhalb lautlicher Segmente eingesetzt werden sollten. Während bei einem segment-orientierten Vorgehen zunächst Einzellaute geübt werden und erst anschließend der Aspekt der Koartikulation berücksichtigt wird, unterstützt der metrische Ansatz direkt eine *alltagsnähere, flüssigere Artikulation.* Zudem beinhaltet die metrische Struktur einer Äußerung neben der Koproduktion artikulatorischer Gesten auch den Wortakzent.

Vorgehen. Die Übungen beginnen direkt auf Wortebene. Das Wortmaterial ist hinsichtlich verschiedener Kriterien vorzustrukturieren. Dabei sind die Silbenanzahl (Einsilber, Zweisilber, Dreisilber...) und die *Komplexität der Silbenstrukturen* (CV- versus CC-Strukturen) systematisch zu erhöhen. Ein weiteres wichtiges Kriterium ist die kontinuierliche Steigerung der *sprechmotorischen Anforderungen.* Dies richtet sich nach den an der Konsonantenartikulation beteiligten primären Artikulatoren (Lippen, Vorderzunge, Hinterzunge) sowie den davon unabhängig kontrollierten Systemen (Kehlkopf, Velopharynx) (Jaeger u. Ziegler 1993a).

Tabelle **21** Ableitungsverfahren beim Metrischen Therapieansatz am Beispiel des Wortes „Wagen"

Ablauf	Therapeut/in	Patient/in
Zielwort	[va:gən]	[ba:tən]
Erarbeitung	[ma:tən]	[ma:tən]
	[ma:d:ən]	[ma:d:ən]
	[va:dən]	[va:dən]
	[va:dən]	[va:dən]
	[va:gən]	[va:gən]

Die Unterstreichung markiert den Hauptakzent des Wortes.

Nach Erstellung einer an den genannten Kriterien orientierten Wortliste wird der Patient aufgefordert, die Wörter nachzusprechen. Gelingt ihm dies nicht, wird das Zielwort schrittweise abgeleitet. Dabei werden die sprechmotorischen Anforderungen innerhalb des Wortes systematisch erhöht. Das Ableitungsverfahren beginnt mit einem Logatom, das in Silbenanzahl und Wortakzent dem Zielwort entspricht und durch einfache Öffnungs- und Schließgesten realisiert werden kann (Jaeger u. Ziegler 1993b). Die *vokalische Grundstruktur* wird beibehalten. Auf diese werden die *Konsonanten schrittweise* aufmoduliert. Ein Beispiel findet sich in Tab. **21**.

Material. Ein auf der Basis sprechmotorischer Kriterien hierarchisch strukturiertes Übungsmaterial findet sich bei Ziegler u. Jaeger (1993).

Effektivitätsnachweis. Jaeger und Ziegler (1993b) führten eine Einzelfallstudie durch, bei der sich metrische Therapiephasen mit segmentorientierten Therapiephasen abwechselten. Die Ergebnisse zeigen, dass der metrische Ansatz zu einer Reduktion sprechapraktischer Lautbildungsfehler führt. Besonders hinsichtlich des Hauptschwerpunktes der Behandlung, der Kontrastierung stimmloser und stimmhafter Plosive, zeigten sich deutliche Verbesserungen. Insgesamt war der metrische Ansatz dem segmentorientierten Vorgehen jedoch nicht überlegen. Eine mögliche Ursache dafür könnte nach Jaeger und Ziegler (1993b) darin liegen, dass auch das in der segmentalen Phase verwendete Übungsmaterial nach den dem metrischen Ansatz zugrunde liegenden Kriterien zusammengestellt wurde.

Multiple Input Phoneme Therapy (MIPT)

Autor/en. Stevens u. Glaser (1983), Stevens (1989)

Prinzip. Die Therapiemethode eignet sich für Patienten mit schwerer Sprechapraxie oder Aphasie mit schweren expressiven Störungen und deren Krankheitsereignis bereits länger zurückliegt. Die Patienten sind zu *keinerlei sprachlicher Äußerung* in der Lage und können auch nicht nachsprechen oder *produzieren lediglich Automatismen bzw. Perseverationen.* Die Hypothese ist, dass die Patienten in allen expressive Leistungen erfordernden Situationen mit der gleichen sprachlichen Äußerung stereotyp reagieren. Als Ursache vermuten Stevens und Glaser (1983), dass die Patienten in einer *automatisierten expressiven Schleife* gefangen sind, die sie dazu veranlasst, unwillentlich die immer gleiche Stereotypie zu produzieren. Ziel der Therapie ist es, diese Schleife zu durchbrechen und den Patienten schrittweise an eine willentliche Sprachproduktion heranzuführen.

Vorgehen. Um die Aufmerksamkeit der Patienten vor Therapiebeginn zu sichern, setzt der Therapeut ggf. provokative Äußerungen ein (z.B. „Heute schneit es aber heftig.“, obwohl es sich um einen sonnigen Sommertag handelt), die den Patienten veranlassen, zu widersprechen.

Tabelle **22** Therapieschritte der Multiple Input Phoneme Therapy (Stevens 1989, in Anlehnung an Birner-Janusch 1999)

Stufe 1: Herabsetzen der willentlichen Sprechabsicht
Kontrolle der artikulatorischen Schleife durch Stimulus-Reaktionssets
Phonemgeneralisierung
Wort- / Phrasenwiederholung im Verhältnis 1 : 1
Stufe 2: Zunahme der willentlichen Sprechabsicht
Wortebene: Antworten auf Fragen oder andere Faszilitierungsmethoden, Benennen von Bildern, lautes Lesen von Wörtern
Spontane Äußerung von Wörtern und spontanes Benennen von Bildern
Phrasen / Satzebene: faszilitierte Produktion von Phrasen und Sätzen

Die Tab. **22** zeigt die verschiedenen Therapieschritte der Multiple Input Phoneme Therapy.

Zu Beginn der Therapie werden die Äußerungen des Patienten durch den Therapeuten kontrolliert. Die stereotype Äußerung des Patienten wird nur dann zugelassen, wenn der Therapeut diese ausdrücklich fordert. In Extremfällen wird dem Patienten die Hand über den Mund gelegt, um ihm zu verdeutlichen, dass die Äußerung der Stereotypie nur unter vom Therapeuten vorgegebenen Bedingungen erwünscht ist. Darüber soll der Patient in die Lage versetzt werden, seine Stereotypien selbst zu kontrollieren. Gelingt es dem Patienten, die Stereotypie nur noch hervorzubringen, wenn diese gewünscht ist, wird mit der Phonemgeneralisierung begonnen. Dazu werden die Phoneme der stereotypen Äußerung des Patienten genutzt und für den Wortanlaut anderer Wörter verwendet. Die Tab. **23** zeigt ein Beispiel für die Phonemgeneralisierung in der Multiple Input Phoneme Therapy am Beispiel des Wortes „eins“.

Das Zielitem wird 5- bis 10-mal vorgesprochen (Multiple Phoneme Input) und der Patient soll das entsprechende Wort nachsprechen. Gelingt dem Patienten das Nachsprechen zunehmend besser, wird die Anzahl des auditiven Inputs reduziert. Bei Patienten ohne expressive Leistungen, bei denen keine Stereotypien vorliegen, die für die Therapie genutzt werden können, werden automatisierte Leistungen, wie z. B. das Zählen angeboten. Ist der Patient in der Lage, diese nachzusprechen, setzt die Phonemgeneralisierung an den nachgesprochenen Wörtern an. Kann der Patient die angebotenen Wörter und kurze Phrasen nachsprechen, werden andere, von den Autorinnen nicht näher genannte Therapiemethoden eingesetzt. Stevens (1989) empfiehlt zusätzlich ein rhythmisches Mitklopfen der nicht gelähmten Hand und Handzeichen des Therapeuten.

Tabelle **23** Phonemgeneralisierung in der Multiple Input Phoneme Therapy (Stevens u. Glaser 1983)

„Eins“		
a^i	n	s
Ei	Naht	Saal
Eid	nein	satt
ein	nie	See
Eis	Not	Sieb

Material. Das verwendete Wortmaterial für die Phonemgeneralisierung ist von der vom Patienten geäußerten Stereotypie abhängig. Dazu werden zunächst kurze Wörter mit einfacher Silbenstruktur individuell zusammengestellt. Liegen keine Stereotypien als Ausgangsbasis vor, wird über automatisierte Leistungen wie Zählen, Wochentage oder Monatsnamen gearbeitet.

Effektivitätsnachweis. Stevens und Glaser (1983) berichten über fünf Patienten mit schwer gestörten expressiven Leistungen, von denen vier Patienten Stereotypien aufwiesen und eine Patientin keinerlei expressive Fähigkeiten zeigte. Alle Patienten wurden nach der Multiple Input Phoneme Therapy behandelt und zeigten signifikante Verbesserungen in Form einer Reduzierung der Stereotypien und eines Zugewinns an verbal-expressiven Leistungen. Nach einigen Monaten waren die meisten dieser Patienten in der Lage, sinnvolle Einwortäußerungen zu produzieren. Im weiteren Verlauf gelang es einigen Patienten in der Spontansprache sogar, ihre Äußerungslänge zu steigern und Phrasen oder Sätze zu produzieren. In einer weiteren Studie (Stevens 1986) wurden zehn Patienten mit chronisch schwer gestörten expressiven Leistungen zufällig in zwei Gruppen eingeteilt. Eine Gruppe erhielt eine nach traditionell linguistischen Verfahren konzipierte Aphasie- und Sprechapraxiebehandlung, die andere Gruppe wurde mit der Multiple Input Phoneme Therapy behandelt. Im Mittel zeigten sich bei denen nach der Multiple Input Phoneme Therapy behandelten Patienten nach 50 Therapieeinheiten signifikante Verbesserungen der verbalen und nonverbalen Fähigkeiten der Patienten. Die mit traditionellen Verfahren behandelte Kontrollgruppe verbesserte sich demgegenüber nicht.

Cueing-Techniken

Gestische Reorganisation

Mediationstechnik

Autor/en. Romero (1980), Willbold et al. (1984), Shell (1997)

Prinzip. Bei der Mediationstechnik werden *Sprechbewegungen durch lautspezifische Gesten (Kinetographen) unterstützt.* Diese Gesten werden zumeist mit einer Hand durchgeführt und korrelieren mit der Artikulationsbewegung oder der Stellung eines Artikulationsorgans. Die Handgesten sollen als Mediatoren den Abruf der Artikulationsprogramme erleichtern (Aichert u. Wunderlich 2004). Der Patient muss allerdings dazu in der Lage sein, zumindest ein begrenztes Repertoire an Gesten erlernen zu können und darf keine ausgeprägte Gliedmaßenapraxie haben.

Vorgehen. Shell (1997) schlägt folgende Schritte bei der Erarbeitung der Handzeichen vor:

- Erlernen einzelner Laute mit Kopplung an die Handzeichen,
- Automatisierung der Handzeichen,
- Aneinanderreihung von Lauten zu sinnfreien Silben und kurzen Wörtern,
- Sprechen von Wörtern mit Handzeichen als Anlauthilfe,
- Transfer der Handzeichen in die gelenkte Spontansprache,
- Förderung von Fremd- und Eigenwahrnehmung,
- Arbeit mit den Angehörigen.

Material. Zur Durchführung der Behandlung eignet sich das Therapiematerial von Shell (1997), das Fotokarten von Handzeichen mit und ohne Mundbild sowie Graphemkarten enthält.

Effektivitätsnachweis. Erstmals beschrieben wurde der Einsatz der Mediationstechnik von Romero (1980). Sie berichtet von einem Einzelfall einer polnischen Patientin, die erst durch den Einsatz von Handgesten ihre Artikulation verbessern konnte. Auch Willbold et al. (1984) konnten in einer Einzelfallstudie deutliche Artikulationsverbesserungen bei einer deutschen Patientin mit mittelschwerer Broca-Aphasie und schwerer Sprechpraxie nach Einsatz der Mediationstechnik beobachten.

Gesten/Zeichensprache

Autor/en. Skelly et al. (1974)

Prinzip. Die Verwendung ikonischer Gesten ist *zur Darstellung von Verben besonders geeignet* und soll die Artikulation des Patienten unterstützen. Dazu können beispielsweise konventionelle Gesten der amerikanischen Ureinwohner, American Indian Sign („Amerind"), eingesetzt werden. Dabei handelt es sich um ein nicht linguistisches System von Handzeichen, die in verschiedenen Kulturen universell verwendet werden, wie z. B. das Herbeiwinken einer Person oder das Halten einer Hand hinter das Ohr, um Hören oder Zuhören zu demonstrieren (Engl-Kasper 1993). Auch bei diesem Therapieansatz ist eine Gliedmaßenapraxie vor Behandlungsbeginn auszuschließen.

Vorgehen. Skelly et al. (1974) setzen die Gesten in einer Gruppentherapie ein und verwendeten folgendes Vorgehen (Birner-Janusch 1999):

- Die Therapeutin demonstriert die Geste ohne zu sprechen.
- Die Patienten wiederholen die Geste ohne zu sprechen.
- Die Therapeutin demonstriert die Geste mit einer aus einem Wort bestehenden Erläuterung.
- Die Patienten führen die Geste simultan mit dem Therapeuten aus und sollen sich auf die Artikulationsbewegungen des Therapeuten konzentrieren.
- Die Patienten wiederholen die Geste gemeinsam und sollen dabei auch die Artikulationsbewegungen nachahmen.
- Die Patienten sollen simultan zur Geste die Artikulation und die Stimme einsetzen.

Material. Alltagsrelevantes Repertoire von Gesten aus der Zeichensprache American Indian Sign.

Effektivitätsnachweis. In einer Therapiestudie von Skelly et al. (1974) sollten initial nicht sprechende Patienten mit guten gestischen Leistungen, ermittelt nach dem Porch Index of Communicative Ability (PICA) (Porch 1981), ikonische Gesten innerhalb einer Gruppentherapie erlernen. Die Patienten verstanden nach zwei Monaten Therapie mit zwei Gruppensitzungen pro Woche 200 Gesten, erlernten selbst 50 Gesten und konnten einige Wörter sprechen. Nach einem halben Jahr konnte über den Porch Index of Communication Abilities (PICA) eine deutliche Verbesserung der verbalen Fähigkeiten ermittelt werden, während sich die gestischen Leistungen nicht deutlich verbesserten. Ob die gemessenen Verbesserungen signifikant waren, ist nicht bekannt.

PROMPT/TAKTKIN

Autor/en. TAKTKIN: Birner-Janusch (2001), basierend auf PROMPT: Chumpelik (1984), Square-Storer und Hayden (1989)

Prinzip. PROMPT (**P**rompts for **R**estructuring **O**ral **M**uscular **P**honetic **T**argets) ist eine *taktil-kinästhetische Vermittlungstechnik* zur Unterstützung der Sprechmotorik. Sie wurde von Chumpelik (jetzt Hayden) 1984 ursprünglich zur Behandlung von Kindern mit sprechmotorischen Störungen entwickelt. Seit Mitte der 80er-Jahre findet das Vorgehen auch Anwendung in der Sprechapraxietherapie bei Erwachsenen (Square et al. 1985, Square et al. 1986). Im PROMPT-System setzt der Therapeut *taktil-kinästhetische Hinweisreize im Gesicht und am Mundboden des Patienten*, um sprechmotorische Parameter zu verdeutlichen. Auf diese Weise erhält der Patient Informationen zu Ort und Art der Artikulation, zur Stimmgebung sowie der Dauer der stimulierten Sprechbewegung. Birner-Janusch (2001) hat das Verfahren basierend auf PROMPT für den deutschen Sprachraum unter dem Namen TAKTKIN (**takt**il-**kin**ästhetische Hinweisreize zur Behandlung sprechmotorischer Störungen) weiterentwickelt.

Vorgehen. Sprechmotorische Muster werden durch auditive und zeitgleich taktil-kinästhetische Hinweisreizsetzung auf Wortebene stimuliert. Dabei kann der Patient ein räumlich-zeitliches Muster für diese Sprechbewegungen aktivieren und somit seinen Silben- und Wortzugriff verbessern. Der Schwerpunkt der Stimulation liegt auf dem Führen koartikulatorischer Übergänge, besonders über alle drei Artikulationszonen hinweg. Zur Unterstützung des räumlich-zeitlichen Musters werden die motorischen Parameter Tonus, Sprechatmung, Phonation, Unterkiefer, Lippen sowie Zunge in der Stimulation beachtet. Diese motorischen Parameter basieren auf der sprechmotorischen Behandlungshierarchie nach Hayden und Square (1994). Sie wurde allgemein für die Behandlung von sprechmotorischen Störungen entwickelt, aber überwiegend bei Kindern eingesetzt. Dressel (2003) konnte in einer Studie mit drei deutschsprachigen Patienten ohne oder mit nur leichter Aphasie und Sprechapraixe zeigen, dass ein abgestuftes Vorgehen nach den motorischen Parametern der sprechmotorischen Behandlungshierarchie auch bei erworbenen Störungen angezeigt ist.

Für jeden Laut (Vokale, Diphtonge und Konsonanten) existiert ein *spezifischer Hinweisreiz*, der vom Therapeuten vorwiegend mit einer Hand appliziert wird und sich aus den Bereichen *„Kiefer"*, *„Gesicht" und „Mundboden"* zusammensetzt.

- Kiefer. Über *vier Kieferöffnungsgrade* wird die *vertikale Bewegungsebene* der Artikulation verdeutlicht, also wie weit die Kieferöffnung bei dem zu artikulierenden Laut sein sollte.
- Gesicht. Für das Gesicht wurden zwölf, meist symmetrisch angeordnete Kontaktpunkte definiert, über die sowohl die bukkofaziale Rundung oder Spreizung (horizontale Bewegungsebene) als auch die Dauer der Artikulationsbewegung stimuliert werden. Zudem können die Nasalität über einen Punkt am Nasenflügel und die Stimmhaftigkeit über die Berührung des Kehlkopfes angesprochen werden.
- Mundboden. Die Manipulation der Zungenbewegung erfolgt über eine Stimulation des *M. mylohyoideus (anteriore-posteriore Bewegungsebene)*. Dazu werden Kontaktpunkte am Mundboden an einer gedachten Mittellinie von unterhalb des Kinns bis zum Hals stimuliert.

Auf Wort- und Satzebene werden nur noch die Sprechbewegungen und deren Übergänge unterstützt, die der Patient nicht selbstständig realisieren kann. Bei sprechapraktischen Patienten sind das häufig Anlaute, d. h. die Initiierung von Sprechbewegungen. Ziel des Verfahrens ist, den selbstständigen Zugriff auf Silben- und Wortformen für den Patienten zu verbessern bzw. wieder zu ermöglichen. Die Stimulation erfolgt somit möglichst nah an den prämorbiden sprechmotorischen Mustern. Dabei wird immer mit Sinn tragendem Material gearbeitet. Sprach der Patient vor Erkrankungsbeginn dialektal gefärbt, wird diesen dialektalen Mustern entsprechend stimuliert. Die Hinweisreize werden im Therapieverlauf *zunehmend ausgeblendet*. Das Aktivationsniveau für den Wortzugriff soll so weit herabgesetzt werden, dass der Betroffene wieder selbstständig und ohne Stimulation Wörter und ggf. Sätze sprechen kann.

Der Patient wird nicht speziell zur Eigenstimulation angeregt. Falls der Patient sich selbst stimulieren möchte, wird dies nur dann unterbunden, wenn es zu Parapraxien oder anderer fehlerhafter Produktion führt.

Eine effektive Durchführung von TAKTKIN ist nur nach intensiver Schulung mit Selbsterfahrung und Einarbeitung in die Methode möglich, da diese eine sichere und gezielte Anwendung der Hinweisreize verlangt. Die Handhabung erfordert neben dem entsprechenden Fachwissen eine motorische Geschicklichkeit des Therapeuten. Der Einsatz taktil-kinästhetischer Hinweisreize nach diesem System ist für Patienten mit *schwerer Sprechapraxie* besonders gut geeignet, kann aber auch bei mittelschweren oder leichten Sprechapraxien eingesetzt werden.

Material. Breinl (2001) hat entsprechend der sprechmotorischen Behandlungshierarchie Wortlisten zusammengestellt, die zusätzlich nach Wortfrequenz kontrolliert wurden.

Effektivitätsnachweis. Die Effektivität von PROMPT konnte von Square-Storer und Hayden (1989), Square und Martin (1994) und Freed et al. (1997) nachgewiesen werden, die Wirksamkeit von TAKTKIN in einer Einzelfallstudie von Birner-Janusch (2001). Wambaugh (2002) zitiert experimentell kontrollierte Wirksamkeitsstudien zum PROMPT-System, die den Einsatz der Methode unterstützen. Sie hält jedoch weitere Effektivitätsstudien für notwendig.

Alternative und/oder augmentative Kommunikationsstrategien

Der Einsatz alternativer Kommunikationsmittel ist für solche Patienten geeignet, die aufgrund einer sehr schweren Sprechapraxie trotz intensiver Therapie nicht zu verbalen Äußerungen gelangen können. In diesem Fall kann eine Kommunikation über *nichtelektronische oder elektronische Kommunikationsmittel* erarbeitet werden. Zudem kann der Einsatz alternativer Kommunikationsmittel vorübergehend auch für solche Patienten sinnvoll sein, die über keine verbalen Leistungen verfügen und noch am Beginn der Therapie stehen. Sie können diese Hilfsmittel nutzen, um sich bis zur Verbesserung ihrer verbal-expressiven Leistungen mitzuteilen. Generell verspricht die Nutzung mehrerer alternativer Kommunikationsformen inklusive der Verwendung von Gestik und Zeichnen die größten Effekte für die Verbesserung der Kommunikationsfähigkeit eines Patienten. Der Erfolg des Einsatzes alternativer Kommunikationsformen ist aber nicht nur vom Patienten, sondern in besonderem Maße auch von der Schulung und Mitarbeit der Kommunikationspartner, meist der Angehörigen, abhängig (Giel et al. 2006).

Nichtelektronische Kommunikationsformen

Kommunikationstafeln

Autor/en. Vanderheiden u. Grilley (1978), Silverman (1980)

Prinzip. Über Kommunikationstafeln können sich Patienten mit sehr schwerer Sprechapraxie, die zu keiner verbalen Äußerung in der Lage sind, über das Deuten auf Piktogramme, Fotos oder Zeichnungen mitteilen. Kommunikationstafeln sind in unterschiedlichen Abstraktions- und Komplexitätsgraden erhältlich (Müller 1992) bzw. individuell zusammenstellbar.

Vorgehen. Abhängig vom Patienten und seinen kommunikativen und motorischen Fähigkeiten, muss ein Symbolsystem ausgewählt werden, das der Patient in der Therapie erlernen und im Alltag anwenden kann. In einem ersten, rezeptiven Schritt muss der Patient lernen, die Symbole zu verstehen, bevor er auf die Symbole deuten soll, um selbst Mitteilungen zu machen. Das Anwenden der Kommunikationstafeln ist auch in Alltagssituationen zu üben, z.B. mit den Angehörigen, um sicherzustellen, dass der Patient diese auch nutzt. Sofern der Patient nicht über die motorische Fähigkeit verfügt, selbst auf Symbole zu deuten, kann der Gesprächspartner ggf. auf die Symbole deuten (Partnerscanning), auf die der Patient z.B. per Blickbewegung reagieren kann. Wichtig ist, die für den jeweiligen Patienten geeigneten Symbole, Bilder oder Fotos auszuwählen, sinnvoll zu organisieren, zeitnah zu aktualisieren und bei Bedarf zu erweitern.

Material. An dieser Stelle soll nur auf eine Auswahl von Symbolsystemen hingewiesen werden. Eine ausführliche Auflistung findet sich bei Müller (1992).

- **Bliss-Symbol-Kommunikationsmethode** (Bliss 1965): Das von Bliss primär zur Verständigung zwischen Völkern verschiedener Sprachen entwickelte Symbolsystem besteht aus 26 Einzelelementen, die zu graphischen Zeichen zusammengesetzt werden können. Es gibt 1400 standardisierte Symbole, die wiederum miteinander kombiniert werden können. Die Methode wurde vor allem bei körperlich und geistig behinderten Kindern eingesetzt.
- **LÖB-System** (Löb 1985). 60 Symbole (Umrisszeichnungen), die primär für Kinder entwickelt wurden.
- **Picture Communication Symbols (PCS)** (Mayer-Johnson 1981). 1800 pikto- und ideographische Symbole und Alphabetschrift.
- **Touch'n Talk** (Drolet-Hume 1983). 600 Bildsymbole.

Effektivitätsnachweis. Lane und Samples (1981) empfehlen auf der Basis der Ergebnisse einer Studie mit aphasischen und sprechapraktischen Patienten den Einsatz des Bliss-Systems nur bei Patienten mit einem mittleren bis guten Sprachverständnis, guter visueller Wahrnehmung und hoher Motivation für das Erlernen eines nonverbalen Kommunikationssystems. Die Verwendung von Bliss-Symbolen erwies sich in der Studie nur begrenzt als erfolgreich.

Kommunikationsbücher

Autor/en. Nürnberger-Behrends 2005, Bundesverband für die Rehabilitation der Aphasiker 2005

Prinzip. Kommunikationsbücher dienen der Verständigungsmöglichkeit stark sprach- und sprechgestörter Patienten. Sie sind in semantische Kategorien unterteilt, die Bilder relevanter Alltagsgegenstände beinhalten (z.B. Lebensmittel, Kleidung, Aktivitäten). Der Patient kann zum Ausdruck seines Kommunikationsbedürfnisses auf das entsprechende Item deuten, sodass der Kommunikationspartner einen Anhaltspunkt für die gewünschte Äußerung des Patienten erhält und handeln oder ggf. nachfragen kann.

Vorgehen. In der Therapie müssen zunächst die semantischen Kategorien und die ihnen zugeordneten Items erarbeitet werden. Die Anwendung des Kommunikationsbuches muss intensiv und anhand konkreter Situationen geübt werden, damit der Patient dieses Hilfsmittel tatsächlich und effektiv im Alltag einsetzen kann. In diese Arbeit sind die Angehörigen einzubeziehen.

Material. Beispiele für Kommunikationsbücher:

- **Logicon** (Nürnberger-Behrends 2005). Individuelles Kommunikationsbuch mit zehn Regis-

tertabellen für eine semantisch orientierte Einteilung und 288 einklebbaren Items; Logicon ist im Hilfsmittelkatalog der Krankenkassen enthalten.
- **PictoCom** (Bundesverband für die Rehabilitation der Aphasiker 2005). Kommunikationsbuch im Taschenformat.

Es ist auch möglich, gemeinsam mit dem Patienten ein eigenes Kommunikationsbuch zu erstellen, in das nach bestimmten semantischen Kategorien Items eingeordnet werden.

Effektivitätsnachweis. Zur Effektivität des Einsatzes von Kommunikationsbüchern bei Sprechapraktikern liegen bislang keine Studien vor. Die Anwendung grafischer Symbolsysteme in der Aphasietherapie zeigt, dass der Einsatz visueller Materialien nicht ausschließlich nonverbale Lern- und Verarbeitungsmechanismen verlangt, sondern auch linkshemisphärische Leistungen. Ein gutes Sprachverständnis und eine hohe Motivation sind wichtige Voraussetzungen für den erfolgreichen Einsatz von Symbolen (Müller 1992). Insofern ist der Einsatz von Kommunikationsbüchern am ehesten bei sprechapraktischen Patienten mit geringer aphasischer Symptomatik zu empfehlen.

Elektronische Kommunikationsformen

Autor/en. PuT 2001, Wahn 2002, van den Sandt-Koenderman et al. 2005, Päßler 2006

Prinzip. Bei der Nutzung elektronischer Kommunikationsgeräte, wie *PCs* oder *Pocket-PCs* mit entsprechender Software, verständigen sich die Patienten wie bei Kommunikationsbüchern anhand von Bildern oder Symbolen, die ebenfalls in semantische Kategorien unterteilt sind. Der Patient klickt dazu auf das gewünschte Item und erhält eine passende bzw. individuell einstellbare Sprachausgabe. Elektronische Kommunikationshilfen können wesentlich mehr Items beinhalten als ein Kommunikationsbuch.

Vorgehen. Elektronische Kommunikationshilfen werden bei begründetem Antrag von den Krankenkassen übernommen. Sie verbleiben im Besitz der Kasse, werden aber dem Patienten dauerhaft zur Verfügung gestellt. Therapeut und Patient werden in die Handhabung von Hard- und Software eingewiesen. In der anschließenden Therapie werden die Items den Bedürfnissen des Patienten weiter angepasst und die Handhabung des Gerätes gefestigt. Für die Nutzung eines elektronischen Kommunikationsgerätes kann auch eine Probephase vereinbart werden, in der geklärt wird, ob der Patient den Umgang mit dem Gerät tatsächlich erlernen kann. Wichtig in der Beratung von Patient und Angehörigen ist, dass das Kommunikationsgerät von den Beteiligten akzeptiert wird. Nur dann ist ein effektiver Einsatz im Alltag möglich. Mitunter wird von Betroffenen und Angehörigen die Befürchtung geäußert, dass der Einsatz des Gerätes die weitere Verbesserung der Lautsprache behindern könnte. Hier ist von therapeutischer Seite aus zu verdeutlichen, dass der Einsatz eines elektronischen Kommunikationsgerätes expressive Leistungen auch unterstützen kann. Beim *TouchSpeak-Gerät* gibt es z.B. eine Anlauthilfe, durch die der Anwender eine Unterstützung für lautsprachliche Leistungen erhält (Päßler 2006). Außerdem kann das Gerät bei deutlichen Verbesserungen der lautsprachlichen Leistungen wieder an die Krankenkasse zurückgegeben werden.

Material:
- **Aladin Talk** (PuT 2001). Laptop mit spezieller Software und Sprachausgabe mit über 1000 Bildern und integriertem Schreibprogramm (Zebulon), individuelle Zusammenstellungen und Einfügen eigener Bilder möglich; von Krankenkassen anerkanntes Hilfsmittel.
- **DynaVox MightyMo** (DynaVox Technologies 2005). Portables Kommunikationsgerät mit spezieller Software, dynamischem Display und natürlicher Sprachausgabe. Auch hier ist eine individuelle Anpassung der Software an den Patienten möglich. Aufgrund der im Gegensatz zu einem Laptop kleineren Größe ist der mobile Einsatz einfacher möglich.
- **TouchSpeak** (Phoenix Software 2003). Pocket PC mit spezieller Software und Sprachausgabe mit 10 000 Bildsymbolen und Sprachelementen, individuelle Zusammenstellungen

Effektivitätsnachweis. Die Effektivität elektronischer Kommunikationshilfen, speziell eines portablen Pocket PCs, konnte in einigen Studien mit Aphasikern bestätigt werden (Wahn 2002, van den Sandt-Koenderman et al. 2005, Päßler 2006). Ein direkter, verwertbarer Effektivitätsnachweis für die Verwendung bei Sprechapraktikern steht noch aus (Giel et al. 2006). Es ist aber zu vermuten, dass auch hier ein Einsatz von Nutzen sein kann, da die Verwendung einer elektronischen Kommunikationshilfe bei Patienten mit guten rezeptiven Fähigkeiten und schlechten expressiven Fähigkeiten günstig ist. Daher hängt es vor allem von der ggf. zusätzlich zu einer Sprechapraxie bestehenden Art der aphasischen Störung ab, ob der Patient ein elektronisches Kommunikationsgerät nutzen kann.

Praxisorientierter Einsatz von Therapiemethoden in Rehabilitationskliniken

Um einen Überblick über die im klinischen Alltag verwendeten Therapieansätze zu erhalten, wurde von der Autorin ein Fragebogen an 194 Rehabilitationskliniken verschickt. Er enthielt eine Auflistung von Therapieansätzen sowie Fragen zur Auftretenshäufigkeit und Behandlungshäufigkeit von Sprechapraxie in den verschiedenen Kliniken. Der Rücklauf umfasste 35 Fragebögen. Die Tab. **24** beinhaltet die Häufigkeit der Nennungen der eingesetzten Therapiemethoden in absteigender Reihenfolge.

6 der 35 Kliniken (17%) gaben an, eine interne Statistik über die Auftretenshäufigkeit der Sprechapraxie zu führen, die anderen Kliniken (80%) führten eine Schätzung der Auftretenshäufigkeit durch. Die *jährliche Auftretenshäufigkeit* von Sprechapraxien wurde mit mindestens 6–10 bis hin zu mehr als 50 Patienten angegeben. In einem Drittel der Kliniken werden bei mehr als 40 Patienten pro Jahr Sprechapraxien beobachtet. Die Sprechapraxie stellt zwar nicht bei allen Patienten in der Rehabilitationsklinik einen Behandlungsschwerpunkt dar. Die meisten Kliniken gaben aber an, bei mehr als Dreiviertel der Patienten mit Sprechapraxie eine spezifische Therapie durchzuführen.

Bis auf die Multiple Input Phoneme Therapy nach Stevens und Glaser (1983) werden alle dargestellten Therapieansätze in den Kliniken eingesetzt. Nur in einem Fall wird ausschließlich der Therapieansatz nach Luzzatti und Springer angewandt. In allen anderen Kliniken werden mindestens fünf und höchstens 21 Therapiemethoden eingesetzt. Durchschnittlich kommen 9,7 Methoden pro Klinik zum Einsatz. In 60% der Kliniken steht eine Kombination aller methodischer Ansätze (segmentbasiert, rhythmisch-melodisch, wortstrukturell, Cueing-Techniken und alternative/augmentative Kommunikationsstrategien) zur Verfügung. Segmentbasierte und wortstrukturelle Ansätze, sowie Cueing-Techniken stellen die am häufigsten eingesetzten Therapiemethoden dar (in 86% der Kliniken).

Dies zeigt, dass in der Praxis nicht eine Methode allein angewendet, sondern offensichtlich je nach Patient eine spezifische Methode oder Methodenkombination ausgewählt wird, die meist segmentbasierte und wortstrukturelle Ansätze, sowie Cueing-Strategien beinhaltet.

Fazit

Im Vordergrund der Behandlung sprechapraktischer Störungen stehen die Verständlichkeit und Natürlichkeit der Artikulation (Engl-Kasper 1993). Abhängig vom Schwerpunkt der Symptomatik und der Stimulierbarkeit des Patienten sind geeignete Therapieverfahren auszuwählen und durchzuführen. Sofern prosodische Störungen einen Störungsschwerpunkt darstellen, sind diese gesondert zu behandeln. Es sollte also nicht ausschließlich an der Verbesserung der Artikulation gearbeitet werden. Die Behandlung sollte sowohl ganzheitliche als auch segmentale Aspekte beinhalten. Die durchgeführte Befragung von Rehabilitationskliniken zeigt, dass dies in einer Vielzahl der Kliniken entsprechend umgesetzt wird. Segmentale Ansätze und die PROMPT-Methode zeigen bislang die besten Behandlungsergebnisse (Wambaugh 2002). Beim Einsatz segmentaler Ansätze sollten Artikulationsübungen möglichst früh auf Silben- oder Wortebene durchgeführt werden, um

Tabelle 24 Nennung von Therapiemethoden im klinischen Einsatz von Rehabilitationskliniken

Therapiemethoden	Nennungen
Phonetische Kontrastierung / Minimalpaartechnik	25
TAKTKIN	25
Kommunikationsbücher	24
Phonetische Ableitung	23
Sprechapraxietherapie nach Luzzatti und Springer	22
Kommunikationstafeln	22
Melodische Intonationstherapie	20
Mediationstechnik (EMS)	20
Metrischer Ansatz (Jaeger / Ziegler)	19
Rhythmische Gesten	16
Elektronische Kommunikationsgeräte	15
Cueing-Techniken (allgemein)	13
Pacing Board	12
Fingertapping	11
Progressive Approximation	11
Vibrotaktile Stimulation	9
Phonetic Placement	8
Akzentmethode	8
Kontrastive Akzentuierung	7
Acht-Stufen-Kontinuum nach Rosenbek	7
Metronom	7
Phonemdrill nach Darley	6
Auditives Synchronisationverfahren (Brendel / Ziegler)	4
Gestische Kommunikation	3
SIPARI	1
Multiple Input Phoneme Therapy	0

den ganzheitlichen Abruf aus dem Silbenlexikon zu trainieren. Bei einer Kombination von Therapieansätzen ist darauf zu achten, dass die wesentlichen Prinzipien des jeweiligen Ansatzes beibehalten werden, um eine effektive Therapie zu gewährleisten.

Zusammenfassung

Das Ziel der Sprechapraxietherapie ist vom Ausmaß der Störung und dem dadurch bedingten Einfluss auf die Verständlichkeit des Patienten abhängig. Oft ist eine Kombination von Aphasie- und Sprechapraxietherapie notwendig. Für jeden Patienten sind individuelle Übungsschwerpunkte und Aufgabenhierarchien zu erstellen. Dabei sind sowohl artikulatorische als auch prosodische Defizite zu behandeln. Um Verbesserungen auf der Ebene des sprechmotorischen Systems zu erreichen, ist es notwendig, mit verbalen Items zu arbeiten. Verschiedene Kriterien zur Lautauswahl helfen bei der Strukturierung der Therapie. Als Vermittlungstechniken eignen sich auditive, visuelle, vor allem aber taktil-kinästhetische Hilfen. Wichtig ist auch eine entsprechende Rückmeldung über Ergebnis und Durchführung an den Patienten durch den Therapeuten. Wiederholte Bewegungsausführungen unterstützen das motorische Lernen.

Zur Behandlung sprechapraktischer Störungen gibt es eine Vielzahl von Therapieansätzen. Diese gliedern sich in rhythmisch-melodische Ansätze, segmentbasierte Ansätze, wortstrukturelle Ansätze, Cueing-Techniken und alternative und/oder augmentative Kommunikationsstrategien. Im klinischen Einsatz werden die verwendeten Therapieansätze individuell am Patienten orientiert ausgewählt und miteinander kombiniert.

Teil B

Sprechapraxie im Kindesalter

Beate Birner-Janusch

1 Theoretische Grundlagen der kindlichen Sprechapraxie

Begriffsklärung

Bei der Beschäftigung mit dem Thema kindliche Sprechapraxie sollte zunächst geklärt werden, welche Bedeutung die verschiedenen Begrifflichkeiten in diesem Zusammenhang haben. Dies ist schon deswegen sinnvoll, weil genaue Begrifflichkeiten und Definitionen helfen

- im klinischen Alltag besser miteinander zu kommunizieren,
- Entstehungsmechanismen der Problematik zu beschreiben,
- eine Störung von einer anderen abzugrenzen,
- den Patienten bzw. seine Angehörigen/Eltern besser aufzuklären,
- genauere Behandlungsmöglichkeiten zu entwickeln und abzustimmen.

Im Englischen wird der Begriff der „developmental apraxia of speech" (DAS) oder „developmental verbal dyspraxia" (DVD) bzw. der „developmental articulatory dyspraxia" (DAD) verwendet. In neueren Publikationen (z.B. Velleman 2003) wird der Begriff „childhood apraxia of speech" (CAS) bevorzugt, da er den Terminus „development", also Entwicklung, nicht enthält. Dahinter steht, dass einige Kostenträger in den USA argumentiert haben, dass eine Störung, die durch die Entwicklung entstehe, sich auch ohne Behandlung wieder bessere – und somit eine Therapie überflüssig sei. Im Deutschen ist auch darüber nachzudenken, ob man den Begriff der verbalen Entwicklungsdyspraxie, der 1996 von Schulte-Mäter eingeführt wurde, nicht durch den Begriff der kindlichen Sprechapraxie ersetzt. Im Folgenden wird der Begriff der kindlichen Sprechapraxie verwendet.

Was versteht man genau unter dem Begriff der „kindlichen Sprechapraxie?"

Der Begriff der „Apraxie" entstammt dem Griechischen. Die Vorsilbe „a-" drückt ein Unvermögen aus, und „praxie" steht für griech. praxis „das Tun, die Tätigkeit".
Ayres (1985) definiert die Praxie als neurologischen Prozess, durch den die Kognition die Motorik steuert.

Die Praxie ist die Möglichkeit, unterschiedliche motorische Pläne zu entwerfen, die es dem Individuum ermöglichen, sein Verhältnis zur Umwelt und sich selbst zu beeinflussen. Nach Ayres steht die Praxie vor der motorischen Ausführung. Die Autorin betont, dass ein motorisches Muster nicht einfach eine Reihe von Bewegungen darstellt. Vielmehr repräsentiert ein motorisches Muster die *Abfolge der enthaltenen Bewegungen*.

Beim Sprechen steht Praxie für die motorische Planung und Programmierung von Sprechbewegungen. Durch die Praxie wird der *Übergang der Artikulatoren von Sprechbewegung zu Sprechbewegung* geplant. Wie das genau geschieht und wie das enge Zusammenspiel zwischen dem Wortabruf, der phonologischen Enkodierung und der Sprechbewegungssequenz erfolgt, ist bis heute noch nicht geklärt (Yorkston et al. 1999, Davis 2004). Elementar ist eine zu jeglichem Zeitpunkt sehr fein abgestimmte Wahrnehmung des aktuellen Bewegungsstatus sowie ein flüssiger Übergang der angestrebten folgenden Bewegungen der Artikulatoren. Anders ausgedrückt sieht Ayres in der Praxie die *Generierung willkürlicher Bewegungsmuster*, die die Bewegungsauswahl, -planung, -organisation und Initiierung des motorischen Musters umfasst. Bei einer kindlichen Sprechapraxie gelingt dieser Prozess beim Sprechen unzureichend bis gar nicht. Wenn auch bislang keine klar definierten Diagnosekriterien vorgelegt werden konnten, sind sich doch alle Forscher und Praktiker darüber einig, dass es kindliche Sprechapraxie gibt (Davis 2004).

Gelingt die Steuerung nichtsprachlicher willkürlicher Bewegungen im Gesichtsbereich wie z. B. das Lippenspitzen und Breitziehen nicht, spricht man von *bukkofazialer Apraxie* oder auch *oraler Dyspraxie*. Diese Form der Apraxie ist von der kindlichen Sprechapraxie klar zu unterscheiden, auch wenn die beiden Störungen häufig kombiniert auftreten können (Dannenbauer 2000). Wie häufig kindliche Sprechapraxie und orale Dyspraxie gemeinsam vorkommen, wird in der Literatur bislang nicht genau beschrieben. Die bukkofaziale Apraxie betrifft ausschließlich nichtsprachliche Bewegungen (z. B. Lippen spitzen). Um eine Aussage über die bukkofaziale Praxie treffen zu können, ist es erforderlich, die Planung und Ausführung mehrerer Bewegungen hintereinander zu beobachten (z. B. zuerst Zunge herausstrecken, dann die Wangen aufpusten). Werden bereits einzelne mundmotorische Bewegungen mühevoll und unkoordiniert ausgeführt, liegt der Verdacht einer dysarthrischen Komponente nahe (vgl. Hayden 1994).

> Das Auftreten von oraler Dyspraxie bzw. bukkofazialer Apraxie und einer kindlichen Sprechapraxie kann unabhängig voneinander sein. Eine kindliche Sprechapraxie betrifft ausschließlich das Sprechen. Die beiden Störungen treten häufig kombiniert auf.

Wird der Begriff der Dyspraxie allgemein verwendet, darf er nicht mit dem Begriff der kindlichen Sprechapraxie verwechselt werden. Der Begriff der *Dyspraxie allgemein* bezieht sich bei Kindern in der Regel auf die *groß- und feinmotorische Praxie* (Galonska 2001). Das bedeutet, dass groß- und feinmotorische Bewegungsabläufe nicht ausreichend geplant und gesteuert werden können, was auch als *Gliedmaßenapraxie* bezeichnet wird. Die Kinder werden als ungeschickt und wenig koordiniert beschrieben. Eine Gliedmaßenapraxie kann gleichzeitig mit einer kindlichen Sprechapraxie vorliegen, die beiden Störungen treten jedoch auch unabhängig voneinander auf.

Definitionen

- Morley et al. haben als erste Forscher den Begriff der Apraxie auf Kinder übertragen. Sie definierten 1954 die kindliche Sprechapraxie als die Unfähigkeit, willkürliche Muskelbewegungen zur Artikulation zu zeigen, obwohl automatisierte Bewegungen derselben Muskulatur nicht beeinträchtigt sind.
- Eisenson (1972) definiert die Sprechapraxie als eine Einschränkung in der Fähigkeit des Kindes, die passenden Sprechbewegungen zu organisieren und angemessene Bewegungen zur Produktion bestimmter Laute und Abfolgen von Lauten zu bilden.
- Edwards sieht 1973 (zitiert in Hayden u. Square 1999) in der „verbalen Dyspraxie“ eine Beeinträchtigung der Fähigkeit, zielgerichtete Bewegungen der Artikulationsorgane zum Sprechen auszuführen.
- Eisenson bestimmt die „artikulatorische Apraxie“ 1984 als eine Beeinträchtigung der Fähigkeit, eine Sequenz willkürlicher und beabsichtigter Sprechbewegungen auszuführen. Dabei sind nach seiner Definition durch zerebrale Störungen die Mundmuskulatur, die Pharynx- und Kehlkopfmuskulatur involviert.
- Jaffee ergänzt 1984 die existierenden Definitionen, indem er die kindliche Sprechapraxie als eine beeinträchtigte Fähigkeit, die Elemente des Sprechens zu programmieren, zu kombinieren und in eine Abfolge zu bringen, beschreibt.
- Für Hayden (vormals Chumpelik 1984) ist die kindliche Sprechapraxie ausschließlich eine Sequenzierungsstörung. Diese wird durch die Unfähigkeit des Kindes charakterisiert, aufeinander folgende Sprechbewegungen über die Zeit und in verschiedenen Bewegungsebenen zu produzieren. Wenn das Kind auch in anderen Bereichen Probleme hat, so ist die Diagnose kindliche Sprechapraxie für Hayden nicht zutreffend.
- Milloy definiert 1991 die kindliche Sprechapraxie als Unfähigkeit willkürliche, spezifische motorische Aktionen auf Aufforderung oder durch Imitation zu zeigen. Diese Schwierigkeit tritt in allen Situationen konsistent auf und hat

keine neurophysiologischen oder neuromuskulären Ursachen (Hayden u. Square 1999).

- Velleman (2003) definiert die kindliche Sprechapraxie als Einschränkung des Kindes, komplexe Sprechbewegungen zu planen und Bewegungseinheiten (z.B. Silben) in ganzen Äußerungen zu kombinieren. Als Beispiel auf der Ausführungsebene führt Velleman (2003) an, dass ein Kind einzelne Konsonanten und Vokale bilden, sie aber nicht im Kontext einer Silbe einsetzen kann. Auf der Planungsebene nennt die Autorin das Beispiel, dass ein Kind einzelne Sätze formulieren kann. Demgegenüber ist das Kind aber nicht in der Lage, die Sätze zu einer Erzählung zu verbinden.
- Davis (2004) sieht die kindliche Sprechapraxie als entwicklungsbedingte Sprechstörung, die häufig als Schwierigkeit bei der Programmierung sequenzieller Sprechbewegungen definiert wird, die auf mutmaßlich bestehenden neurologischen Auffälligkeiten beruht. Sie hält weiter fest, dass die theoretischen Erklärungsansätze zur kindlichen Sprechapraxie sehr unterschiedlich sind.

Allen Definitionen ist gemeinsam, dass die willkürliche Planung und Programmierung der Sequenzierung von Sprechbewegungen für die Kinder mit Sprechapraxie das Kardinalsymptom darstellt. Andere Symptome können, müssen aber nicht hinzukommen.

Mögliche Pathogenese

Es stellt sich die Frage, wie es dazu kommen kann, dass ein Kind mit der willkürlichen Planung und Programmierung von Sprechbewegungen Probleme hat.

Die Pathogenese ist bisher nicht genau geklärt. Es gibt jedoch verschiedene Ursachen, die diskutiert und im Folgenden dargestellt werden.

Genetische Ursachen

Es sind *zwei Chromosomenabschnitte* beschrieben, die für das Entstehen einer kindlichen Sprechapraxie verantwortlich gemacht werden. Im ersten Falle handelt es sich um das *FOXP2 Gen*. Es ist auf dem Chromosom 7q31 lokalisiert. Ihm wird die Regulation der Entwicklung der Lunge sowie von kardiovaskulärem Gewebe, der Eingeweide und des Nervengewebes zugeschrieben. Das FOXP2 Gen scheint darüber hinaus an der Regulierung der für die Entwicklung der neuronalen Kreisläufe, die der motorischen Steuerung und der sensomotorischen Integration bei Menschen und Vögeln zugrunde liegen, mitverantwortlich zu sein (MacDermot et al. 2005). Es sind einige Fälle dokumentiert, bei denen Translokationen des Gens zu Sprechapraxien führten.

In der umfangreichsten Falldarstellung wird über eine Familie berichtet, die so genannte *KE-Familie* (Vargha-Khadem et al. 1998). Der Stammbaum der KE-Familie wurde über drei Generationen hinweg aufgezeichnet. Die Familie besteht aus 15 betroffenen und 16 nichtbetroffenen Mitgliedern. Alle betroffenen Mitglieder zeigen unabhängig vom Lebensalter eine Sprechapraxie mit besonderen Schwierigkeiten bei der Sequenzierung von Artikulationsbewegungen und eine bukkofaziale Apraxie. Wie sich am Stammbaum nachvollziehen lässt, wurde das translokalisierte Gen autosomal-dominant vererbt. Dies führte dazu, dass bei allen betroffenen Familienmitgliedern bilateral strukturelle Veränderungen im Gehirn zu verzeichnen waren. Belton et al. (2003) erklären die Nachhaltigkeit der Störung der betroffenen Familienmitglieder durch die Auffälligkeiten in beiden Hemisphären. Der Nucleus caudatus war am auffälligsten fehl gebildet, und es bestanden Abnormalitäten der linken oberen Temporalwindung. Weitere auffällige Fehlbildungen bestanden im Broca-Areal, dem Putamen und Frontalhirn der rechten Hemisphäre (Varghar-Khadem 2006). Die Aktivierung der linken oberen Temporalwindung wurde in Studien beim Hervorbringen verständlichen Sprechens beobachtet. Der Nucleus caudatus war bei allen Betroffenen in beiden Hemisphären kleiner, besonders im oberen Anteil. Die Größe des Nucleus caudatus korrellierte signifikant mit den Leistungen bei der Überprüfung der bukkofazialen Praxie, dem Nachsprechen von Pseudowörtern und den Ergebnissen im Wechsler-Intelligenz-Test. Es bestanden weiterhin funktionelle Auffälligkeiten in subkortikalen sowie kortikalen motorisch relevanten Gebieten, die mit dem Frontalhirn in Regelkreisen verbunden sind. Die nichtbetroffenen Familienmitglieder unterscheiden sich hinsichtlich ihrer Gehirnstrukturen nicht von gleichaltrigen gesunden Personen (Watkins et al. 2002a).

Die musikalischen Leistungen in Bezug auf Tonhöhe und zeitliche Auflösung wurden bei den betroffenen Mitgliedern der KE-Familie ebenfalls untersucht. Die Rezeption und Produktion von Tonhöhenunterschieden wie auch die zeitliche Auflösung im Rhythmus sind nicht nur wichtige Komponenten der Musik. Bei sprachlichen Fähigkeiten sind sie ebenfalls von Bedeutung, da sie Bestandteil des Betonungssystems sind (Alcock et al. 2000b). Bei den Aufgaben, die die Perzeptionsfähigkeit von Musik überprüften, zeigten die betroffenen Familienmitglieder bei der Unterscheidung von Tonhöhen und Melodien durchschnittliche Leistungen. Allerdings gelang ihnen die Diskrimination von Rhythmen schlechter als Kontrollpersonen. Diese Einschränkung wird durch ein zentrales Problem der zeitlichen Verarbeitung erklärt.

Vargha-Khadem et al. (1998) vermuten, dass die Entwicklung der bukkofazialen Koordination und des Sprechens eine Voraussetzung für das Entstehen des inneren Sprechens wie auch für höhere gedankliche Prozesse ist. So könnte diese zentrale Fehlbildung, die das Sprechen betrifft, einen kaskadenartigen negativen Effekt auf die gesamte intellektuelle Entwicklung haben.

Ein anderer Chromosomenabschnitt, der für die Entstehung einer kindlichen Sprechapraxie diskutiert wird, ist die Region 15q11 – q13. Diese Region wird mit anderen Syndromerkrankungen wie dem Angelman- und dem Prader-Willi-Syndrom, aber auch autistischen Störungen in Verbindung gebracht. Im Rahmen dieser Syndrome kommt es häufig zu sprechapraxieähnlichen Kommunikationsstörungen wie sie auch bei ca. 50% der Patienten (untersucht wurden zehn Patienten) mit fragilem x-Syndrom beschrieben wurden (Spinelli et al. 1995).

Boyar et al. (2001) berichten über Familie Q, die zwei Söhne und zwei Töchter hat. Die betroffene Mutter zeigte Schwierigkeiten im *phonologischen Bewusstsein* beim Lesen von einzelnen Wörtern. Die Söhne (7 und 8 Jahre alt) zeigten bei unauffälliger Hirnmorphologie beide eine kindliche Sprechapraxie, Schwierigkeiten im phonologischen Bewusstsein, eine Sprachentwicklungsstörung sowie eine Lese-Rechtschreib-Schwäche und eine Gliedmaßenapraxie. Eine der Schwestern (10 Jahre alt) zeigte einen leichten Epikanthus, leichte Hypotonie und sprachlich rezeptiv wie expressiv unterdurchschnittliche Leistungen. Hinzu kamen Einschränkungen im phonologischen Bewusstsein, jedoch keine direkte kindliche Sprechapraxie. Die Leistungen der anderen Schwester waren alle unauffällig.

Metabolische Ursachen

Verschiedene Stoffwechselstörungen können die kognitive Entwicklung negativ beeinflussen. Die sprechmotorische Entwicklung kann durch eine autosomal rezessive Erbkrankheit, die *Galaktosämie*, gestört werden. Die Galaktosämie ist eine Störung des Milchzuckerstoffwechsels. Neugeborene mit Galaktosämie zeigen, wenn die Erkrankung nicht in den ersten 5 Lebenstagen diagnostiziert wird, Gelbsucht, Durchfall, mangelnde Gewichtszunahme und eine Lebervergiftung. Auf Galaktosämie wird in allen deutschen Bundesländern im Rahmen des Neugeborenen-Screenings untersucht. Durch eine milchzuckerfreie Ernährung können die beschriebenen Folgen abgewendet werden. Langfristig entwickeln dennoch 50 – 63% der Kinder mit Galaktosämie eine kindliche Sprechapraxie. Dies gilt auch, wenn sie kontinuierlich milchzuckerfrei ernährt wurden. Die genauen Zusammenhänge zwischen dieser Stoffwechselstörung und der daraus resultierenden Kommunikationsstörung sind noch nicht geklärt (Webb et al. 2003). Es wird vermutet, dass eine Mutation im so genannten GALT-Gen einen signifikanten Risikofaktor für eine kindliche Sprechapraxie darstellt (Robertson et al. 2000). Der Einfluss des *Stoffwechsels* und der *Ernähung* wird auch bei Gliedmaßenapraxien diskutiert. Es liegen Hinweise darauf vor, dass durch die Gabe langkettiger ungesättigter Fettsäuren (z. B. Omega-3-Fettsäure) u. U. bessere motorische Leistungen zu erbringen sein könnten (More 2002). Weitere Nachweise, besonders auch bei Sprechapraxie, stehen noch aus.

Neurologische Ursachen

Auch wenn vielfach eine neurologische Ursache der kindlichen Sprechapraxie vermutet wird und viele der Kinder, die für diese Diagnose in Betracht kommen, leichte neurologische Auffälligkeiten zeigen (z. B. EEG-Veränderungen), liegen eine genaue Beschreibung der neurologischen Ursachen oder Läsionsbeschreibungen des Gehirns bisher nicht vor. Davies (2004) weist darauf hin, dass die Hinweise auf neurologische Ursachen der kindlichen Sprechapraxie an beobachtbarem Verhalten festgemacht werden, das mit neurologischen Veränderungen begründet wird. So ist die Argumentation im Hinblick auf neurologische Ursachen der Störung häufig zirkulär.

Eine Sprechapraxie im Kindesalter kann jedoch erworben werden. Arvedson und Simon (1998) beschreiben Dora, den Fall eines Mädchens, welches mit drei Lebensmonaten einen hypoxischen Hirnschaden nach Herzstillstand und Reanimation überlebt hatte und bereits mit Herzproblemen geboren worden war. Das Kind wurde mit 26 Monaten zur Sprachtherapie mit der Frage vorgestellt, warum es wenig spreche und ob es geistig behindert sei. Das Mädchen zeigte in einem standardisierten Sprachtest, dass sein Sprachverständnis über dem Altersdurchschnitt lag, sodass eine geistige Behinderung ausgeschlossen werden konnte. Seine expressiven Fähigkeiten entsprachen bei Weitem nicht dem Altersdurchschnitt. Im Laufe der Therapie zeigte das Kind viele Symptome einer Sprechapraxie (Schwierigkeiten bei der Imitation von Konsonant-Vokal- oder Vokal-Konsonant-Silbenfolgen, sichtbare Suchbewegungen der Zunge, um artikulatorische Ziele zu erreichen, gutes Ansprechen auf visuelle, verbale, taktile und beschreibende Hilfen) und im weiteren Verlauf eine bulbäre Dysarthrie. Die Autoren beschreiben die Schwierigkeiten bei der Befundung, der Terminologie und beim Einsatz von unterstützter Kommunikation in der Therapie. Sie haben sich dazu entschieden, in diesem Falle von einer erworbenen Sprechapraxie zu sprechen, auch wenn Läsionen, die so früh erworben werden, in der Regel nicht unbedingt zu lang anhaltenden Ausfällen führen müssen. Dies wird in der Literatur kontrovers diskutiert. Ergebnisse der Therapie oder des weiteren Krankheitsverlaufs von Dora werden leider nicht berichtet.

Die neurologische Steuerung des Sprechens ist nicht auf das Gehirn beschränkt. So wird die sensorische Versorgung des Mundbodens und der Halshaut durch den 3. Zervikalnerv (C3) sichergestellt (Mummenthaler et. al 2003). Liegt eine *Beeinträchtigung der Halswirbelsäule* bis zum 4. Halswirbel vor, kann dies deutlichen Einfluss auf die Sprechwerkzeuge, besonders die Stellung des Hyoids und somit auf die Zunge, nehmen (Amigues 2005). Es sind Sprachentwicklungsstörungen bei *Störungen der Kopfgelenke* (Atlas und Axis) beschrieben worden (Falkenau 1989, Biedermann 2001, Sacher 2004), die häufig mit sensomotorischen Integrationsstörungen, auch im Sinne von Gliedmaßenapraxien, der Kinder einhergingen (Lohse-Busch u. Kraemer 1994). Inwiefern es sich bei solchen Störungen um kindliche Sprechapraxien handelt, ist unklar. In jedem Fall können sprechmotorische Auffälligkeiten hier eine ihrer Ursachen haben.

> Eine genaue Ursache und der Wirkmechanismus für die Entstehung einer kindlichen Sprechapraxie sind noch nicht bekannt. Genetische, metabolische und neurologische Störungen im zentralen und peripheren Nervensystem werden diskutiert.

Prävalenz

Da es bislang kein einheitliches Diagnostikverfahren und keine einheitliche Sicht der Symptomatik der kindlichen Sprechapraxie gibt, ist es schwierig, aussagekräftige Daten zur Prävalenz für die deutschsprachigen Länder zu finden und zu erheben.

Amerikanische Forscher geben an, dass kindliche Sprechapraxie bei ca. 10 von 1000 Kindern auftreten könnte (Shriberg et al. 1997a), also bei 1% der Kinder. Der amerikanische Berufsverband, die American Speech-Language-Hearing Association (ASHA), hat 2001 eine Erhebung unter ihren Mitgliedern durchgeführt. 97,5% der Logopädinnen, die an Schulen tätig sind, beschrieben, dass sie im Durchschnitt immer 23 Kinder mit Artikulationsauffälligkeiten oder phonologischen Störungen behandeln. 74,7% trafen die Aussage, dass 4 Kinder von allen behandelten Patienten an der Schule unter einer sprechmotorischen Störung, einer Dysarthrie oder einer kindlichen Sprechapraxie, leiden. Somit sind rund 17% der Kinder, die in den USA an der Schule logopädische Therapie erhalten, sprechmotorisch gestört (ASHA 2001). Reine Formen der kindlichen Sprechapraxie werden überaus selten beschrieben (Hayden 1994, Thoonen 1998, Davis 2004).

Symptomatik

Die beschriebenen Symptome bei kindlicher Sprechapraxie sind vielfältig und immer wieder Gegenstand diverser Untersuchungen. Die Kernfrage bleibt, ob eine kindliche Sprechapraxie eine klar *eingrenzbare Störung* mit einem genau umrissenen Symptomkatalog ist. Alternativ hierzu wird die Kommunikationsstörung als *Syndromerkrankung* diskutiert. In diesem Fall wäre eine Vielzahl von Symptomen möglich, die im Einzelfall deutlich, teilweise oder gar nicht auftreten. Bei einer Syndromerkrankung resultieren alle möglichen Symptome aus einer zugrunde liegenden Ursache. Über diese Frage konnte in allen vorliegenden Studien bislang noch keine einhellige Lehrmeinung erzielt werden (Velleman 2003). Dies macht den Umgang mit dem Störungsbild in der klinischen Praxis recht unklar.

Aram (1984) schlägt den *Symptomkomplex* bei kindlicher Sprechapraxie vor. Sie hält das Bestehen von einer phonologischen Störung, einem expressiven Dysgrammatismus, variablen artikulatorischen Mustern und neurologischen Auffälligkeiten konstituierend für die Störung. Ähnlich befürwortet Crary (1993) ein Kontinuum der Symptome, welches von Symptomen reicht, die die Ausführungsfähigkeiten betreffen und klaren motorischen Ursprungs sind zu solchen, die die planenden Fähigkeiten in der Sequenzierungsleistung und die linguistische Kompetenz betreffen. Velleman und Strand (1994) schlagen hingegen ein *zugrunde liegendes Defizit* vor, unter welches sie die unterschiedlichen Symptome der Kinder zusammenfassen. Ihrer Ansicht nach ist dieses zugrunde liegende Defizit bei allen Kindern vorhanden und wird von den Autorinnen als Schwierigkeit beschrieben, während des Sprechablaufs Elemente des Sprech- und Sprachsystems, also Laute oder Wörter, in größere zusammenhängende Muster, also Wörter oder Sätze, einzubetten. Die Symptome dieses zugrunde liegenden Problems verändern sich nach Velleman und Strand über die Zeit bei jedem Kind und können durch gezielte Intervention auf lange Sicht verschwinden.

Im Folgenden werden die Leitsymptome der kindlichen Sprechapraxie vorgestellt.

Leitsymptome

In einer Studie unter 75 klinisch tätigen Logopädinnen ermittelte Forrest (2003) über eine Umfrage, welche Symptome auftreten müssen, damit sie den Befund der kindlichen Sprechapraxie erheben. *Inkonsistente Produktion* war das Symptom, welches die größte Übereinstimmung erfuhr. Diese Inkonsistenz wird in Studien unterstützt, die objektivierbare Größen zur Diagnostik von kindlicher Sprechapraxie suchen. Shriberg et al. (2003) zeigten, dass Kinder mit kindlicher Sprechapraxie reduzierte zeitliche Variationsmöglichkeiten beim Sprechen hatten, aber verlängerte zeitliche Variationen bei Sprechpausen. Das lässt das Sprechen inkonsistent und besonders auch die prosodischen Strukturen auffällig erscheinen. Wenn es einen diagnostischen Marker, der in vielen Studien gesucht wurde, gäbe, so hielte Maassen (2002) *unangemessene Betonungsmuster* für den herausragendsten. Dies bestätigen Shriberg et al. (1997a, b, c) in weiteren Untersuchungen, in denen sie sprechapraktische Kinder und Kinder mit allgemeinen Sprachentwicklungsverzögerungen verglichen. Hier zeigte sich, dass ein einheitliches Betonungsmuster (betonte Silben wurden von der Lautstärke und Tonhöhe wenig bis nicht variiert), die beiden Patientengruppen am besten voneinander differenzierte.

In der Diagnostik der KE-Familie wurde in einer Diskriminanzanalyse aller Untersuchungsergebnisse der betroffenen und der nichtbetroffenen Mitglieder deutlich, dass die Leistungen beim *Nachsprechen von Pseudowörtern*, die komplexe artikulatorische Muster enthielten, der alleinige Faktor waren, an dem man sicher Betroffene von Nichtbetroffenen unterscheiden konnte (Watkins et al. 2002b). Die Betroffenen hatten alle eine bukkofaziale Apraxie, wobei sie bei der Ausführung einzelner nichtsprachlicher Bewegungen, die nur eine Muskelgruppe beanspruchten, nicht auffällig waren, sondern ausschließlich bei Bewegungskombinationen, die gleichzeitig oder nacheinander ausgeführt werden sollten (Alcock et al. 2000a).

Als Leitsymptome einer kindlichen Sprechapraxie werden inkonsistente Sprechproduktionen, prosodische Auffälligkeiten und Schwierigkeiten bei der willkürlichen Sequenzierung von Sprechbewegungen genannt.

Andere Symptome aus verschiedensten Studien werden im Folgenden zusammengefasst vorgestellt.

In Tab. 25 sind weitere Symptome aufgeführt.

Es gibt Autoren, die die kindliche Sprechapraxie als Syndrom verstehen. So können neben den Leitsymptomen einige weitere Symptome auftreten, die aber nicht in jedem Fall zu beobachten sein müssen.

Tabelle **25** Weitere Symptome kindlicher Sprechapraxie

Familienanamnese	• weitere Familienmitglieder mit Sprech-, Sprach- oder Leserechtschreibauffälligkeiten, • familiärer Sprachschwächetypus, • es sind 3-mal so häufig Jungen gegenüber Mädchen betroffen.
Allgemeine Entwicklung	• leichte neurologische Auffälligkeiten wie leichte Hypotonie, Hyper- oder Hyposensibilität, • verzögertes Erreichen motorischer Meilensteine, • auch grob- und feinmotorische Probleme und / oder eine sensorische Integrationsstörung. • ganzkörperliche Dyspraxie und somit Beeinträchtigungen bei der Sequenzierung von Bewegungen, • Auffälligkeiten in der visuellen Wahrnehmung von Raum-Lage-Beziehungen und räumlichen Beziehungen, • intermodale Wahrnehmung ist nicht immer möglich (z. B. fühlen und hören), • Aufmerksamkeitsschwäche.
Saug- und Kauentwicklung	• schlechte Koordination zwischen dem Saug-, Schluck- und Atemrhythmus, • häufiges Verschlucken, Spucken, Husten als Säugling, • Speichel läuft, besonders wenn das Kind mit anderen motorisch herausfordernden Aufgaben beschäftigt ist, • weiche und breiige Konsistenzen werden bevorzugt, auch wenn das Kind bereits Zähne hat und härtere Konsistenzen bewältigen könnte.
Mundmotorik	• Es besteht eine bukkofaziale Apraxie, besonders wenn mehrere Bewegungen hintereinander ausgeführt werden sollen; dabei kann es zu Suchbewegungen kommen. • Defizite in der oralen Wahrnehmung (orale Stereognose), • Kind benutzt die Hände, um die Zunge an den richtigen Platz zu dirigieren, • unwillkürliche Bewegungen fallen leichter als willkürliche Bewegungen, • zusätzlich kann eine Dysarthrie bestehen.
Lallentwicklung	• bereits in der 1. Lallphase wenig bis keine Konsonanten, • Kind wird als sehr ruhiges Baby beschrieben, • Kind hat ab dem 6. Lebensmonat wenig bis gar nicht gelallt bis auf vokalähnliche Äußerungen, • eingeschränkte Differenzierung der Vokale und Konsonanten beim Lallen, • wenig spontane Silbenimitation.
Einzellautbildung	• Einzellaute können häufig gebildet werden, die das Kind aber nicht in Silben oder Wörter einsetzen kann; • schlechtes Ansprechen auf einzellautorientierte logopädische Therapie, • Vokalrepertoire ist nicht vollständig und / oder fehlerhaft, • Konsonantenrepertoire ist eingeschränkt, • es kommt zu Lautauslassungen, • Lautumstellungen, • Lautwiederholungen, • Lauthinzufügungen, • hoher Fehlerzahl in der Konsonantenbildung, • Lautentstellungen (z. B. durch Nasalierung oraler Laute), • Laute können nicht imitiert werden, auch solche nicht, die schon einmal produziert wurden; • es kommt zu Lautersetzungen, die nur unzureichend durch eine phonologische Prozessanalyse klassifiziert werden können, • besondere Schwierigkeiten im Einsatz von stimmlosen Lauten bzw. in der Unterscheidung zwischen stimmhaften und stimmlosen Lauten, • Verlängerung und Wiederholung einzelner Laute im Wort, • mehrdimensionale Fehler (z. B. Artikulationsort und -art).

Tabelle 25 Fortsetzung

Silbenentwicklung	• Silbenentwicklung, besonders in der 2. Lallphase, findet nicht oder eingeschränkt statt, da die Konsonantenentwicklung stagniert; • es werden nur einfache KV- oder VK-Silben gebildet; komplexere Silben kommen nicht zustande, • es kommt zu ungewöhnlichen KV-Verbindungen, • die Silbendauern sind auffällig, • prototypisches Betonungsmuster (Trochäus) wird nicht eingeübt, • langsame diadochokinetische Bewegungen beim Sprechen (z. B. bei der Wiederholung der Silbenfolge „pataka"), • Schwierigkeiten mit der Phonotaktik.
Semantische Entwicklung	• erste Wörter kommen verspätet oder gar nicht, • Wortschatz stagniert und ist deutlich eingeschränkt, • Wortschatzexplosion ist nicht zu beobachten, • mehr Fehler bei steigender Wortlänge, • Schwierigkeiten mit mehrsilbigen Wörtern, • Probleme, Sprechbewegungen aneinander zu reihen, • Wörter werden einmal produziert, dann sind sie nicht mehr zu beobachten.
Syntaktische Entwicklung	• es kommt verspätet oder gar nicht zu Zwei-Wort-Verbindungen, • Dysgrammatismus, • morphologische Fehler, • einzelne Wörter sind besser verständlich als zusammenhängende Äußerungen, • mehr Fehler bei Verbformen regelmäßiger Verben.
Phonologisches Bewusstsein	• Probleme in der auditiven Wahrnehmung und Diskrimination, • Schwierigkeiten beim Erkennen und Produzieren von Reimen, • verspätete bis ausbleibende Entwicklung von phonologischem Bewusstsein, • reduziertes phonologisches Arbeitsgedächtnis.
Kommunikations-verhalten	• Es werden kompensatorisch nonverbale Strategien eingesetzt (z. B. Zeigen oder die Eltern zum Zielobjekt führen); • ältere Kinder (über 3 Jahre) oder Kinder, die bereits logopädisch behandelt wurden, zeigen u.U. artikulatorisches Suchverhalten, • (stark) unverständliches Sprechen, • Sprachverständnis ist altersentsprechend bzw. deutlich besser als die expressiven Fähigkeiten, • Sprechtempo ist langsam bzw. wechselnd, • Prosodie ist auffällig und kann monoton sein, • es kann durchgängig zu sehr leisem oder lautem Sprechen kommen, • Kind zeigt Störungsbewusstsein und ist mit seinem Sprechen unzufrieden, • wenn Äußerungen wiederholt werden, sind sie nicht unbedingt verständlicher; • Sprechanstrengung ist zu beobachten.
Kognitive Entwicklung	• bei Intelligenztests signifikant niedrigere Leistungen in verbalen Untertests, • es kann zu Lernstörungen kommen, • Probleme beim Lese-Rechtschreib-Erwerb.

Bis heute ist der genaue zentralnervöse Mechanismus der Sprechproduktion nicht bekannt. Deshalb nähert man sich den Störungen des Sprechens durch eine Analyse dessen, was man bislang über die physiologische Entwicklung des Sprechens im Kindesalter weiß. Weiterer Erkenntnisgewinn erfolgt durch Modellbildung und Computersimulationen, durch die man versucht, die physiologische Produktion nachzuvollziehen und mögliche Störungsmechanismen zu ermitteln. Im Folgenden wird die physiologische Praxieentwicklung beim Kind dargestellt und deren Hintergründe in zwei modelltheoretischen Ansätzen erläutert. Die modelltheoretischen Störungsmechanismen für die Entstehung kindlicher Sprechapraxie werden ebenfalls anhand der beschriebenen Modelle aufgezeigt.

Entwicklung der Praxie beim sprechgesunden Kind

Der Erwerb von Praxie, das Planen und Programmieren willkürlicher Bewegungen, ist ein Teil der kognitiven Entwicklung. Dabei wird eine intakte sensorische Wahrnehmungsfähigkeit vorausgesetzt. Nur so kann es zu einem sensomotorischen Prozess, dem Sprechen, kommen. Die Wahrnehmungskanäle, die das Sprechen steuern (das Hören und der taktil-kinästhetische Kanal sowie das Sehen) werden dabei aufeinander abgestimmt. Es findet eine *systematische Verzahnung* zwischen *Artikulationsbewegungen* und *auditiver Wahrnehmung* statt. Diese Abstimmung beginnt mit dem Eintritt des Kindes in die 2. Lallphase zwischen dem 5. und 10. Lebensmonat. Zu diesem Zeitpunkt ist es dem Kind bereits möglich, seinen Kopf zu halten und vom Rumpf unabhängig zu stabilisieren. Durch die Aufrichtungsprozesse des Rumpfs (z. B. in der Gartenzwergposition) und Gleichgewichtsveränderungen kann das Kind gezielte Arm- und Handbewegungen sowie eine Hand-Mund-Koordination entwickeln. Es gibt Autoren (z. B. Ducey-Kaufmann u. Abry 2006), die eine parallele Entwicklung des Zeigens mit der Hand, also referenziellen Wortgebrauch, und des Lallens mit den Sprechwerkzeugen sehen. Beide motorische Entwicklungsbereiche münden in die Entstehung eines silbischen Fußes (was 1 oder 2 Silben entspricht). Mit diesem Entwicklungsschritt geht eine Phase der selbstständigen oralen Exploration wie auch die Umstellung auf die Nahrungsaufnahme mit dem Löffel einher. Primäre orale Reaktionen wie ein Saugreflex, Suchreflex oder ein vorverlagerter Würgreflex werden abgebaut. Der Hand-Mund-Reflex nach Babkin wird ebenfalls um den 6. Lebensmonat durch höhere Prozesse aufgelöst.

Wie eng die Verzahnung zwischen taktil-kinästhetischer und auditiver Wahrnehmung ist, ist daran zu erkennen, dass hochgradig schwerhörige Kinder in dieser Phase Auffälligkeiten beim Lallen zeigen oder sogar verstummen. In jedem Fall ist die folgende Sprechentwicklung *hörbeeinträchtigter* Kinder nicht regelgerecht. Aber auch Kinder, die aufgrund taktil-kinästhetischer und motorischer Veränderungen wie einer *Tracheotomie* (Bleile et al. 1993) oder einer *Lippen-Kiefer-Gaumenfehlbildung* (Scheuerle et al. 2000) in ihrer Lallentwicklung behindert wurden, zeigen eine abweichende Sprechentwicklung, die auch längerfristig bestehen bleibt. Scheuerle et al. (2000) beschreiben in ihrer Studie, die auf den Falldarstellungen von 768 Kindern mit Lippen-Kiefer-Gaumenfehlbildung basiert, dass alle Kinder bereits in der 2. Lebenswoche operiert werden. Ziel ist es, das Hörvermögen zu verbessern, einer Schallleitungsstörung vorzubeugen sowie die Lippenspalte zu verschließen. Mit 4–9 Lebensmonaten hatten alle behandelten Kinder einen verschlossenen Gaumen mit beweglichem Gaumensegel und konnten ohne Hilfe saugen. Die 2. Lallphase wurde von 92% dieser Kinder zu einem Zeitpunkt erreicht, wie es bei sprechgesunden Kindern der Fall ist. 8% der Kinder zeigten dennoch im 3. Lebensjahr Kennzeichen einer kindlichen Sprechapraxie und wurden einer gezielten logopädischen Behandlung zugeführt.

> Somit stellen ein intaktes peripheres und zentrales Hörvermögen sowie ein intakter peripherer und zentraler taktil-kinästhetischer Wahrnehmungskanal die Voraussetzungen für eine gesunde Sprechentwicklung dar. Hinzu kommt ein intaktes Sehvermögen.

Die enge Verzahnung des Hörens und Spürens zum regelgerechten Sprecherwerb wird erlernt und ist nicht angeboren (Westermann u. Miranda 2004). Einige Forscher vermuten, dass in diesem Lernprozess so genannten *Spiegelneuronen* eine zentrale Rolle zukommt. Diese Neuronen sind in der Lage, taktile, propriozeptive und auditive Signale, die das Kind aufnimmt, zu zentralnervösen Einträgen zusammenzufassen, die später für die Lautproduktion herangezogen werden (Maassen 2002).

Bei Erwachsenen zeigte sich, dass das *Broca-Areal* (Brodmann-Area 44) und ventrale Teile des supplementär motorischen Areals (Brodmann-Area 6) eine solche kortikale sensomotorische Schnittstelle darstellen. In diesen Arealen des Gehirns werden die motorische Kontrolle oro-laryngealer Bewegungen, die Sprechproduktion und syntaktische Leistungen koordiniert. Zusätzlich werden hier sensorische Stimuli und kognitive Aufgaben mit den entsprechenden motorischen Repräsentationen für Bewegungen, die mit der Hand oder dem Gesicht ausgeführt werden, verknüpft und abgeglichen (Binkofski u. Buccino 2004). Bei sprechgesunden Erwachsenen ließ sich nachweisen, dass beim bloßen Hören gesprochener Silben motorische Areale, der motorische Kortex (Brodmann-Area 4) und das supplementär motorische Areal (Brodmann-Area 6), aktiv sind (Wilson et al. 2004).

Auf dieser perzeptuo-motorischen Grundlage findet die Vokalbildung statt. Sie ist die Voraussetzung für das kanonische Lallen als erste Silbenstruktur, was wiederum Grundlage für die Produktion erster Wörter ist. Die Verteilung der Vokale beim Lallen im Hinblick auf die Häufigkeit des Artikulationsortes entspricht bereits in diesem Alter der Zielsprache. Dies bleibt auch konstant, obgleich enorme Veränderungen in Form und Größe des Vokaltraktes durch die Wachstumsprozesse stattfinden, wie Callan et al. (2000) anhand einer Modellsimulation zeigen konnten. Im Rahmen dieser Simulation wurde deutlich, dass auditiv wahrgenommene Zielkonfigurationen notwendig sind, um Artikulationsbewegungen planen zu können. Es konnte im Modell gezeigt werden, dass es trotz der Wachstumsveränderungen des Vokaltrakts möglich war, 11 amerikanische Vokale konstant zu halten.

Das kanonische Lallen ist bereits linkshemisphärisch gesteuert und bahnt sozusagen die *Hemisphärenspezialisierung*, die für den Spracherwerb wesentlich zu sein scheinen. Holowka und Petitto (2002) fanden heraus, dass Kinder bei der Silbenproduktion asymmetrische Mundhaltungen zeigten, die auf eine linkshemisphärische Steuerung schließen lassen. Dies war bei nichtsilbischen Äußerungen nicht der Fall.

Oller et al. (1999) verglichen Kinder mit regulärer bzw. verspäteter kanonischer Lallphase. Das Einsetzen des Lallens ab dem 10. Lebensmonat wurde als verspätet gewertet. Kinder, die erst mit 10 Lebensmonaten die kanonische Lallphase erreichten, haben in einem Alter von 18, 24 bzw. 30 Lebensmonaten weniger expressives Repertoire gezeigt als Kinder, die im 10. Lebensmonat die kanonische Lallphase bereits erreicht hatten.

In einer weiteren Studie stellen Oller et al. einen Zusammenhang zwischen dem *Beginn des Lallens* und *späteren Entwicklungsproblemen* her. Sie kommen zu dem Schluss, dass sensorische, kognitive und sprachliche Beeinträchtigungen häufiger auftreten, wenn die Kinder erst nach dem 10.–12. Lebensmonat zu lallen beginnen (Oller et al. 1998).

Prosodische Muster stellen in der 2. Lallphase einen wichtigen Faktor für den weiteren Spracherwerb dar (Penner 2000). Die Prosodie unterstützt besonders die Abspeicherung der erworbenen Muster.

Es gibt viele Studien, die belegen, dass die Einheit, in der sich die Sprechentwicklung des Kindes vollzieht, die *Silbe* ist (Maassen 2002). Aus der Silbe entwickelt sich der spätere willkürliche Gebrauch des Phons und des Phonems.

Die expressive semantische Entwicklung ist eine Folge des kanonischen Lallens, insbesondere nach dem Erwerb der ersten 50 Wörter. McCune und Vihman (2001) beobachteten den Einfluss der phonetischen Leistungen auf die frühe phonologische und lexikalische Entwicklung. Die Autoren untersuchten insbesondere die qualitativen Aspekte des Wortschatzerwerbs, weniger die quantitativen in Form der so genannten Wortschatzexplosion. Sie stellen fest, dass die *Wortschatzentwicklung* auf der Grundlage der *phonologischen Entwicklung* möglich wird. Diese wiederum beruhe auf der phonetischen Entwicklung. McCune und Vihman zeigen, dass sich symbolischer oder referenzieller Wortgebrauch (im Gegensatz zu kontextgebundenem Wortschatzgebrauch) parallel zu der phonetischen Entwicklung so genannter *„vocal motor schemes“*, also artikulatorischer Muster, entfaltet. Erst diese Musterbildung erlaubt dem Kind konsistente Lautproduktion.

> So bildet die sprechmotorische über die phonologische Entwicklung eine Grundlage der Lexikonentwicklung.

Hier schließt sich die *expressive syntaktische Entwicklung* des Kindes an. Erst in einem der weiteren Schritte entwickelt das Kind bewusste phonologische Kenntnisse z. B. über Silbenzahl oder Anlaut eines Wortes, auch wenn es schon in den ersten Lebensmonaten Minimalpaare auditiv diskriminieren kann.

> Die Einheit, in der sich die Sprechentwicklung des Kindes vollzieht, ist die Silbe. Über die Silbe als rhythmische Einheit kommt das Kind zu artikulatorischen Mustern, die zur expressiven Wortschatz- und Syntaxentwicklung führen.

Welche modelltheoretischen Erkenntnisse diese Praxieentwicklung an welchen Punkten erläutern können, wird im folgenden Abschnitt dargestellt. Es werden die sprechmotorische Behandlungshierarchie (Motor Speech Hierarchy) von Hayden und Square (1994) und das Sprechverarbeitungsmodell (speech processing model) von Stackhouse und Wells (1997) näher beschrieben, um an ihnen zu erläutern, wie es zum Entstehen einer kindlichen Sprechapraxie kommen kann und welche therapeutischen Konsequenzen sich daraus ziehen lassen.

Erklärungsansätze anhand modelltheoretischer Entwürfe

Sprechmotorische Behandlungshierarchie (Motor Speech Hierarchy) von Hayden und Square (1994)

Dieses Modell wurde entwickelt, um die verschiedenen Ebenen des (sprech-)motorischen Systems zu untergliedern und zu systematisieren, um sie der Diagnostik und der Therapieplanung zugänglich zu machen. Ursprünglich war dies für den Therapieansatz des PROMPT-Systems gedacht. Das Modell kann aber, so die Autorinnen, allgemein zur Diagnostik und Therapieplanung bei Störungen der sprechmotorischen Planung, Programmierung und Ausführung eingesetzt werden. Erklärungsansatz des Modells sind die Voraussetzungen, die ein Kind von sprechmotorischer Seite benötigt, um Wörter und Sätze sprechen zu können. Der zugrunde liegende theoretische Ansatz postuliert, dass die *sprechmotorische Entwicklung* sich *hierarchisch* und nicht linear über diverse Subsysteme vollzieht. Diese Annahme fußt auf dem Konzept der koordinativen Strukturen und nichtlinaren Dynamik in der Sprechentwicklung (Kelso u. Tuller 1981). Die Annahme wird weiter spezifiziert: Die Autorinnen gehen davon aus, dass diese Subsysteme isoliert störbar sind. Diese Subsysteme werden in den einzelnen Ebenen des

Abb. **18** Sprechmotorische Behandlungshierarchie (Motor Speech Hierarchy) von Hayden u. Square (1994).

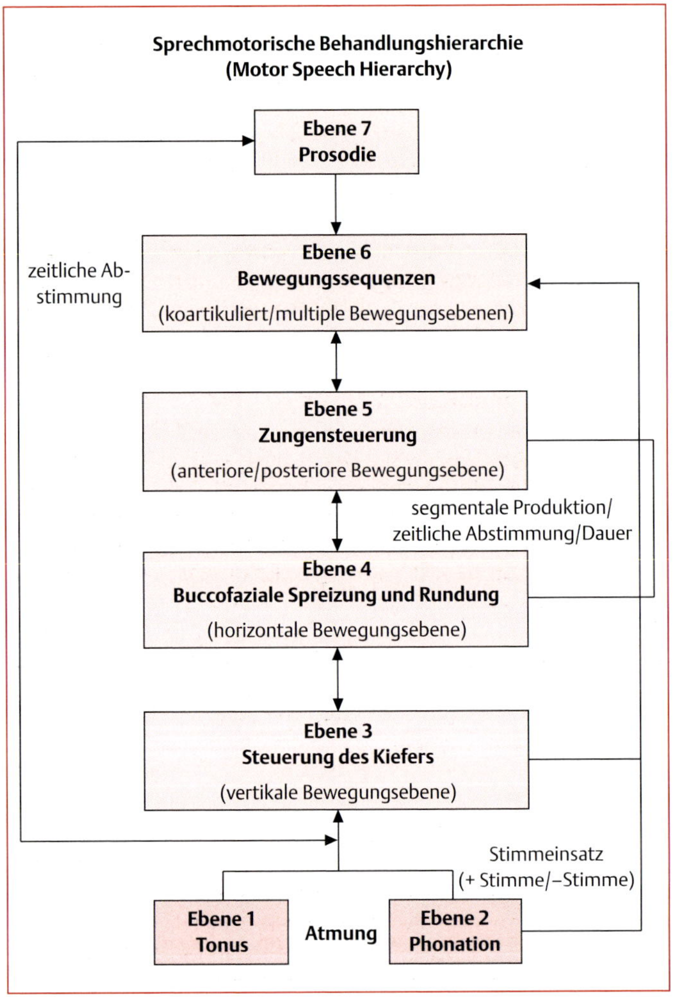

Modells dargestellt (Square 1999). Eine weitere wichtige theoretische Grundannahme ist, dass *grundlegende motorische Parameter* im Kind zu etablieren sind, die dann *mit weiterführenden Ebenen* der sprechmotorischen Steuerung *dynamisch kombiniert* werden. Das wäre beispielsweise dann der Fall, wenn sich die Lippenbewegungen verbessern und sich dann auch gezieltere Zungenbewegungen stabilisieren lassen. Das entspricht auch der dynamischen Aktionstheorie aller motorischen Subsysteme im Kindesalter, die von Thelen und Smith (1994) vertreten wird. Die auditive Verarbeitung wird im Modell von Hayden u. Square nicht berücksichtigt (Abb. **18**).

Wie in der Abb. **18** dargestellt, umfasst die sprechmotorische Behandlungshierarchie *7 Ebenen*. Sie reichen von der elementarsten Ebene 1 (Gesamtkörpertonus) bis hin zur elaboriertesten Ebene 7 (Prosodie). Die Ebenen interagieren miteinander; jede Ebene mit der Ebene unterhalb und oberhalb. Wichtig für das Kind ist, dass es über jede Ebene der sprechmotorischen Behandlungshierarchie willkürliche motorische Steuerung erlangen kann. So wird in der Diagnostik mit dem *Verbal Motor Production Assessement* (VMPAC) (vgl. „Diagnostik", S. 89) jedes Kind auf allen Ebenen untersucht, um die Therapie auf die bestehenden Möglichkeiten des Kindes anpassen zu können.

Die einzelnen Ebenen werden im Folgenden genauer vorgestellt:

Ebene 1: Gesamtkörpertonus. Der Gesamtkörpertonus einschließlich des orofazialen Bereichs wird genau beobachtet und ggf. palpiert. Hyper- oder Hypotonus sind schlechte Grundlagen für eine willkürliche Bewegungssteuerung und die Sprechatmung, sodass ggf. tonusregulierende Maßnahmen vor der Behandlung durchgeführt werden müssen. Die Intervention kann eine Körperhälfte, den Rumpf, die Gesichtsmuskulatur sowie die Zunge betreffen. Zeigen sich hier Auffälligkeiten, besteht keine reine Sprechapraxie. Es lassen sich dann immer auch dysarthrische Komponenten einer sprechmotorischen Störung feststellen.

Ebene 2: Atmung und Phonation. Diese sprechunterstützenden Funktionen sind sehr stark von den Tonusverhältnissen abhängig. Das Kind muss thorakale wie abdominale Muskeln zum Einsatz bringen können. Die Sprechatmung muss ausreichen, um eine Phonation des Vokals [a] über 3 Sekunden aufrechterhalten zu können. Das ist die Grundlage für jegliche weitere Sprechleistung. Auch bei Störungen auf dieser Ebene liegt eine Dysarthrie vor.

Ebene 3: Kiefer (vertikale Bewegungsebene). Der Unterkiefer ist der erste Artikulator, über den das Kind mit ca. 6 Lebensmonaten willkürliche Kontrolle erhält. Diese Kontrolle ist die Grundlage für alle Vokalproduktionen bei Kieferöffnung, für die Produktion des Nasals [m] und der Bilabialen [b] und [p] bei Kiefer- und Lippenschluss. Dabei darf der Kiefer nicht lateral abweichen oder anterior oder posterior fixiert werden und ein physiologisches Bewegungsausmaß nicht überschreiten. Der Unterkiefer soll sich im Sprechablauf sichtbar nur in der vertikalen Bewegungsebene, zum Öffnen bzw. Schließen, bewegen. Es muss möglich sein, die Stimme willkürlich bei verschiedenen Kieferöffnungsweiten einzusetzen, wie auch willkürlich einen Atemvorschub zur stimmlosen Produktion zu leisten. Wenn hier Auffälligkeiten bestehen, liegt wiederum eine Dysarthrie vor.

Ebene 4: Bukkofaziale Spreizung und Rundung der Lippen (horizontale Bewegungsebene). Auf dieser Bewegungsebene werden die symmetrischen Spreizungs- und Rundungsbewegungen der Lippen immer willkürlicher beherrscht. Diese beeinflussen auch die Position und den Kontraktionsgrad der Zunge. Spreizbewegungen werden in der Regel vor Rundungsbewegungen erworben. Hayden und Square (1994) beschreiben, dass Kinder zwischen drei und vier Jahren mit Sprechapraxie bereits auf dieser Stufe bei der Integration der Stimmgebung mit dem Kiefer und den Lippen Koordinationsprobleme zeigen, die die Sprechleistung zusammenbrechen lassen. Wer die Leistungen dieser Ebenen willkürlich bewältigen kann, ist in der Lage, Konsonant-Vokal-, Vokal-Konsonant- und auch Konsonant-Vokal-Konsonant-Silbenstrukturen in Wörtern zu bilden. Rein phonologisch gestörte Kinder bewältigen dies in der Regel.

Ebene 5: Zunge (anterior-posteriore Bewegungsebene). Auf dieser Ebene wird die Zunge als unabhängiger und flexibler Artikulator eingeführt. Dies setzt voraus, dass die tieferen Ebenen stabil willkürlich gesteuert und beherrscht werden können. In erster Linie bedeutet dies, dass sich die Zunge im Sprechablauf vom Unterkiefer lösen und verschiedene flexible Positionen einnehmen kann. Von sprechgesunden Kindern wird dies nicht unter 4 Jahren vollständig beherrscht. Die Kontrolle, die das Kind bekommt, vollzieht sich in der Regel von der Zungenspitze hin zur Hinterzunge, wobei es hierbei Ausnahmen geben kann. Das Konsonantenrepertoire des Kindes wird auf dieser Ebene vervollständigt.

Ebene 6: Bewegungssequenzen in verschiedenen Bewegungsebenen. Auf dieser Ebene spielt die zeitliche Abstimmung und die Sequenzierungsfähigkeit von Sprechbewegungen aller Bewegungsebenen eine besondere Rolle. Das wirkt sich besonders auf korrekte Stimmeinsatzzeiten, schnelle Wechsel im velopharyngealen Verschluss wie auch auf die Bildung von Konsonantenclustern aus. Von einer reinen Sprechapraxie im Kindesalter sprechen Hayden und Square (1994) erst dann, wenn die Sprechleistung auf dieser Stufe deutliche Einbußen zeigt.

Ebene 7: Prosodie. Hayden und Square (1994) beschreiben die Entwicklung der Prosodie als paradox, stellt sie doch eine der grundlegendsten wie auch der komplexesten Leistungen der Sprechmotorik dar. So werden auf dieser Stufe die Leistungen aller anderen Stufen in der Intonation (Stimmführung), Betonung, Pausensetzung und dem Sprechtempo zusammengefasst.

Mit diesem Modell, welches auf der physiologischen sprechmotorischen Entwicklung beruht, legen Hayden und Square eine Grundlage für die Diagnostik und Therapieplanung. Sie geben Hinweise, wann eine kindliche Sprechapraxie in ihrer Reinform auftreten kann und wann sie mit einer kindlichen Dysarthrie gemeinsam auftritt.

Abb. **19** Sprechverarbeitungsmodell (Übersetzung nach Stackhouse und Wells, 1997), (Fox, 2003).

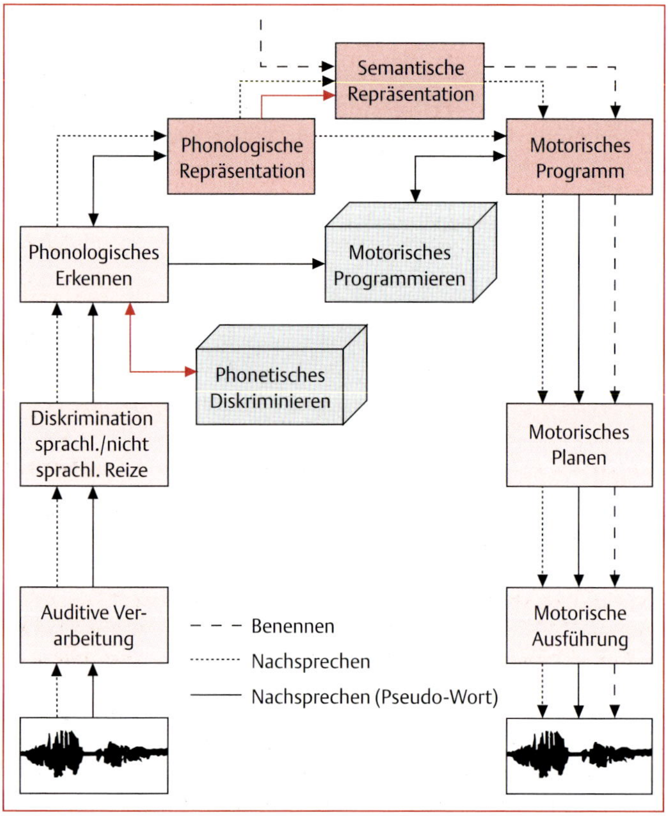

Sprechverarbeitungsmodell von Stackhouse und Wells (1997)

Das Sprechverarbeitungsmodell von Stackhouse und Wells (1997) ist aus dem psycholinguistischen Ansatz kindlicher Aussprachestörungen entstanden. Es vereinigt phonetische, phonologische und motorische Verarbeitungsschritte. So können mögliche Störungen auf perzeptiver, kognitiv-linguistischer und motorischer Ebene vorausgesagt werden. Verschiedene Sprech- und Sprachproduktionsaufgaben (z. B. Benennen, Nachsprechen von Wörtern, Nachsprechen von Pseudowörtern etc.) können anhand des Modells nachvollzogen werden. Je nachdem, an welchem Verarbeitungsschritt das Kind scheitert, liegt eine perzeptive, kognitiv-linguistische und / oder motorische Störung vor. Es kann auch ermittelt werden, in welchen Bereichen das Kind Stärken aufweist. Mit diesen Informationen kann dann ein spezifischer Therapieansatz ausgewählt werden. Hierzu liegen bereits Therapiestudien vor (z. B. Pascoe et al. 2005). Stackhouse und Wells (1997) schlagen einen diagnostischen Fragenkatalog mit Untersuchungsaufgaben für einige der Verarbeitungsprozesse ihres Modells vor. Für das Deutsche existieren dazu noch keine gezielten Untersuchungsbögen. Abb. **19** zeigt das Modell von Stackhouse und Wells (1997).

Es lassen sich drei Arten der Verarbeitungsprozesse darstellen:
- Prozesse der Inputverarbeitung
- Prozesse der Speicherung (mentalen Repräsentation)
- Prozesse der Outputgenerierung

Die einzelnen Prozesse werden im Folgenden näher beleuchtet:

Prozesse der Inputverarbeitung

Zu dem Prozess der Inputverarbeitung gehören folgende Elemente:

Die auditive Verarbeitung. Sie wird maßgeblich vom peripheren Hörvermögen des Kindes bestimmt und durch eine audiometrische Untersuchung auf ihre Leistungsfähigkeit überprüft.

Die Diskrimination von sprachlichen versus nichtsprachlichen Reizen. Diese Diskriminationsfähigkeit ist vorsprachlich. Es soll unterschieden werden, ob auditive Reize sprachlich oder nichtsprachlich sind.

Das phonologische Erkennen und das phonetische Diskriminieren. Wenn es sich um einen sprachlichen Reiz handelt, der dem Kind dargeboten wird, wird dieser Reiz zunächst mit vertrauten phonetischen Mustern abgeglichen. Es hängt vom Sprachentwicklungsstand des Kindes ab, wie groß die phonetischen Einheiten (Laut, Silbe, Wort) sind, die das Kind verarbeiten kann. Das Kind kann entscheiden, ob es sich um sprachliche Reize der Muttersprache handelt, auch wenn noch keine Worterkennung erfolgt. Hört das Kind sprachliche Reize, die es nicht kennt, werden diese nicht mehr weiter verarbeitet. Diagnostisch werden drei Arten der Beurteilung vorgeschlagen:
- Als erstes werden Pseudowörter vorgesprochen (Lautfolgen, die im Deutschen zulässig sind, aber keinen Sinn ergeben oder z. B. [miːʃ] [kuːʃ]: Sind diese beiden Quatschwörter gleich oder verschieden?). Diese Pseudowörter sollen miteinander verglichen werden, ob sie gleich oder unterschiedlich klingen.
- Als zweites wird eine auditive Reimerkennung bei Pseudowörtern (z. B. Reimen sich [miːʃ] und [kuːʃ]?) durchgeführt.
- Als drittes soll das Kind beurteilen, ob Pseudowörter phonotaktisch zulässig sind (z. B. Könnte man [ŋaʃ] sagen? [ŋaʃ] wäre im Deutschen ein inkorrektes Pseudowort, da der Laut [ŋ] nicht im Anlaut stehen kann, das Pseudowort [miːʃ] wäre aber korrekt und zulässig).

Alle diese Leistungen werden beim Nachsprechen von Pseudowörtern und beim Nachsprechen von Wörtern aktiviert.

Prozesse der Speicherung

Zu den Speicherungsprozessen gehören:

Die phonologische Repräsentation. Die phonologische Repräsentation ist das Wissen über die Form des Wortes. Diese Art der Repräsentation ist hierarchisch gegliedert. Dadurch kann die Silbe oder das Wort auf einer abstrakten formalen Ebene identifiziert und von anderen Silben oder Wörtern unterschieden werden.

Die semantische Repräsentation. Die semantische Repräsentation ist das Wissen über die Bedeutung des Wortes. Zum Verständnis eines Wortes wird auf diese Repräsentation zugegriffen. Ob die semantische Repräsentation intakt ist, wird in der Überprüfung nach Stackhouse und Wells (1997) dadurch beobachtet, ob das Kind die Richtigkeit seiner Äußerungen beurteilen kann und sich u. U. auch selbst korrigiert.

Das motorische Programm. Das motorische Programm ist das Wissen über die genauen Erfordernisse bei der Artikulation einer sprachlichen Einheit (Silbe, Wort, Pseudowort). Hier werden artikulatorische Gesten spezifiziert, die von einem phonologischen Programm aktiviert werden. Das phonologische Programm beinhaltet so genannte „*gestische Targets*“, also Ziele für die Sprechbewegungen. Wie genau diese Ziele erreicht werden, wird in der artikulatorischen Geste spezifiziert. Wenn das Wort „Rose“ ausgesprochen werden soll, sind die „gestischen Targets“ für den Anlaut ein stimmhafter Vibrant im fränkischen wie im rheinischen Dialekt identisch, aber durch artikulatorische Gesten wird spezifiziert, dass die artikulatorischen Gesten unterschiedlich realisiert werden: im Fränkischen [rozə] und im Rheinischen [ʀozə].

Beim Benennen oder in der Spontansprache geht man davon aus, dass ein direkter Zugriff von der semantischen Repräsentation auf das motorische Programm erfolgt, ohne die phonologische Repräsentation aktivieren zu müssen. Das macht den Sprachfluss schneller und ermöglicht eine automatisierte Produktion.

Um die Leistungsfähigkeit des motorischen Programms zu überprüfen, schlagen Stackhouse und Wells (1997) vor, *Benenntests* durchzuführen und die Reimproduktion, besonders Schüttelreime, zu testen. Wortschatzdefizite oder Wortfindungsstörungen in der semantischen Repräsentation werden nicht berücksichtigt.

Auf dieser Ebene haben Kinder mit Sprechapraxie häufig Probleme. Deshalb ist der expressive Wortschatz oft eingeschränkt und die Reimproduktion nicht möglich. Sie haben Schwierigkeiten, korrekte motorische Programme abzuspeichern, besonders was die Sequenz des Programms betrifft.

Prozesse der Outputgenerierung

Zu den Prozessen der Outputgenerierung gehören:

Das motorische Programmieren. Das motorische Programmieren ist für die Erstellung neuer motorischer Programme verantwortlich. Besonders beim Nachsprechen von Pseudowörtern oder von Wörtern, die für das Kind neu sind, tritt dieser Verarbeitungsprozess in den Vordergrund. Dabei wird nach der Vorstellung von Stackhouse und Wells (1997) auf phonologisch abgespeicherte Einheiten zurückgegriffen. Diese werden dann neu kombiniert. Getestet wird die Fähigkeit des motorischen Programmierens durch das Nachsprechen und die Synthese von Pseudowörtern.

Auch in diesem Bereich bestehen bei Kindern mit kindlicher Sprechapraxie Probleme. Es kommt darauf an, wie lange die Sequenz ist, die neu motorisch programmiert und dann auch im motorischen Programm abgespeichert werden soll. Darüber hinaus verfügen die Kinder mit kindlicher Sprechapraxie häufig nicht über viele phonologisch abgespeicherte Einheiten, auf die sie sicher zurückgreifen können (vgl. „Diagnostik“, S. 92).

Das motorische Planen. Das motorische Planen tritt dann in Kraft, wenn in der Spontansprache oder beim Benennen ein bereits vorliegendes motorisches Programm in der korrekten Reihenfolge in die passenden „gestischen Targets“ umgesetzt wird. Gleiches gilt für das Nachsprechen eines Pseudowortes, für das ein neues Programm erstellt werden muss. Dabei werden neben der Reihenfolge auch die Intonation und der Rhythmus kodiert. Durch das Nachsprechen von Realwörtern und Sätzen sowie die Synthese von Realwörtern wird das motorische Planen überprüft.

In diesem Verarbeitungsbereich bestehen bei kindlicher Sprechapraxie sehr große Probleme. (vgl. „Diagnostik“, S. 93).

Die motorische Ausführung. Während der motorischen Ausführung geschieht die konkrete Umsetzung der „gestischen Targets“ in tatsächliche Sprechbewegungen der Artikulationsorgane. Die oralen Strukturen werden vorher untersucht. Stackhouse und Wells (1997) schlagen darüber hinaus vor, Silben nachsprechen zu lassen. Was das Nachsprechen von Silben vom Nachsprechen von Pseudowörtern unterscheidet und inwiefern es

Aufschluss über die motorische Ausführung gibt, wird nicht näher erläutert.

Auf dieser Ebene ist die Störung der *Dysarthrie* anzusiedeln. Kinder mit reiner kindlicher Sprechapraxie zeigen auf dieser Ebene keine Probleme. Die klinische Praxis zeigt, dass häufig eine sprechmotorische Störung mit dysarthrischen und sprechapraktischen Anteilen besteht (vgl. „Differenzialdiagnostik“, S. 96).

Beide Modelle sind „Kästchen-Pfeil-Diagramme“ und unterteilen die Sprechproduktion in einzelne Verarbeitungsschritte. Den Modellen liegen unterschiedliche Grundannahmen der Sprechproduktion im Kindesalter zugrunde. So lassen sich die Aussagen und Vorhersagen, die die einzelnen Modelle treffen, unterschiedlich gut verifizieren. Konkrete Hinweise für die Diagnostik als Grundlage der Therapieplanung mit sprechapraktischen Kindern lassen sich von der sprechmotorischen Behandlungshierarchie (Hayden u. Square 1994) wie auch von dem Sprechverarbeitungsmodell von Stackhouse und Wells (1997) ableiten.

2 Diagnostik der kindlichen Sprechapraxie

Überblick über die diagnostischen Möglichkeiten

Marquardt et al. (2001) stellen fest, dass es bisher kein allgemein akzeptiertes diagnostisches Verfahren einer kindlichen Sprechapraxie gibt. Die Autoren verstehen die Störung als ein *Syndrom mit charakteristischen Sprech- und Sprachauffälligkeiten*. Welche der Symptome in jedem Fall bzw. welche nur gelegentlich auftreten, wird nicht näher bestimmt. Das führe zu einer zu häufigen Diagnosestellung dieser Störung. Für die Ermittlung einer kindlichen Sprechapraxie sei zudem das Alter des Kindes entscheidend: Die Autoren betonen, dass es vor dem 3. Geburtstag sehr schwierig, wenn nicht gar unmöglich sei, diese Sprechstörung nachzuweisen. Grundsätzlich orientieren sich diagnostische Kriterien immer an der Altersnorm sprechgesunder Kinder.

Andere Autoren verweisen jedoch darauf, dass sehr wohl (für den amerikanischen Sprachraum) standardisierte und normierte Testverfahren entwickelt wurden. Für den deutschen Sprachraum liegen bislang jedoch keinerlei Diagnostikverfahren vor.

Standardisierte Verfahren

Blakeley (2001) legt den „*Screening Test for Developmental Apraxia of Speech*" (STDAS-2) in der 2. Auflage vor. Der Test beruht nicht auf einer theoretischen Annahme oder einem Modell, sondern orientiert sich an der klinischen Symptomatologie der Störung. Das Screening wird nur dann durchgeführt, wenn eine Störung der expressiven Sprachentwicklung besteht. Die rezeptiven Fähigkeiten des Kindes müssen in einem gesondert durchzuführenden Sprachverständnistest der Altersnorm entsprechen. Kinder mit geistiger Behinderung können mit dem STDAS-2 nicht untersucht werden.

Die expressiven Fähigkeiten sollten mindestens sechs Monate unter der Altersnorm liegen, denn Blakeley geht davon aus, dass nur unter dieser Voraussetzung eine kindliche Sprechapraxie diagnostiziert werden kann. Der Test kann in 10–15 Minuten durchgeführt werden. Er soll Praktikern einen schnellen Überblick liefern, ob eine kindliche Sprechapraxie vorliegen könnte. Der Autor betont dies als primäres Ziel, um die Therapieplanung entsprechend anpassen zu können. Es werden drei Untertests durchgeführt:

- Prosodie
- verbale Sequenzierungsaufgaben
- Artikulation

Die Reliabilität des Tests wurde nicht überprüft, auf die Validität wird hingewiesen. Es wird eine Aussage getroffen, wie wahrscheinlich das Bestehen einer kindlichen Sprechapraxie ist (sehr wahrscheinlich, wahrscheinlich, unwahrscheinlich, sehr unwahrscheinlich). Das Screening wurde an 51 Kindern in einigen Bundesstaaten der USA standardisiert. Eine Altersnormierung liegt nicht vor.

Auch wenn der Test von seiner theoretischen Fundierung wie von der methodischen Durchführung Schwächen aufweist, konnte gezeigt werden, dass er verlässlich Kinder mit kindlicher Sprechapraxie von Kindern mit phonologischer Störung unterscheidet (Marquardt et al. 2001).

Normierte Verfahren

Hayden und Square (1999) entwickelten mit dem „*Verbal Motor Production Assessment for Children*" (VMPAC) ein Verfahren zur Diagnose sprechmotorischer Störungen im Kindesalter. Der Test basiert auf dem Modell der sprechmotorischen Behandlungshierarchie (Motor Speech Treatment Hierarchy, Hayden u. Square 1994), die im Kapitel „Theoretische Grundlagen" näher dargestellt wurde (vgl. S. 83). Bei 3- bis 12-jährigen Kindern kann mithilfe des VMPAC altersspezifisch anhand von Perzentilen ermittelt werden, ob die Aussprachestörung des Kindes eine sprechmotorische Ursache hat oder noch innerhalb der Altersnorm liegt. Es handelt sich nicht um eine Artikulationsüberprüfung. Die Autorinnen betonen, dass der VMPAC Bestandteil einer gesamten Sprachentwicklungsdiagnostik sein sollte und nicht isoliert durchgeführt und interpretiert werden kann.

Für Hayden (1994) ist die kindliche Sprechapraxie eine *Ausschlussdiagnose*. Es müssen folgende Störungen ausgeschlossen werden, um die Diagnose der kindlichen Sprechapraxie stellen zu können:

- Hörstörung
- kraniofaziale Störung
- Intelligenzminderung
- Störung des Sprachverständnisses
- emotionale Störung
- Störung des pragmatischen Sprachgebrauchs

! Sollte eine der genannten Störungen vorliegen, kann der Befund einer Sprechapraxie nicht gestellt werden. Allerdings können in diesem Fall dyspraktische Komponenten bestehen.

Durch die Beobachtung von nichtsprachlichen Bewegungsfolgen wird mithilfe des VMPAC ermittelt, ob eine bukkofaziale Apraxie vorliegt. Eine gesamtkörperliche Beteiligung wie eine Gliedmaßenapraxie wird ebenfalls beobachtet, jedoch nicht differenzierter diagnostiziert (z. B. in der Fragestellung, ob Beine oder Arme stärker betroffen sind oder die Probleme des Kindes auf ein Gleichgewichtsproblem zurück zu führen sein könnten). Der VMPAC unterscheidet zwischen *dysarthrischen* und *sprechapraktischen* Beeinträchtigungen bei Kindern. Der Test untergliedert sich in fünf Untertests:

1. großmotorische Steuerung
2. Steuerung nichtsprachlicher orofazialer Bewegungen
3. Sequenzierung von Einzellauten, Silben, Wörtern und Sätzen
4. Steuerung des Sprechens in der gelenkten Rede
5. allgemeine Beurteilung sprechmotorischer Charakteristika

Hayden (1994) ist der Meinung, dass es nur wenige rein sprechapraktische Kinder gibt. Der Test wurde bezüglich seiner Testgütekriterien (in erster Linie Reliabilität und Validität) überprüft und an 1040 Kindern, die über die ganze USA verteilt waren, in 5 Altersgruppen normiert. Die Durchführung des VMPAC dauert ca. 45 – 50 Minuten.

Vorschlag zum Vorgehen im Deutschen

Im Deutschen gibt es bislang kein Verfahren, mit dem eine kindliche Sprechapraxie klar diagnostiziert werden könnte. Es wird ein Vorgehen vorgeschlagen, das für den deutschen Sprachraum Anhaltspunkte für das Bestehen einer kindlichen Sprechapraxie liefern kann. Dazu liegen im Anhang ein Anamnesebogen und ein Diagnostikbogen vor (vgl. S. 142 ff). Das im Folgenden beschriebene Vorgehen ist bislang noch nicht evaluiert oder normiert worden, sondern soll die klinische Befunderhebung durch gezielte, theoriegeleitete Beobachtungen untermauern.

Anamnese

Erste Hinweise auf eine kindliche Sprechapraxie kann eine ausführliche Anamnese geben. Es gilt im Gespräch mit den Eltern besonders genetische und metabolische Auffälligkeiten zu erfragen und die motorische, soziale und kommunikative Entwicklung zu dokumentieren (vgl. Anamnesebogen im Anhang ab S. 142). Eine bestehende Hörstörung, eine allgemeine Intelligenzminderung, eine kraniofaziale Störung sowie eine emotionale Störung sollten ermittelt, durch entsprechende Befunde belegt und ggf. ausgeschlossen werden.

Neuromotorische Entwicklung

Daten zur neuromotorischen Entwicklung des Kindes können Informationen zu einer gleichzeitig bestehenden Gliedmaßenapraxie liefern. Eine genauere Diagnostik bei großmotorischen Auffälligkeiten sollte mit dem Kinderarzt bzw. Neuropädiater und den Therapeuten aus den Fachdisziplinen der Physio- und Ergotherapie abgestimmt werden.

Die Inspektion und Untersuchung der Mundhöhle und der Artikulatoren sollen Aufschluss über eine allgemeine orofaziale Schwäche und eine eingeschränkte Beweglichkeit der Artikulatoren geben. Liegen hier Auffälligkeiten (z.B. eine Hypotonie) vor, besteht in jedem Fall eine grundlegende sprechmotorische Störung im Sinne einer Dysarthrie. Durch die Überprüfung serieller nichtsprachlicher Mundbewegungen wird herausgearbeitet, inwiefern eine bukkofaziale Apraxie besteht. Interessant ist in diesem Zusammenhang, dass alle betroffenen Familienmitglieder der KE-Familie eine bukkofaziale Apraxie aufweisen. Bei der Ausführung einzelner nichtsprachlicher Bewegungen, die nur eine Muskelgruppe beanspruchten, waren jedoch keine Auffälligkeiten zu beobachten. Diese traten ausschließlich bei Bewegungskombinationen auf, die gleichzeitig oder nacheinander ausgeführt werden sollten (Alcock et al. 2000a).

Verhältnis zwischen rezeptiver und expressiver Sprachentwicklung

Eine kindliche Sprechapraxie kann nur dann diagnostiziert werden, wenn die Sprachverständnisleistungen des Kindes deutlich besser sind als seine expressiven Möglichkeiten.

Hierzu sollte ein normierter Test, der expressive wie rezeptive Leistungen überprüft, durchgeführt werden. Ein Beispiel ist der *Sprachentwicklungstest für Kinder* (Grimm 2000, 2001). Dieser Test ist für Kinder zwischen 2 und 5 Jahren entwickelt worden. Um das Sprachverständnis bei Kindern ab 5 Jahren bis zum 1. Schuljahr zu überprüfen, wurde der *Marburger Sprachverständnistest für Kinder* (MSVK, Elben u. Lohaus 2000) vorgelegt.

Konsistenzermittlung und Fehlerquote

Üblicherweise werden zur Ermittlung kindlicher Aussprachestörungen *Benenntests* durchgeführt. Wenn die kindliche Sprechapraxie sehr schwer im Sinne eines Mutismus ausgeprägt ist, kann es jedoch sein, dass das Kind nicht benennen kann. Bei der Durchführung von Benenntests wird gezielt beobachtet, ob die eingangs beschriebenen Symptome (vgl. „Theoretische Grundlagen“, S. 78 – 79) im Sprechablauf auftreten. Dabei ist auf differenzialdiagnostisch relevante Symptome zu achten. Prinzipiell könnten auch Wortfindungsstörungen mit phonologischen Paraphasien und neologistischen Formen oder andere semantischen Störungen auftreten (Siegmüller 2006).

Hinweise im Hinblick auf die Konsistenz der Fehler gibt der *25-Wörter-Test* im Rahmen der Psycholinguistischen Analyse kindlicher Sprechstörungen (PLAKSS, Fox 2005). Der Test besteht aus 30 Bildkarten. Diese zeigen kindgemäße Abbildungen von ein- bis fünfsilbigen Wörtern, die das Kind benennen soll. Als Auswahlkriterium wird die Ein- bis Mehrsilbigkeit angeführt, und dass es sich um Wörter handele, „die Kindern oft Schwierigkeiten in der Aussprache bereiten.“ (Fox 2005:19). Das Erwerbsalter der Wörter, ihre Silben- und Betonungsstruktur sowie deren Verteilung im Deutschen werden in der Auswahl nicht kontrolliert. Die Anzahl der Bildvorlagen ist so gewählt, dass 25 Benennungen in jedem Fall zur Auswertung herangezogen werden können. Dies gilt auch dann, wenn das Kind aus anderen Gründen (z.B. lexikalische Störung) nicht alle Bilder korrekt benennen kann. Die Autorin macht keine konkrete Altersangabe, ab wann der Test einsetzbar ist. Alle Bilder sollen dreimal benannt werden, wobei die Benennung einzelner Bilder nicht direkt hintereinander erfolgen sollte. Werden 40% der Wörter oder mehr, also mindestens 12 der 30 Wörter, nicht konsistent produziert, besteht nach Fox eine inkonsequente phonologische Störung. Eine phonologische Analyse ist in diesem Fall nicht durchführbar. Hier sollte auf jeden Fall anhand der beschriebenen Symptomatik geprüft werden, ob eine kindliche Sprechapraxie besteht.

Betz und Stoel-Gammon (2005) weisen darauf hin, dass sich die Sprechproduktionen von Kindern mit Sprechapraxie durch eine Fehlerinkonsistenz auszeichnen, die insbesondere bei Vokalen zu beobachten ist. Diese Inkonsistenz bei kindlicher Sprechapraxie ist jedoch nicht größer als in der physiologischen Sprechentwicklung oder bei einer phonologischen Verzögerung. Die Inkonsistenz bleibt aber länger bestehen und es werden insgesamt mehr Fehler gemacht.

Um die Fehler verschiedener Kinder mit unterschiedlichen Problemen vergleichbar machen zu können, schlagen die Autorinnen bei der Artikulation von Vokalen in Wörtern drei leicht durchzuführende Analyseverfahren zur Konsistenz der Produktion vor:

Ermittlung des Prozentsatzes inkorrekter Produktionen

Die Wiederholungen der Wörter werden miteinander verglichen und die Fehlerzahl in Bezug auf die Wörter, nicht Einzellaute, gezählt. Dann wird diese Zahl durch die Anzahl der Versuche geteilt und mit 100 multipliziert, um den Fehlerprozentsatz zu ermitteln. Dieses Maß erlaubt keine direkte Aussage zur Konsistenz, vermittelt aber dennoch einen generellen Eindruck der Fähigkeit des Kindes, ein Wort korrekt auszusprechen.

Hier ein Beispiel: Das Wort „Knöpfe" wird viermal mit einem eher nach [ɛ] klingenden Vokal in der 1. Silbe und zweimal mit korrektem Vokal in der 1. Silbe bei insgesamt sechsmaliger Produktion im 25-Wörter-Test (Fox 2005) gebildet. So werden vier Fehler durch sechs Versuche dividiert und dann mit 100 multipliziert, also 67 % inkorrekte Produktion, 33 % korrekte Produktion.

Die Formel lautet somit:
(Anzahl der Fehler/Anzahl aller Produktionen) x 100 = Prozentsatz inkorrekter Produktionen
Je mehr Fehler das Kind macht, desto höher ist der ermittelte Prozentsatz inkorrekter Produktionen.

Ermittlung der generellen Konsistenz des Fehlertyps

Hier wird der Frage nachgegangen, wie konsistent Fehlertypen beim wiederholten Benennen eines Wortes auftreten. Es geht also darum, ob ein Kind immer den gleichen Fehler macht (kontrolliert falsch) oder diverse Fehler produziert (unkontrolliert falsch). Dazu werden die Anzahl der unterschiedlichen Fehlertypen (z. B. Vokalentstellung oder Vokalersetzung) bei der Aussprache des Zielwortes ins Verhältnis dazu gesetzt, wie oft das Wort insgesamt fehlerhaft ausgesprochen wurde.

Wieder ein Beispiel: Das Wort „Knöpfe" wird viermal mit einem eher nach [ɛ] klingenden Vokal in der 1. Silbe, einmal korrekt und einmal mit der Reduktion des Konsonantenclusters bei sechsmaliger Produktion im 25-Wörter-Test (Fox 2005) gebildet. Es werden zwei Fehlertypen gezeigt, nämlich eine Vokalentstellung und eine Konsonantenclusterreduktion. Das Wort wird insgesamt von sechs Versuchen fünfmal fehlerhaft ausgesprochen.

Um den Prozentsatz der Fehlerkonsistenz zu ermitteln, sind nun zwei Schritte notwendig. Zunächst wird die Anzahl der verschiedenen Fehlertypen (hier: Vokalentstellung und Konsonantenclusterreduktion, also 2) durch die Anzahl der fehlerhaften Produktionen auf Wortebene (in diesem Fall 5) geteilt. Im nächsten Schritt wird dieser Wert von 1 subtrahiert (um sicherzustellen, dass eine höhere Konsistenz auch zu höheren Werten führt) und dann mit 100 multipliziert. Das Ergebnis lautet somit: $(1 - (2/5)) \times 100 = (1 - 0{,}4) \times 100 = 60\,\%$. Achtung: Wird nur ein Fehlertyp produziert, ist die Anzahl der unterschiedlichen Fehlertypen 0, da mit keinem anderen Fehlertyp verglichen werden kann.

Die Formel lautet somit:
(1 - (Anzahl der unterschiedlichen Fehlertypen/ Anzahl der fehlerhaften Produktionen)) x 100 = Prozentsatz der Konsistenz des Fehlertyps.
Je geringer der ermittelte Prozentsatz ist, desto mehr unterschiedliche Fehler macht das Kind beim Sprechen. Das spricht für eine kindliche Sprechapraxie. Je höher der ermittelte Prozentsatz, desto mehr gleiche Fehler macht das Kind. Das spricht gegen eine kindliche Sprechapraxie.

Konsistenz des am häufigsten gemachten Fehlertyps

Zunächst wird analysiert, ob das Kind unterschiedliche Fehler macht. Dies kann umso aussagekräftiger geschehen, je mehr Produktionen man von einem Wort beobachtet hat. In der Studie von Betz u. Stoel-Gammon (2005) wurden sechs Wiederholungen pro Wort verwendet. Um die Konsistenz des am häufigsten gemachten Fehlertyps zu ermitteln, wird die Anzahl des häufigsten Fehlertyps mit der Anzahl der fehlerhaften Produktionen ins Verhältnis gesetzt. Um den gesamten Ergebnisbereich (0–100 %) ausschöpfen zu können, wird zusätzlich vom Zähler bzw. Nenner des Bruchs 1 abgezogen.

Wenn wir unser Beispiel heranziehen, dass das Wort „Knöpfe“ viermal mit einem eher nach [ɛ] klingenden Vokal produziert wird, einmal mit korrektem Vokal und einmal mit der Reduktion des Konsonantenclusters bei insgesamt sechsmaliger Produktion im 25-Wörter-Test (Fox 2005), ist der nach [ɛ] klingende Vokal der häufigste Fehlertyp. Er wird viermal bei insgesamt fünf fehlerhaften Produktionen gezeigt.

Daher kann man also Folgendes berechnen: $((4-1)/(5-1)) \times 100 = (3/4) \times 100 = 75\,\%$.

Die Formel lautet somit:
((Anzahl des häufigsten Fehlertyps – 1) / (Anzahl der fehlerhaften Produktionen – 1)) × 100 = Prozentsatz der Konsistenz des am häufigsten gemachten Fehlertyps

Kinder mit kindlicher Sprechapraxie zeigen besonders in diesem Maß höhere Inkonsistenzen im Vergleich zu Kindern mit phonologischer Verzögerung und sprechgesunden Kindern. Ist der Wert hoch, dann wird der häufigste Fehler konsistent gemacht. Das spricht gegen eine kindliche Sprechapraxie.

Natürlich ist es nicht sinnvoll, die beschriebenen Konsistenzwerte nur für ein oder wenige Wörter zu bestimmen. Eine gute Aussage ist erst dann möglich, wenn die Sprechleistungen bei einer Vielzahl von Wörtern pro Wort ermittelt wurden. So sollten es, wie von Fox (2005) vorgeschlagen, mindestens 25 Wörter sein, die mindestens dreimal produziert werden. Je mehr Produktionen, desto aussagekräftiger sind die ermittelten Werte.

Durchführung von Nachsprechaufgaben

Sowohl Blakeley (2001) als auch Hayden und Square (1999) schlagen das Nachsprechen als Untersuchungsmethode vor. Dabei wird zwischen dem Nachsprechen von Vokalen und Konsonanten sowie Pseudowörtern und Wörtern unterschieden. Im Sprechverarbeitungsmodell nach Stackhouse und Wells von 1997 (siehe „Theoretische Grundlagen“, S. 84) werden unterschiedliche Leistungsbereiche angesprochen. Beim Nachsprechen nicht sinntragenden Materials wie Vokalen, Konsonanten, Silben und Pseudowörtern werden die Leistungsbereiche der phonologischen und semantischen Repräsentation nicht involviert. Das motorische Programmieren hin zu einem motorischen Programm steht besonders im Mittelpunkt der Verarbeitung. Hier sind die Probleme bei kindlicher Sprechapraxie lokalisiert. Um dies mit den Leistungsbereichen der phonologischen und semantischen Repräsentation vergleichen zu können und um zu überprüfen, wie gut über diesen Weg auf eventuell bereits vorhandene motorische Programme zugegriffen werden kann, lässt man das Kind ebenfalls Wörter nachsprechen. Dabei wird die Wortlänge zunehmend gesteigert. Man vergleicht abschließend die benannten Wörter aus dem 25-Wörter-Test (Fox 2005) mit der Leistung beim Nachsprechen derselben Wörter. Hier kann ein Vergleich gezogen werden zwischen den Möglichkeiten des Kindes, einerseits einen Zugriff über die semantische Repräsentation auf ein motorisches Programm beim Benennen aufzubauen, und andererseits über das phonologische Erkennen eine phonologische Repräsentation in ein motorisches Programm umzusetzen. Beim sprechapraktischen Kind könnte die phonologische Repräsentation beim Zugriff auf das motorische Programm eine Hilfe darstellen und somit das Nachsprechen leichter sein als das Benennen.

Ermittlung des Vokalrepertoires durch Nachsprechen

Es werden alle langen Vokale des Deutschen, der Schwalaut und die Diphtonge, vorgesprochen. Das Kind soll jeden Vokal nach Aufforderung viermal wiederholen, damit auch die Konsistenz der Produktion ermittelt werden kann. Ist die Produktion inkonsistent, weist dies auf eine kindliche Sprechapraxie hin. Ist die Produktion konsistent, aber von der Zielform abweichend (z. B. [yː] wird konsistent durch ein [u] ersetzt), weist dies auf ein grundlegenderes sprechmotorisches Problem hin wie z. B. eine Dysarthrie. Fox (2003) beschreibt für das Deutsche, dass alle Vokale von sprechgesunden Kindern mit ca. 2,5 Jahren beherrscht werden.

Ermittlung des Konsonantenrepertoires durch Nachsprechen

Es werden alle Konsonanten nach der Reihenfolge ihres phonetischen Erwerbs im Deutschen (Fox u. Dodd, 1999) vorgesprochen und sollen viermal wiederholt werden, um die Konsistenz der Bildung auf Aufforderung beurteilen zu können. Die Beurteilung des Lautrepertoires sollte sich an den von Fox (2003) beschriebenen Altersgruppen orientieren.

Die Vokale und Konsonanten, die auf auditive Aufforderung der Therapeutin bereits gebildet werden können, bilden die Grundlage für die Silben, die in der Therapie herangezogen werden können. Wie eine Erweiterung des bestehenden Repertoires erreicht wird, ist von Therapieansatz zu Therapieansatz unterschiedlich (vgl. „Therapie", S. 101).

Nachsprechen von Pseudowörtern

Beim Nachsprechen von Pseudowörtern werden, wie im Modell von Stackhouse und Wells (1997) beschrieben, die Ebenen des phonologischen Erkennens, des phonetischen Diskriminierens, des motorischen Programmierens, Planens und der motorischen Ausführung angesprochen.

Im Rahmen der Diagnostik der KE-Familie wurde eine Diskriminanzanalyse aller Untersuchungsergebnisse der betroffenen und der nichtbetroffenen Mitglieder durchgeführt. Es zeigte sich, dass man Betroffene von Nichtbetroffenen nur anhand der Leistungen beim Nachsprechen von Pseudowörtern, die komplexe artikulatorische Muster enthielten, unterscheiden konnte (Watkins et al. 2002b). Somit scheint das Nachsprechen von Pseudowörtern ein wichtiger differenzialdiagnostischer Aspekt, insbesondere bei phonologischen Störungen, zu sein. Das Nachsprechen von Pseudowörtern sollte rein phonologisch beeinträchtigten Kindern keine Mühe bereiten. Sprechapraktische Kinder hingegen zeigen hier besondere Schwierigkeiten, da die geforderte Leistung die Möglichkeiten des motorischen Programmierens in den Mittelpunkt rückt.

Die Schwierigkeit der Pseudowörter wird im Hinblick auf die Silbenkomplexität gesteigert.

Nachsprechen von Wörtern

Werden Wörter nachgesprochen, wird zusätzlich zum phonologischen Erkennen und dem phonetischen Diskriminieren die Ebene der phonologischen und der semantischen Repräsentation einbezogen. Hier wird systematisch die Silbenkomplexität erhöht, um zu sehen, auf welcher Stufe das Kind Probleme zeigt.

Thoonen et al. (1997) zeigten in einer Untersuchung, in der sie den Schweregrad der Störung ermitteln wollten, dass sprechgesunden Kindern kaum Fehler bei Wörtern im Verhältnis zu Pseudowörtern unterliefen. Kinder mit Sprechapraxie zeigten dieses Muster nicht und machten bis zu 12-mal mehr Fehler als die sprechgesunden Kinder, wenn die Wörter Konsonantencluster enthielten. Konsonantenclusterreduktion wird zwar als Schweregradindikator der kindlichen Sprechapraxie gewertet, jedoch nicht als besonders spezifisches Symptom. Auch anderen Gruppen sprech- und sprachauffälliger Kinder unterläuft dieser Fehlertyp. Das geschieht eher am Ende als am Beginn einer Silbe (z. B. bei phonologisch gestörten Kindern und Kindern mit einer Sprachentwicklungsverzögerung).

Ermittlung der diadochokinetischen Rate

Bereits Yoss und Darley (1974) wie auch Kent et al. (1988) beschreiben zur Diagnosestellung die Ermittlung der diadochokinetischen Rate, also die maximale Wiederholungsgeschwindigkeit bei wechselnden Silbenfolgen (pa-ta-ka). Dieser Ansatz wurde 1999 von Thoonen und seinen Mitarbeitern aufgegriffen. Sie stellen die Behauptung auf, die artikulatorische Diadochokinese sei ein Instrument mit einer 100%igen Sensitivität, eine kindliche Sprechapraxie erkennen zu können. Darüber hinaus gebe die maximale Frikativhaltedauer einen Aufschluss, ob eine kindliche Sprechapraxie bestehe.

Sie machten dazu eine Studie in den Niederlanden mit 72 Kindern zwischen 4 und 12 Jahren. Die Fragestellung der Studie war, ob Aufgaben, die die maximale Leistungsfähigkeit sprechmotorischer Parameter abfragen (z. B. maximale Tonhaltedauer), die sprechmotorischen Anteile der Aussprachestörungen dieser Kinder ermitteln können. Die allgemeine diagnostische Sensitivität des von Thoonen et al. angewandten Untersuchungsablaufs liegt bei 95%.

Sie stellen weiter fest, dass bei vielen Kindern mit einer nicht spezifischen Aussprachestörung unklarer Genese eine dyspraktische wie auch eine dysarthrische Komponente vorliegt.

In der Untersuchung zeigen sie, dass 4- bis 5-jährige Kinder mit Sprechapraxie die korrekte Silbensequenz (pa-ta-ka) nicht aufrechterhalten können. Bei sprechgesunden Kindern dieses Alters kann auch etwas Übung erforderlich sein, bis die korrekte Sequenz gelingt, was aber in der Regel möglich ist.

Tabelle **26** Sprechapraxie-Score von Thoonen et al. (1999)

	Gewichtetes Ergebnis		
	0	1	2
1. Sequenz korrekt? (pa-ta-ka)	Möglich		**Nicht möglich**
2. maximale Geschwindigkeit (pa-ta-ka) (Silbenzahl pro s)	≥ 4,4	3,4 - 4,4	**< 3,4**
3. Anzahl der Versuche (maximal 3, dann Abbruch)	≤ 2	**> 2**	
4. maximale Frikativhaltedauer (in s) auf [f], [s] und [z] und einen Atemzug	≥ 11,0	**< 11,0**	

Die *Produktionsgeschwindigkeit* war bei manchen sprechgesunden Kindern wie bei den sprechapraktischen Kindern leicht herabgesetzt. So bestehen in einigen Leistungsbereichen Überlappungen zwischen den Leistungen sprechgesunder und dysarthrischer Kinder, Kindern mit kindlicher Sprechapraxie sowie Kindern mit unspezifischer Aussprachestörung unklarer Genese.

In einer Normierungsuntersuchung der diadochokinetischen Leistungen junger Kinder stellen Williams und Stackhouse (2000) die Verlässlichkeit der Aussagen bei 3-jährigen Kindern infrage. Wie Thoonen fanden auch sie bei dreisilbigen Aufgaben bei sprechgesunden Kindern zwischen 3 und 5 Jahren die aussagekräftigsten Unterschiede.

Eine abschließende Beurteilung, ob eine kindliche Sprechapraxie besteht oder nicht, wird durch die Ermittlung eines gewichteten Ergebnisses aus vier Bereichen entschieden (Tab. **26**). Es ist besonders auf die fettgedruckten und unterstrichenen Werte zu achten.

Erreicht das Kind ein gewichtetes Ergebnis gleich 2 und größer, besteht nach Thoonen et al. eine kindliche Sprechapraxie. Kein sprechgesundes Kind erreichte diese Werte, jedoch 78% der dysarthrischen Gruppe der Stichprobe und 54% der Kinder mit nicht spezifischer Aussprachestörung unklarer Genese, da bei diesen Kindern häufig eine dyspraktische Komponente besteht. 100% der Kinder mit Sprechapraxie erzielten Werte, die gleich 2 oder größer waren.

Die Ermittlung der diadochokinetischen Rate und der maximalen Frikativhaltedauer sind Teile der Diagnostik, welche bei Verdacht auf eine kindliche Sprechapraxie ermittelt werden sollten.

Automatisierte Sprache

Kinder mit kindlicher Sprechapraxie haben Schwierigkeiten, korrekte motorische Programme zu automatisieren. Erste Ansätze von Automatisierung können beim Zählen festgestellt werden. So schlagen Hayden und Square (1999) vor, dass man prüfen sollte, ob das Kind bereits zählen kann und ob beim Zählen ebenfalls eine Varianz der Aussprache festzustellen ist oder nicht. Wenn das *Sprechen beim Zählen* konsistenter ist als bei spontanen Äußerungen, beim Benennen oder in der gelenkten Rede, so ist dies ein weiterer Hinweis auf eine kindliche Sprechapraxie.

Prosodie

In vielen Definitionen kindlicher Sprechapraxie wird auf eine auffällige Prosodie hingewiesen (Hall et al. 1993, Shriberg et al. 1997c, Velleman 2003). Der Begriff der Prosodie bezieht sich auf 3 akustische Parameter einer Schallwelle und deren Variation: die *Dauer*, die *Frequenz* und die *Amplitude*. Diese Parameter werden herangezogen, um die Sprechmelodie und die Bedeutung der gesprochenen Sprache zu verändern. So sind die üblichen Funktionen der Prosodie die *Übermittlung emotionaler Befindlichkeit* und *linguistischer Bedeutung*, besonders Betonung, Bestimmung syntaktischer Grenzen und die Unterscheidung zwischen Aussage- und Fragesatz.

Bei kindlicher Sprechapraxie werden *Auffälligkeiten der Lautstärke*, des *Tonhöhenverlaufs* und der *Wort- bzw. Satzakzentuierung* beobachtet. Es kann auch zu atypischen Fehlern kommen wie z. B. dem Weglassen betonter Silben oder der Überbetonung unbetonter Silben (Velleman 2003). Darauf sollte bei der Beobachtung der Spontansprache des Kindes geachtet werden.

Von den 16 zweisilbigen Wörtern im 25-Wörter-Test (Fox 2005) sind 13 trochäisch (= auf der 1. Silbe betont) und drei jambisch (= auf der 2. Silbe betont). Anhand dieser *unterschiedlichen Betonungsmuster* können ebenfalls Beobachtungen zu den prosodischen Fähigkeiten des Kindes gemacht werden. Das gilt besonders vor dem Hintergrund, dass von den sieben dreisilbigen Wörtern vier auf der 1. Silbe betont sind, eins auf der 2. Silbe und zwei auf der 3. Silbe. Bei den vier viersilbigen Wörtern sind zwei auf der 1. Silbe und zwei auf der 3. Silbe betont. Durch die unterschiedlichen Silbenanzahlen im 25-Wörter-Test kann festgestellt werden, ob die Kinder größere Schwierigkeiten haben, mehrsilbige im Verhältnis zu ein- oder zweisilbigen Wörtern zu sprechen.

Darüber hinaus sind im Diagnostikbogen im Anhang (vgl. S. 159–160) jeweils 2 Items zur Unterscheidung zwischen einer Aussageintonation und einer Frageintonation sowie zur Übermittlung emotionaler Befindlichkeit zu finden.

Differenzialdiagnostik

Es gilt, die kindliche Sprechapraxie gegenüber ihren klinischen Nachbarn abzugrenzen und die wesentlichen Kriterien, anhand derer dies geschehen kann, aufzuzeigen.

Spezifische Sprachentwicklungsstörung

Im Rahmen einer spezifischen Sprachentwicklungsstörung können alle Bereiche der Sprache im Sinne der Phonologie, Semantik, Syntax, Morphologie und Pragmatik betroffen sein. Dannenbauer (2003) weist darauf hin, dass die spezifische Sprachentwicklungsstörung „bisher noch nicht positiv definiert wird (d.h. im Hinblick auf die genaue Natur der Störung), da sich hinter der einheitlichen Bezeichnung eine sehr heterogene Population verbirgt." Der Autor macht darauf aufmerksam, dass eine kindliche Sprechapraxie ein Auslöser dieser noch nicht genauer definierten Störung sein kann, womit er Böhme (2003) widerspricht, der der Auffassung ist, dass „eine Dyspraxie bei Kindern beim Nichterkennen eine Sprachentwicklungsstörung vortäuschen kann." Er beschreibt, dass selbst wenn sich das Ausspracheproblem gebessert hat, sich semantisch-lexikalische Defizite zeigen, die u. a. in Form von Wortfindungsschwierigkeiten zum Ausdruck kommen können. Als Leitsymptom der spezifischen Sprachentwicklungsstörung beschreibt Dannenbauer „die Schwierigkeiten bei der Erzeugung altersgemäßer grammatischer Satzstrukturen (Syntax und Morphologie)." So kann auch ausschließlich dieser Leistungsbereich bei einer spezifischen Sprachentwicklungsstörung betroffen sein.

> Bei einer kindlichen Sprechapraxie ist nie die syntaktische und/oder morphologische Regelbildung isoliert betroffen.

Zentral-auditive Verarbeitungsstörung

Im Simulationsmodell von Westermann und Miranda (2004) zeigte sich, dass sich nach einer nicht korrekt vollzogenen 2. Lallphase nicht nur abnorme Produktionsmechanismen beim Sprechen, sondern auch pathologische Rezeptionsmechanismen entwickeln. Die Autoren begründen ihre Annahme, die noch nicht durch weitere Daten abgesichert werden konnte, damit, dass ein Laut, der oft vom Kind produziert wird, eine sehr enge *sensomotorische Verknüpfung* zu dem perzeptuellen Protoypen dieses Lautes herstellt. Ein Laut, der weniger häufig produziert wird, verfügt nur über eine schwächere Verknüpfung, was dazu führt, dass diese perzeptuelle Abspeicherung weniger stark aktiviert wird. Dadurch ist dieser Laut dem Kind weniger vertraut. Da Kinder mit einer kindlichen Sprechapraxie häufig, um nicht zu sagen in der Regel, Auffälligkeiten in der 2. Lallphase zeigen, besteht neben der kindlichen Sprechapraxie oft eine zentral-auditive Verarbeitungsstörung. Beide Patientengruppen verfügen über ein intaktes peripheres Hörvermögen.

Kinder, die jedoch unter einer *isolierten* zentral-auditiven Verarbeitungsstörung leiden, die z.B. auf eine verlangsamte Hörbahnreifung zurückzuführen sein kann, zeigen beim Sprechen weniger Anstrengung, keine Temporeduktion und kein artikulatorisches Suchverhalten. Zudem weisen sie keine prosodischen Auffälligkeiten, besonders gleichförmige Betonungsmuster, wie auch keine lautlichen Entstellungen und Schwierigkeiten in der Silbenproduktion auf.

Myofunktionelle Störung

Hahn (2003) definiert myofunktionelle Störungen als „Störungen der Muskelfunktion, des Muskeltonus oder der harmonischen Bewegungsabläufe [...] im orofazialen Bereich. Das können Fehlsteuerungen der Bewegungsabläufe der Kaumuskulatur und Teile der mimischen Muskulatur sein oder Fehlsteuerung von Funktionen und deren Koordination im Mund-Rachen-Bereich oder Störungen des muskulären Gleichgewichts im orofazialen Bereich." (Hahn 2003:317).

Die Autorin spricht konkret die Koordination an, die bei kindlicher Sprechapraxie ebenfalls betroffen ist. Im Falle einer kindlichen Sprechapraxie zeigt sich diese *Koordinationsstörung* bei sprechmotorischer Aktivität und nicht bei nichtsprachlichen Leistungen. Hat ein Patient eine isolierte myofunktionelle Störung, so ist das Sprechen – wenn überhaupt – nur teilweise beeinträchtigt, besonders bei der Zischlautbildung oder teilweise bei der Bildung alveolarer Laute.

Vegetative Funktionen wie Schlucken und Saugen werden vom zentralen Nervensystem auf andere Art und Weise gesteuert als die Sprechfunktion, sodass es sich um zwei voneinander dissoziierbare Störungen handelt.

Stottern

Natke (2000) definiert Stottern als „Redeflussstörung oder Sprechablaufstörung, bei der es nicht nur gelegentlich, sondern auffallend häufig zu Unterbrechungen im Redefluss kommt. Ein Stotterer weiß genau, was er sagen will, ist aber im Augenblick des Stotterns unfähig, die für die Umsetzung des sprachlichen Inhaltes erforderlichen Artikulationsbewegungen fließend auszuführen."

Nach Natke bedeutet „nur gelegentlich", dass weniger als drei Silben von 100 gestottert werden. Die Unterbrechungen im Redefluss beschreibt Johannsen (2003) als „Wiederholungen, Dehnungen und Blockierungen, (...), Laut- und Silbenwiederholungen, Lautdehnungen, ungewöhnliche Pausen zwischen Lauten und Silben und meist auch Wiederholungen einsilbiger Wörter." Kinder mit kindlicher Sprechapraxie zeigen demgegenüber keine Blockierungen und weniger bis keine Dehnungen von Konsonanten. Iterative Symptome wie auch ungewöhnliche Pausensetzung sind jedoch bei beiden Patientengruppen zu beobachten. Bei beiden Störungen handelt es sich um *neuromotorische Koordinationsstörungen*, deren genaue Ursache bis heute ungeklärt ist. Eine genetische Grundlage kann bei beiden Störungen gegeben sein. Die geschlechtsspezifische Verteilung liegt gleichermaßen bei kindlicher Sprechapraxie wie beim Stottern bei dreimal so viel Jungen wie Mädchen. Psycholinguistische Faktoren (wie z.B. Sprechen unter Zeitdruck) spielen ebenfalls bei beiden Störungen eine Rolle, sodass eine enge Nachbarschaft zwischen den beiden Störungen besteht.

Dysarthrien/Dysglossien

Wie von Darley et al. (1975) definiert, stellen die kindliche Sprechapraxie und die Dysarthrie die *sprechmotorischen Störungen* dar. Die Unterscheidung der beiden Störungen wird über Kriterien festgelegt, die der klinischen Beobachtung entspringen. So wird die Dysarthrie als eine Gruppe von Sprechstörungen definiert, die alle aus *primär muskulären Steuerungsproblemen* resultieren. Diese Steuerungsprobleme entstehen durch Schädigungen des zentralen oder peripheren Nervensystems, wobei hier im deutschen Sprachraum der Terminus *„Dysglossie"* Verwendung finden kann. Böhme (2003) definiert die Dysglossie als „Artikulationsstörung infolge organischer Erkrankungen im Bereich der peripheren Nerven und Muskeln einschließlich des knöchernen Systems der Sprechwerkzeuge." Es werden *labiale, dentale, linguale und palatale Formen* der Dysglossie unterschieden. Kongenitale und hierbei speziell kraniofaziale Fehlbildungen einschließlich Lippen-Kiefer-Gaumen-Fehlbildungen fasst Böhme ebenfalls unter die Ursachen von Dysglossien.

Schwäche, Verlangsamung, Dyskoordination oder ein *veränderter Tonus* kennzeichnen die Sprechbewegungen einer dysarthrischen Störung. Diese umfasst Einschränkungen der Atmung, der Phonation, der Artikulation, der Resonanz und der Prosodie. In ihrer schwerwiegendsten Ausprägung, der *Anarthrie*, besteht eine Sprechunfähigkeit aufgrund zentral-nervös bedingten Ausfalls der Sprechmuskulatur (z.B. einer Lähmung). Im deutschen Sprachraum werden kindliche Dysarthrien, die in der Regel durch frühkindliche Hirnschädigungen hervorgerufen werden, in drei Formen unterteilt: *spastisch, dyskinetisch und ataktisch*. Diese Formen sind heterogen; es gibt Untergruppen oder Kombinationen. Da hypotone Dysarthrien sich im Kindesalter noch zu spastischen Formen verändern können oder Ausdruck einer anderen Grunderkrankung wie z.B. eines genetischen Syndroms sein können, werden sie in der oben genannten Aufzählung nicht gesondert aufgeführt. Auch im Kindesalter können Dysarthrien erworben werden (z.B. durch Schädel-Hirn-Trauma, Intoxikation, Hirntumore, Apoplex) (Giel 2003).

In der Definition der Sprechapraxie und somit auch der kindlichen Sprechapraxie wird das Bestehen muskulärer Schwäche, Verlangsamung, Dyskoordination (im Sinne einer Ataxie) oder eines veränderten Tonus ausgeschlossen. Die Sprechatmung wie auch primäre phonatorische Leistungen sollten nicht betroffen sein. (Sekundär kann es bei kindlicher Sprechapraxie zu Stimmstörungen kommen.)

Häufig treten die beiden verwandten Störungen der Sprechmotorik im Kindesalter in Kombination auf. Hierzu werden Fälle in der Literatur vorgestellt z.B. von einem 11-jährigen Kind mit kindlicher Sprechapraxie und Velumparese, das mit einer Gaumensegelprothese behandelt wurde (Hall et al. 1990).

Phonologische Störungen

Maassen (2002) hält fest, dass eine kindliche Sprechapraxie keine spezifischen phonologischen Charakteristika hat. Da die *Inkonsistenz* der Fehler, also die Inkonstanz und Inkonsequenz, ein *Leitsymptom der kindlichen Sprechapraxie* ist, unterscheidet sie sich in diesem Punkt von phonologischen Störungen. Auch nach der Unterteilung von Fox und Dodd (1999), die konstante, konsequente und inkonsequente phonologische Störungen unterscheiden, erscheint die kindliche Sprechapraxie in der Gruppe der *inkonsequenten phonologischen Störungen*. Fox (2005) ist die bislang einzige Autorin im deutschsprachigen Raum, die bei der Überprüfung des Lautbestands und der phonologischen Analyse die Konsistenz der Fehler mit dem so genannten 25-Wörter-Test im Rahmen der *Psycholinguistischen Analyse kindlicher Sprechstörungen* (PLAKSS) erfasst. 25 Begriffe werden dem Kind dreifach als Bildvorlage zum Benennen vorgelegt, um die Konsistenz des Fehlermusters zu erfassen. In der Regel werden Fehlermuster bei phonologischer Prozessanalyse rein auf Konsonanten bezogen. Fox und Dodd (1999) beschreiben, dass sprechgesunde Kinder mit 18 Monaten in der Regel bereits über konsistente Vokalmuster verfügen (auch der Umlaute [ø] und [y]), sodass man bei einer phonologischen Prozessanalyse, die sie ab dem 24. Lebensmonat vorschlagen, das Augenmerk rein auf die *Analyse konsonantischer Prozesse* richten kann. Kinder mit kindlicher Sprechapraxie zeigen über den 18. Lebensmonat hinaus Vokalfehler. Gemeinsam kann beiden Störungen sein, dass *Silbenstrukturprozesse* vorliegen. Diese müssen jedoch, anders als bei kindlicher Sprechapraxie, bei phonologischer Störung nicht unbedingt zu prosodischen Auffälligkeiten führen. Darüber hinaus ist die diadochokinetische Rate bei Kindern mit phonologischer Störung nicht unbedingt herabgesetzt, so wie dies bei Kindern mit kindlicher Sprechapraxie der Fall ist. Das Bestehen einer kindlichen Sprechapraxie führt in der Regel zum *zusätzlichen Entstehen einer phonologischen Störung*. Der Prozess der Plosivierung von Frikativa wie auch der pathologische Einsatz stimmloser Laute sind phonologische Prozesse, die bei Kindern mit kindlicher Sprechapraxie häufig zu beobachten sind.

> Die wichtigsten Unterschiede zwischen phonologischer Störung und kindlicher Sprechapraxie sind: Vokalfehler, prosodische Auffälligkeiten, reduzierte diadochokinetische Rate und Fehlerinkonsistenz bei kindlicher Sprechapraxie.

Phonetische Störungen

> Wildegger-Lack (2003) definiert die phonetische Störung als fehlerhafte Lautbildung. Es werden einzelne Laute oder Lautverbindungen nicht entsprechend der Umgebungssprache artikuliert, obwohl das phonologische Regelsystem intakt ist.

Die bewusste und direkte Sprachlautproduktion gelingt auf Laut-, Silben-, Wort- und Satzebene nicht. Die Beschreibung der Störung wird nach der

Art des fehlgebildeten Lautes vorgenommen (z. B. Sigmatismus interdentalis). Die Hintergründe dieser Schwierigkeiten werden nach Wildegger-Lack nach quantitativen, qualitativen und ätiologischen Kriterien klassifiziert (partiell, multipel, universell, inkonsequent, konstant, funktionell, audiogen, psychogen, sensorisch, konstitutionell, motorisch, mechanisch oder organisch). Für die phonetischen Störungen wird in der klinischen Praxis der Terminus *„Dyslalie"* verwendet. Die Autorin klassifiziert die kindlichen Sprechapraxien unter die motorischen Störungen, die organisch bedingt sind. Welche Organe bei kindlicher Sprechapraxie nicht intakt sind, beschreibt die Autorin nicht näher.

Da im Rahmen einer kindlichen Sprechapraxie weniger die Lautbildung als die *Silbifizierung* gestört ist, liegt hier der erste wichtige differenzialdiagnostische Punkt. Das zur Verfügung stehende Lautrepertoire des Kindes kann wie beim phonetisch auffälligen Kind eingeschränkt sein, wesentlich in der Unterscheidung ist aber, dass die *Anwendung des vorhandenen Lautrepertoires* (in Silben) Kindern mit kindlicher Sprechapraxie *nicht gelingt*, rein phonetisch gestörten Kindern hingegen sehr wohl. So kann das isolierte Lautrepertoire des sprechapraktischen Kindes größer sein, als dies in der Spontansprache oder der gelenkten Rede zu erkennen ist. Das gilt nicht für Kinder mit rein phonetischen Störungen, deren Störung auch konstant und konsequent sein kann. Audiogene, psychogene, mechanische oder organische Gründe kommen für eine kindliche Sprechapraxie nicht in Betracht.

Bei *universeller Dyslalie*, wenn kaum Konsonantenrepertoire vorhanden ist, und das Sprechen mehr ein Aneinanderreihen von Vokalstrukturen darstellt, liegt der Verdacht einer zugrunde liegenden kindlichen Sprechapraxie recht nahe. Hier misslingt die Silbifizierung offensichtlich. Bei universeller Dyslalie sind u. U. auch prosodische Auffälligkeiten zu beobachten, die wiederum für eine kindliche Sprechapraxie sprechen.

> Eine phonetische Störung kann konstant und konsequent sein. Sie betrifft in der Regel Konsonanten. Das steht im Gegensatz zu dem inkonsistenten Fehlermuster bei kindlicher Sprechapraxie, welches auch Vokale betreffen kann. Audiogene, psychogene und mechanische Ursachen kommen bei kindlicher Sprechapraxie nicht in Betracht.

Poltern

> Sick (2004) definiert das Poltern als „gehäuftes Auftreten phonetischer Auffälligkeiten wie Auslassungen und Verschmelzungen von Lauten und Silbenfolgen, Lautersetzungen, die häufig zur Unverständlichkeit von Äußerungen führen, bei einer hohen und/oder irregulären Artikulationsrate. Häufig treten zusätzlich Unflüssigkeiten in Form von Silben-, Wort-, Laut- oder Satzteilwiederholungen auf. Die Diagnose wird gestützt durch Störungen aus den Bereichen Kommunikation/Pragmatik, der auditiven Wahrnehmung und Verarbeitung, Aufmerksamkeit, syntaktisch-morphologische und semantisch-lexikalische Störungen sowie Störungen der sprachlichen Strukturierung."

Das wesentlichste differenzialdiagnostische Kriterium ist das *Sprechtempo*. Dies ist bei kindlicher Sprechapraxie eher reduziert als durchgängig erhöht. Es kann auch wechselnd sein, was dann ebenfalls eine negative Auswirkung auf die Verständlichkeit dyspraktischer Kinder hat. Störungen im Bereich Kommunikation/Pragmatik sind ebenfalls nicht Bestandteil der Beschreibung von Kindern mit kindlicher Sprechapraxie.

Ältere Kinder mit kindlicher Sprechapraxie wie der 13-jährige Keith beschreiben ihr Problem wie folgt: *„My mouth won't cooperate with my brain"* (vgl. Stackhouse 1992), was soviel bedeutet wie: *„Mein Mund arbeitet nicht besonders gut mit meinem Gehirn zusammen."*

Diese Art der Selbstwahrnehmung und des Störungsbewusstseins geht vielen polternden Sprechern ab. Gemeinsam kann beiden Störungen sein, dass die Sprachentwicklung verzögert verläuft, familiäre Lateralitätsstörungen beschrieben sind und leichte neurologische Auffälligkeiten (z. B. EEG-Veränderungen) sowie fehlerhafte Betonungen bestehen. Kinder, die poltern, zeigen keine besonderen Schwierigkeiten in der Sequenzierung und eine Fehlerinkonsistenz bei der Bildung bzw. dem Einsatz von Lauten. Wie beim Stottern besteht auch beim Poltern eine mögliche Verwandtschaft zur kindlichen Sprechapraxie.

Kindliche Aphasie

Wenn auch von McGinnis (1939) und Myklebust (1954) Kinder mit kindlicher Sprechapraxie als aphasische Kinder bezeichnet wurden, unterscheidet man heute im deutschen und französischen

Sprachraum eine kindliche Aphasie von einer *entwicklungsbedingten Problematik*.

Von kindlicher Aphasie spricht man, wenn durch eine akute hirnorganische Schädigung die bis dahin erworbene Sprache gestört wird (Martins et al. 1991).

Im Gegensatz zu den Aphasien im Erwachsenenalter, die in erster Linie durch vaskuläre Erkrankungen entstehen, sind im Kindesalter Schädel-Hirn-Traumen die häufigste Ursache für Aphasien. Weitere Ursachen können Epilepsien, Gefäßerkrankungen, Hirntumore, Gehirnentzündungen, Gehirnabszesse und degenerative Erkrankungen des zentralen Nervensystems sein. In der Regel entsteht eine kindliche Sprechapraxie nicht durch ein klar umrissenes neurologisches Ereignis. Aber auch im Kindesalter ist es möglich, eine Sprechapraxie durch ein neurologisches Ereignis zu erwerben. Das dominierende Symptom einer kindlichen Aphasie im Vorschulalter ist der *organische Mutismus* (Baur 2003). Dieser kann zwar auch ein Symptom der kindlichen Sprechapraxie sein, kommt aber nicht im Zusammenhang mit einem klar umrissenen akuten neurologischen Ereignis vor. Im Kindesalter tritt die Aphasie als sensorische, motorische oder globale Form auf. Da es sich bei Aphasie um eine Sprachstörung handelt, ist häufig auch das *Sprachverständnis* mit betroffen. Das ist bei kindlicher Sprechapraxie nicht der Fall.

(S)elektiver Mutismus

Wenn es auch vorkommt, dass Kinder mit kindlicher Sprechapraxie so schwer betroffen sind, dass sie nicht sprechen können, unterscheiden sie sich von den Kindern, die unter einem totalen Mutismus oder einem (s)elektiven Mutismus leiden. Fröhling (2006) definiert diese Arten von Mutismus als „zeitweiliges partielles oder vollständiges Nichtsprechen bei intakter Hör-, Sprach- und Sprechfähigkeit, die rezeptiv und expressiv im Regelfall im Normbereich liegen.“ Diese Form der Kommunikationsstörung ist in der Regel mit *deutlichen Persönlichkeitsbesonderheiten* verbunden. Diese sind bei kindlicher Sprechapraxie nicht zu beobachten. Dazu zählen Ängste, besonders in der Gruppe, Rückzugstendenzen, Empfindsamkeit oder auch Widerstand. Der Mutismus tritt ungefähr mit gleicher Häufigkeit bei beiden Geschlechtern und oft in der frühen Kindheit auf. Es werden psychologische (u.a. Milieueinwirkungen und Konditionierungsprozesse) und somatologische (im Sinne von psychiatrischen Erkrankungen) Verursachungsfaktoren diskutiert (Hartmann 2006). Die Vorkommenshäufigkeit des selektiven Mutismus liegt bei 3 von 1000 Kindern (Koch 2006).

Autismus

Der frühkindliche Autismus, dessen Symptome sich in der Regel ab dem 2. Lebensjahr zeigen, geht in 80% der Fälle mit einer *Minderung der Intelligenz* einher (Intelligenzquotient unter 70). Das unterscheidet Kinder mit kindlicher Sprechapraxie von Kindern mit Autismus. Bei 60% der autistischen Kinder – dreimal so häufig Jungen im Verhältnis zu Mädchen – bleibt die Lautsprachentwicklung aus oder der Sprechbeginn ist verzögert. Die Prosodie entwickelt sich auffällig. Dieses ist bei beiden Störungen zu beobachten. Im Gegensatz zu sprechapraktischen Kindern entwickeln autistische Kinder nur wenige nonverbale Kommunikationsmittel. Das sprachliche Leitsymptom des autistischen Sprachprofils ist die *Störung der pragmatischen Fähigkeiten* (Böhning 2006). Die phonologischen Leistungen sind häufig die am besten entwickelte sprachliche Ebene, was im deutlichen Gegensatz zu den sprechapraktischen Kindern zu sehen ist. Kinder mit Autismus haben besondere Schwierigkeiten, Sinneseindrücke zu verarbeiten und zu interpretieren, was zu Verhaltensbesonderheiten führt, die Kinder mit kindlicher Sprechapraxie nicht zeigen.

Schweregradeinteilungen

Nelson et al. (1991) schlagen vor, die kindliche Sprechapraxie in Schweregrade von leicht bis schwer zu untergliedern.

Leichte Störung. Eine leichte Störung wird wie folgt definiert: Die Verständlichkeit des Kindes ist in einem Gespräch gegeben, wenn auch zu bemerken ist, dass eine Störung vorliegt.

Mittelschwere Störung. Eine mittelschwere Störung liegt aus Sicht der Autoren dann vor, wenn die Verständlichkeit des Kindes derart eingeschränkt ist, dass der Zuhörer nachfragen und das Kind bitten muss, Äußerungen zu wiederholen oder umzuformulieren.

Schwere Störung. Eine schwere Störung besteht, wenn die Verständlichkeit des Kindes so eingeschränkt ist, dass der Zuhörer weniger als die Hälfte der geäußerten Wörter, Phrasen oder Äußerungsversuche verstehen kann. Auch Imitationsversuche des Kindes sind so deutlich entstellt, dass Wörter oder Phrasen bei bekanntem Kontext unverständlich bleiben. Diese Schweregradeinteilung unterliegt rein klinischen Gesichtspunkten und ist nicht theoriegeleitet.

Thoonen et al. (1997) stellen fest, dass man in der klinischen Praxis den Schwergrad der Störung am besten an der Anzahl der Konsonantenersetzungen und -auslassungen sowie die Menge der reduzierten Konsonantenverbindungen insgesamt festmachen kann. Zu diesen Maßen war die Beurteilerübereinstimmung von Logopädinnen am höchsten.

McCabe et al. (1998) betonen ebenfalls, dass eine kindliche Sprechapraxie nicht in jedem Fall eine schwere Störung bedeuten muss. Die Autoren hatten hierzu 30 Symptome der kindlichen Sprechapraxie aus der Literatur zwischen 1982 und 1993 zusammengestellt. Sie untersuchten zudem 50 Kinder zwischen 2 und 8 Jahren. Alle Kinder zeigten phonologische und artikulatorische Störungen. Die Forscher beobachteten die Symptome in der Spontansprache der Kinder und ermittelten den Prozentsatz an korrekten Konsonanten. Je mehr dyspraktische Symptome zu beobachten waren, desto fehlerhafter war die Spontansprache. Dennoch wurden verschiedene Ausprägungen zwischen leichter und schwerer Störung ermittelt.

Um zu einer verlässlichen und objektiven Schweregradeinteilung zu kommen, müssten anhand der Diagnostik klare Kennzahlen erkennbar sein. Das ist im Deutschen aufgrund der fehlenden normierten Diagnostikmöglichkeiten bislang nicht objektiv möglich. So bleibt eine Schweregradeinteilung momentan eine relativ subjektive Einschätzung.

3 Therapie der kindlichen Sprechapraxie

Allgemeine Grundsätze

Im folgenden Kapitel werden zunächst einige allgemeine Grundsätze in der Therapie der kindlichen Sprechapraxie skizziert. Verbindliche Richtlinien liegen dazu bislang nicht vor. Es fehlen grundlegende und richtungweisende Studien. Dargestellt wird, wie einige Experten zu Themen wie Therapieplanung, Therapieaufnahme, Intensität und Auswahl der Therapieverfahren stehen.

Bei kindlicher Sprechapraxie aufgrund von Galaktosämie beschreiben Robertson et al. (2000), dass eine logopädische Behandlung von einer traditionellen artikulatorischen logopädischen Behandlung nach Irvin und van Riper im Kindesalter abweicht. Die Kinder machen – so Robertson – unter einer solchen Therapie keine Fortschritte. Es wird betont, dass die Therapie am aussichtsreichsten sei, wenn sie im 3. Lebensjahr aufgenommen werde. Es bedürfe einer häufigen, intensiven und individuellen Therapie, die zwei- bis dreimal wöchentlich stattfinden soll. Inhalte sollen mundmotorische Übungen, häufige Wiederholungen und therapeutische Ansätze sein, die multimodal und in spielerischer Form angeboten werden. Nach Robertson (2000) ist ein wesentlicher Erfolgsfaktor für die Therapie, ob das Kind bereit ist, in der Therapie mitzuarbeiten und Aufforderungen nachkommen kann. Warum die Therapie nicht bereits vor dem 3. Lebensjahr aufgenommen wird und über welchen Zeitraum sie sich insgesamt erstrecken sollte, bleibt hier leider offen. Die Folgen von Sprech- und Sprachstörungen wie Lese-Rechtschreib-Störungen und Lernstörungen werden aufgezeigt, jedoch wird nicht über einen früheren Therapiebeginn nachgedacht. Die Aussagen, die von Robertson getroffen werden, beruhen auf subjektiver Erfahrung, nicht auf einem empirischen Nachweis.

Strand (1995) unterstreicht die Wichtigkeit, einen individuellen Therapieplan aus den im Folgenden beschriebenen Ansätzen für jedes Kind zusammen zu stellen. Man sollte nicht einfach ein Programm auszuwählen und auf das Kind anwenden. Die wichtigsten Fragestellungen, nach denen der Therapieplan zusammengestellt werden sollte, sind für Strand (1995):

- Wie komplex sind die Stimuli, mit denen begonnen werden kann (z. B. Konsonant-Vokal-Struktur oder Konsonant-Vokal-Konsonant-Struktur)?
- Wie viele Äußerungen sollten trainiert werden (z. B. bei einem mittelgradig beeinträchtigten Kind 10 Äußerungen für den Anfang)?
- Welche kommunikativen Bedürfnisse hat das Kind?
- Welche Kriterien müssen erreicht sein, um in der Behandlung auf die nächste Stufe/Phase übergehen zu können (z. B. 95% korrekte Produktion)?
- Wie ist die zeitliche Beziehung zwischen dem Stimulus und der Reaktion des Kindes? Ist die zeitliche Beziehung sehr eng, reduziert dies den kognitiven Anspruch und gleicht eher dem Aufbau eines Reiz-Reaktions-Musters (z. B. im TAKTKIN). Ist die zeitliche Beziehung weniger eng (z. B. in der Integralen Stimulationsmethode), muss das Kind die Eindrücke länger im Arbeitsgedächtnis parallel zu der sprechmotorischen Planung und Programmierung aufrechterhalten und weiterverarbeiten.

Wichtig scheint auch, dass besonders zu Beginn der Behandlung das Lernen am eigenen Erfolg im Vordergrund steht. Das Kind sollte durch die Stimulation des Therapeuten – in welchem Sinnkanal auch immer – in die Lage versetzt werden, den Stimulus zu produzieren.

Square (1999) gruppiert die Therapieansätze in *taktil-kinästhetische, rhythmisch-melodische und gestenunterstützende* Verfahren. Unabhängig vom Verfahren sind Therapiemethoden nur dann hilfreich, wenn sie ausgewählt eingesetzt werden.

Bei Kindern mit *Kiefer-, Lippen- und Zungensteuerungsproblemen* sind taktil-kinästhetische Methoden zu empfehlen. Diese Verfahren verdeutlichen dem Kind die Bewegungskriterien wie das Bewegungsausmaß, den Bewegungsverlauf, die Bewegungsrichtung und die Dauer der Bewegung.

Zeigen die Kinder eher *Probleme in der Sequenzierung* von Sprechbewegungen, so sind nach Square (1999) rhythmische und melodische Verfahren sehr effektiv. Diese unterstützen die zeitliche Abstimmung und rhythmische Struktur, in der die Sprechbewegungsabfolge produziert werden soll. Diese Therapieverfahren verlängern die Dauer der vokalischen Segmente im Sprechfluss. Das ermöglicht mehr Planungszeit für die schnelleren konsonantischen Bewegungen. Die Konsonanten stellen so etwas wie schnelle Einschübe auf dem Grundrhythmus der Vokale dar (Square 1994).

Kinder mit sprechmotorischen Störungen werden häufig mit der Fragestellung einer kindlichen Sprechapraxie vorgestellt. Es kann jedoch nach Square (1999) unterschiedliche zugrunde liegende Störungen geben. Deshalb differenziert sie die Therapieformen voneinander. Weiterhin unterscheidet Square (1999) auch die unterschiedlichen Informationsarten und die Informationstiefe, die durch die einzelnen Ansätze vermittelt werden. Eine Übersicht zu den Stimulationstechniken gibt Tabelle **27**.

Je nach den Fähigkeiten und Schwierigkeiten des Kindes ist somit der passende Ansatz auszuwählen. Liegt z.B. eine begleitende geistige Behinderung vor, ist ein Ansatz mit einem geringen kognitiven Anspruch vorzuziehen. Eine genaue Diagnostik, die über alle in der Tab. **27** genannten Bereiche Aufschluss gibt, liegt bislang nicht vor.

Marquardt et al. (2001) sowie Velleman (2003) halten folgende *allgemeine Grundsätze* in der Therapie von kindlicher Sprechapraxie für entscheidend:

- Der Schwerpunkt der Behandlung liegt auf der Sequenzierung von Sprechbewegungen.
- Deshalb sollten keine Einzellaute in Isolation angeboten werden.
- Vielmehr beginnt man auf der Ebene einfacher KV-Silben hin zu komplexeren Silbenstrukturen wie KVK-Strukturen und KVKK-Strukturen. Dabei kommt es mehr auf die Realisation der Bewegungssequenz, insbesondere der Vokale und der korrekten Silbenanzahl und -dauer an als auf die Lautreinheit einzelner enthaltener Laute.
- Man orientiert sich in der Auswahl der Lautsequenz, die in der Therapie angegangen wird, am physiologischen Entwicklungsverlauf.
- Es sollten möglichst viele Modalitäten einbezogen werden.
- Wesentlich ist der Einsatz intensiver, systematischer und hochfrequenter Wiederholung („drill").
- Zu Beginn der Therapie sollte mit auditiver Imitation langer Vokale, Nasalen und Frikativen begonnen werden, allerdings nicht auf Einzellautebene.
- Die Äußerungen sollten in Trägersätze eingebettet werden (z.B. „ Ich möchte ________" oder „Komm, wir ________")

Tabelle **27** Vergleich zwischen ausgewählten gestischen Stimulationstechniken und einem taktil-kinästhetischen Ansatz im Hinblick auf Ikonizität der Repräsentation, Informationsmenge und kognitivem Anspruch (Square 1999:178, Übers. u. Ergänzung d. Verf.)

Verfahren	**Repräsentationseinheit**		**Ikonizität der Repräsentation**			**Informationsmenge**	**Kognitiver Anspruch**
	Laut	**Sequenz**	**Vokaltraktformung**	**Bewegungsverlauf**	**Luftstromlenkung**		
Adapted Cueing Therapy	Ja	Ja	Nein	Ja	Nein	Mittel	Mittel/hoch
Signed Target Phoneme (STP)	Ja	Nein	Nein	Nein	Nein	Hoch	Hoch
Cued Speech	Ja	Ja	Nein	Nein	Ja	Hoch	Hoch
Jordan's Gestures	Ja	Nein	Ja	Nein	Zum Teil	Mittel	Mittel/hoch
TAKTKIN	Ja	Ja	Ja	Ja	Ja	Gering	Gering

- Die Eigenwahrnehmung des Kindes sollte früh angeregt werden.
- Das Sprechtempo sollte nicht zu hoch sein.
- Unterstützende Effekte durch Rhythmus, Betonung, Intonation und ganzkörperliche Unterstützung sollten ausgenutzt werden.
- Taktil-kinästhetische Hilfen können verwendet werden.
- Erfolgserlebnisse sollten für das Kind mit einfachem Wortmaterial in einem überschaubaren Zeitrahmen zu erreichen sein.
- Dazu sollte ein Kernvokabular aus im Alltag des Kindes sehr häufig einsetzbarem Wortmaterial aufgebaut werden (z. B. Hallo, Darf ich?, Hör auf, noch mal, mehr, eigener Name des Kindes, seiner Freunde usw.).
- Die Mundraumwahrnehmung sollte parallel zur sprechmotorischen Behandlung durch taktile Stimulation verbessert werden (z. B. Massage, Bürstenstimulation, verschiedene Geschmacksrichtungen etc.).

Exkurs: Einsatz mundmotorischer Übungen

Traditionell erfreuen sich mundmotorische Übungen in der Therapie von aussprachegestörten Kindern größter Beliebtheit. Der Einsatz solcher Übungen zur Verbesserung der Verständlichkeit des Sprechens ist jedoch sehr umstritten.

Befürworter mundmotorischer Übungen (z. B. Ray 2003) verweisen darauf, dass sie aussprachegestörten Patienten dabei helfen zu lernen, die genauen Mundstellungen einzunehmen, die Zunge besser im dreidimensionalen Raum wahrzunehmen und besonders die Artikulationsgenauigkeit und die allgemeine Verständlichkeitsrate zu verbessern. Die Daten, die dazu angeführt werden, zeigen, dass die durchschnittliche Verständlichkeit (in %) vor der Therapie schlechter war als nach der Therapie (z. B. wurden 65 % der Sätze vor der Therapie verstanden, nach der Therapie 75 % der Sätze). Ob sich die Ergebnisse signifikant voneinander unterscheiden, wird nicht ermittelt, was die Aussagekraft der Studie sehr fraglich erscheinen lässt.

Bowen (2005) nennt weitere *Ziele*, die mit *mundmotorischen Übungen* erreicht werden sollen:

- Verbesserung der Artikulationsgenauigkeit und der Artikulationsschärfe
- Erhöhung des Bewegungsausmaßes und der Geschwindigkeit der Artikulationsbewegungen
- Stärkung der willkürlichen Steuerung oraler Bewegungen
- Erweiterung der Wahrnehmung für die oralen Strukturen
- Aufbau motorischer Programme, die phonologischen Prozessen zugrunde liegen
- Verbesserung der Motivation bei etwas zurückhaltenden oder schwierigen Kindern
- Aufwärmtraining für die Sprechmuskulatur
- „Verpackung“ der Therapie als Spiel, damit es Spaß macht

Schulte-Mäter (2003b) räumt ein, dass mundmotorische Übungen die Verständlichkeit des Sprechens nicht verbessern. Sie empfiehlt dennoch, mundmotorische Übungen durchzuführen. Die Aufmerksamkeit soll dadurch auf die orofaziale Region gelenkt werden. Dies helfe den Kindern, ihre Artikulationsorgane und deren Bewegungen bewusst wahrzunehmen. Das Kind soll durch eine Übung ohne Sprechanforderung entlastet werden.

Hier ist jedoch anzumerken, dass bei Kindern mit kindlicher Sprechapraxie immer mit dem zusätzlichen Bestehen einer oralen Dyspraxie (bukkofazialen Apraxie) zu rechnen ist. Solchen Kindern fallen alle Übungen schwer, die mit den Sprechwerkzeugen durchzuführen sind. Es scheint somit fraglich, ob die erhoffte Aufmerksamkeitslenkung in jedem Fall positiv wahrgenommen wird und den Sprechvorgang unterstützen kann.

Gegner der mundmotorischen Therapie wie Forrest (2002) und Bowen (2005) konnten bei der Durchsicht der angloamerikanischen Literatur keinerlei Hinweise darauf finden, dass die oben aufgeführten Ziele mit den Übungen tatsächlich erreicht werden. Oftmals fehlen gezielte Studien, die diesen Fragen in allen Details nachgegangen sind. Auch Kittel (1996) räumt ein: „Myofunktionelle Störungen können (...) ohne artikulatorische Auffälligkeiten auftreten.“ (1996:110). Die Studien, die bislang gemacht wurden, lassen Forrest und Bowen einhellig zu dem Schluss kommen, dass es zum jetzigen Zeitpunkt keinerlei Anhaltspunkte dafür gibt, dass mundmotorische Übungen die Sprechleistungen bei Kindern verbessern. Bowen (2005) schließt ihre Bewertung mit den Worten: „Es stehen uns [als Therapeuten zur Verbesserung der Verständlichkeit der Patienten – Anm. der Verf.] viele bewährte, wirksame, effiziente und effektive Therapiemethoden zur Verfügung, wenn es darum geht, einen Therapieplan für einen Patienten aufzustellen. Mundmotorische Übungen gehören nicht dazu. Ohne theoretische Grundlage und in der Ermangelung eines Wirksamkeitsnachweises ist es klar, dass mundmotorische Übungen bei uns [in Australien, Anm. der Verf.] keine weitere Anwendung finden werden." (2005:146 Übers. der Verf.). Sie fordert dazu auf, australienweit den Einsatz von Mundmotorik in der Logopädie begründet abzulehnen.

Überblick über therapeutische Konzepte

Prinzipiell können die Therapieansätze bei kindlicher Sprechapraxie in zwei Gruppen unterteilt werden. Die 1. Gruppe besteht aus *einzellautorientierten Ansätzen* wie z. B. dem Ansatz von McGinnis (1963). Ähnlich wie in der klassischen Artikulationstherapie nach van Riper und Irvin (1958), erarbeitet man mit diesen Ansätzen zuerst Einzellaute, dann Silben bis hin zu Wörtern.

Die 2. Gruppe repräsentiert *silben- und wortorientierte Ansätze*. Ziegler und Maassen (2004) machen deutlich, dass die kleinste sprechmotorische Einheit die Silbe ist. Aus Silben entstehen in direkter Verbindung Wörter.

Wichtige Vertreter beider Gruppen werden im Folgenden dargestellt.

Einzellautorientierte Ansätze

Nuffield Centre Dyspraxie Programm

Das von Connery (1984) und Kolleginnen am Nuffield Hearing and Speech Centre in London entwickelte Programm liegt seit 2004 in der 3. Auflage vor (www.ndp2004.org). Eine Übertragung ins Deutsche ist bislang nicht erfolgt und ist nicht geplant (van Dijk 2006). Das Programm besteht aus einem Handbuch, Diagnostikunterlagen, Therapiearbeitsblättern und Bildkarten für die Therapie. Das Nuffield Hearing and Speech Centre ist ein Therapiezentrum in London, welches einem HNO-Krankenhaus angeschlossen ist. Hier können Kinder zwischen 4 und 7 Jahren stationär aufgenommen werden. Es wird berichtet, dass zwischen 1998 und 2003 41 % der Kinder, die das Zentrum wieder verließen, direkt in Regeleinrichtungen integriert werden konnten, 48 % der Kinder besuchten nach dem Verlassen weiterhin Sondereinrichtungen (www.nuffield-slu.org.uk).

Das Programm wird in der ambulanten Versorgung einmal in der Woche angewendet. Die Eltern werden als Co-Therapeuten angeleitet und sollen mit ihrem Kind zuhause üben. Es wird bei den stationär aufgenommenen Kindern in adaptierter Form nach dem Grad der Behinderung in der Einzeltherapie durchgeführt und zusätzlich in der Intensivgruppentherapie eingesetzt. Dabei werden die Kinder in Gruppen von sechs mit zwei Sitzungen am Tag, die immer von zwei Therapeuten betreut werden, behandelt. Diese Art der Anwendung erscheint nach Auffassung der Autorin besonders hilfreich für die Kinder.

Connery (1984) empfiehlt das Programm für Kinder im Alter zwischen 3 und 8 Jahren.

Nach der Untersuchung der allgemeinen Entwicklung, des Hörvermögens, einer ausführlichen Anamnese werden das Sprachverständnis und die produktiven sprachlichen Leistungen des Kindes überprüft. Wenn das Kind Sprech- und Sprachprobleme hat, werden auch die phonologischen und prosodischen Fähigkeiten untersucht. Connery weist darauf hin, dass häufig gemischte Probleme im Rahmen einer Sprachentwicklungsverzögerung vorliegen. So bestehen eine phonologische Störung und eine kindliche Sprechapraxie nach Connery häufig parallel. Hier wird eine gleichzeitige Behandlung beider Probleme vorgeschlagen.

Vorgehen

In der eingehenderen Diagnostik werden die grundlegenden neuromotorischen Möglichkeiten des Kindes genauer untersucht wie die Position, Form und Beweglichkeit der Artikulationsmuskulatur. Im nächsten Schritt wird die Einzellautproduktion überprüft. Es folgen Lautsequenzen jeglicher Komplexität, beginnend mit einfachen Wörtern, die aus KV-Sequenzen bestehen (z. B. Kuh, Po, See, Fee usw.) bis hin zu allen Arten komplexer Konsonantenverbindungen, mehrsilbigen Wörtern und Wörtern im Sprechablauf.

Connery betont, dass das Programm nur aus didaktischen Gründen in verschiedene Bereiche aufgeteilt wurde. Diese Teile werden in der Praxis parallel verwendet und nicht aufeinander folgend.

Einführende mundmotorische Übungen („basic motor exercises"). Diese einführenden Übungen werden als sehr wichtig beschrieben und seien hilfreich, um dem Kind den Druck in der Übungssituation zu nehmen. Sie schaffen eine Grundlage für eine gute Interaktion zwischen Therapeut und Kind. Eine direkte Verbesserung des Sprechens wird diesen Übungen nicht zugeschrieben. So scheint es fraglich, ob es nicht auch andere Möglichkeiten neben den mundmotorischen Übungen in der Therapie gibt, auf das Kind ohne Druck zuzugehen, um eine gute Beziehung aufzubauen.

Weitere Ziele dieser Übungen sind nach Connery (1984):

- Erweiterung der Bewegungsmöglichkeiten des Ansatzrohrs
- Verbesserung der Bewegungsgenauigkeit
- Anregung spezifischer Muskelgruppen, sich unabhängig voneinander zu bewegen
- Entwicklung erster Bewegungssequenzen

Dazu werden Lippenübungen (z.B. die Lippen anmalen), Zungenübungen (z.B. Honig vom Spatel lecken) und Velumübungen (z.B. Pusteübungen) vorgestellt und erläutert.

Einzellautproduktion. Zu Abbildungen werden einzelne **Konsonanten** erarbeitet (z.B. zu einem Bild einer brennenden Kerze ein [p]). Es werden mehrere Konsonanten gleichzeitig eingeführt. Dabei beginnt man üblicherweise mit Plosiven, Nasalen und Approximanten wie dem [j]. Die Anzahl der Konsonanten soll – ohne das Kind zu stark zu drängen – bald auf 10–15 erhöht werden. Der Zeitraum, in dem das zu schaffen sein soll, wird nicht näher bestimmt.

Im 1. Schritt werden die Abbildungen eines Lautes aneinandergereiht und vom Kind vorgetragen. Im nächsten Schritt werden die Abbildungen zweier Konsonanten in unregelmäßiger Reihenfolge dargestellt, und das Kind soll diese vortragen. Bei der Auswahl der Konsonanten wird auf folgende Kontrastierung geachtet:

- Unterschiede im Artikulationsort (z.B. bilabial versus alveolar)
- Unterschiede in der Artikulationsart (z.B. Plosiv versus Frikativ)
- Unterschiede in der Stimmhaftigkeit bzw. Stimmlosigkeit

Die Übungen werden immer und auf jeder Stufe spielerisch angeboten (z.B. als Lottospiel, Dominospiel etc.).

Die Arbeit mit den **Vokalen** wird als sehr wichtig betont, da viele Kinder hier ihre besonderen Probleme haben. Die Vokale werden auch durch Abbildungen repräsentiert. Es wird mit den Vokalen /i-u-a/ begonnen und weniger schnell die Anzahl der zu übenden Vokale erhöht. Lange und kurze Vokale werden in der Darstellung nicht unterschieden. Im ersten Schritt wird ein Vokal in Folge dargestellt, dann zwei und dann drei verschiedene.

Es sollte schon früh in der Therapie damit begonnen werden, Konsonanten und Vokale zu sequenzieren, um Wörter erreichen zu können (**Konsonant- und Vokalsequenzen**). Connery gibt hier keine genauen Hinweise, zu welchem Zeitpunkt mit diesen Sequenzierungsübungen begonnen werden sollte.

Wenn das Kind sich Einzellaute schon gut zutraut, sollte es dazu angehalten werden, mehr Sicherheit in der Kombination von Konsonant-Vokal- oder Vokal-Konsonant-Abfolgen hin zu Wörtern zu gewinnen (**Übergangsstadium**). Auf dieser Stufe wird besonders erwähnt, dass prosodische Aspekte Berücksichtigung finden sollten. Es werden Übungen zur Tonhöhe und Lautstärke gemacht und rhythmische Muster eingeführt.

Einsilbige Wörter mit offenen Silben: Es werden einsilbige Wörter mit Konsonant-Vokal oder Vokal-Konsonant-Abfolge geübt. Die Einzellaute, die auf der Stufe 1 und 2 sicher beherrscht wurden, werden jetzt in verschiedenen Kontrasten (Vokal, Artikulationsort, Stimmhaftigkeit, Artikulationsart) eingesetzt. Die verwendeten Wörter sollten auch möglichst abbildbar sein.

Einsilbige Wörter mit geschlossenen Silben: Man beginnt mit einsilbigen Wörtern mit offener Silbenstruktur aus Konsonant-Vokal (z.B. Bau) und fügt noch eine Abbildung für einen Konsonanten dazu (z.B. für ein [m]). Es bleibt für das Kind u. U. eine Weile unbemerkt, dass es ein neues Wort produziert. Wenn das Kind die Unterschiede zwischen der offenen und geschlossenen Silbe sicher produzieren kann, wird es auch verstärkt mit den semantischen Unterschieden konfrontiert.

Zweisilbige Wörter mit zwei offenen Silben: An dieser Stelle des Programms wird betont, dass es Kinder gibt, die besonders auf dieser Stufe Probleme zeigen und dass unterschiedliche Hilfen den Kindern weiterhelfen. Auf dieser Stufe wird nur gearbeitet, wenn die vorausgehende Stufe mit einsilbigen Wörtern mit offenen Silben sicher gemeistert wurde.

Komplexe Lautabfolgen und kurze Phrasen: Hier werden dem Kind längere Wörter angeboten, da Kinder mit kindlicher Sprechapraxie bei Zunahme der Äußerungslänge mehr Probleme entwickeln. In der Auswahl des Wortmaterials wird darauf geachtet, dass die Wörter dem Spracherwerbsalter entsprechen. Es werden immer wieder Wörter verwandt, die auf der einsilbigen Ebene bereits vorkamen. Auch Verben werden hier eingeführt, wobei darauf geachtet wird, dass bereits eine Konjugationsform gewählt wird, die die Verben leicht in kurze Phrasen einbinden lässt. So werden auch kurze Phrasen gebildet. Es werden Prädikat-Objekt, Subjekt-Prädikat und Subjekt-Prädikat-Objekt-Abfolgen geübt. Hierbei ist für eine mögliche Übertragung der Methode ins Deutsche nicht zu vergessen, dass die Satzstruktur im Deutschen sehr viel flexibler ist. Das kann den korrekten Erwerb erschweren.

Wirksamkeitsnachweise zum Nuffield Centre Dyspraxie Programm liegen nicht vor.

Ansatz nach Becker-Redding (KOART)

Dieser Ansatz gründet sich auf Überlegungen von Eisenson sowie Myklebust und Johnson. Myklebust (1954) differenziert in seinem Werk „Auditory Disorders in Children – a Manual for Differential Diagnosis" zwischen verschiedenen klinischen Syndromen. Er unterscheidet periphere Taubheit, psychische Taubheit (als emotionale Störung), geistige Einschränkung und kindliche Aphasie. Die kindlichen Aphasien, von denen Myklebust schreibt, bezeichnet man in Europa als zentrale Sprachstörungen oder Sprachentwicklungsstörungen. In der amerikanischen Terminologie bezeichnete Eisenson die Störung ebenfalls als „congenital articulatory apraxia" (Eisenson 1972) und formulierte erste theoretische therapeutische Grundgedanken (vgl. auch Franke 2001).

Darüber hinaus verbindet der Ansatz von Becker-Redding (2006) Aspekte der Assoziationsmethode nach McGinnis und TAKTKIN. Eine spezifische Diagnostik wird für diesen Ansatz nicht vorgeschlagen. Es wird eine allgemeine Artikulationsüberprüfung durchgeführt.

Vorgehen

Das Vorgehen erfolgt in 9 Stufen.

Stufe 1: Auswahl dreier Laute. Zunächst werden drei Laute erarbeitet. Die Auswahl geschieht nach dem Prinzip des maximalen Kontrasts in Bezug auf Artikulationsart und -ort. Weitere Kriterien zur Auswahl der zu erarbeitenden Laute sind, wie leicht bildbar die Laute individuell für das Kind sind, welche allgemeine phonetische Komplexität sie besitzen und wie gut kontrastierbar sie sind. So kann es sich um Laute aus allen drei Artikulationszonen zu Beginn der Therapie handeln. Der individuelle Therapieaufbau ist ein wesentliches Prinzip. Dieser Aufbau orientiert sich nicht an der physiologischen Sprachentwicklung, sondern an den Möglichkeiten des einzelnen Kindes. Das zeigt sich auch daran, dass in der Regel im 1. Schritt Konsonanten ausgesucht werden, dann erst Vokale.

Stufe 2: Assoziation der Grapheme. Die ausgesuchten Laute werden direkt mit Graphemen assoziiert. Diese Grapheme werden multisensoriell angeboten. In der taktilen und visuellen Modalität durch Buchstaben aus Sandpapier, Moosgummi oder Filz. Darüber hinaus werden die Grapheme visuell farblich kodiert; die Vokale z. B. alle schwarz, die Konsonanten z. B. blau. Die Farbwahl wird so getroffen, dass stimmhafte und stimmlose Varianten in der gleichen Farbe, aber mit unterschiedlicher Helligkeit gewählt werden (z. B. „f" hellblau, „w" dunkelblau). Als Unterstützung der auditiven Modalität wird ein Schlüsselwort gewählt, welches zum Graphem assoziiert wird (z. B. „f" wie „Fisch"). Das Kind wird nicht explizit aufgefordert, die Grapheme zu schreiben, jedoch nachzufahren, um sie taktil zu erfassen. Wenn das Kind die Grapheme schreiben (lernen) möchte, ist das möglich und wird nicht unterbunden.

Die Einzellaute müssen mit der Graphemvorlage ohne andere Hilfen willkürlich, selbstständig und reproduzierbar vom Kind „vorgelesen" werden können, bevor man auf die Stufe 3 übergehen kann. Es wird eine 100%ige Lautreinheit der Konsonanten auf dieser Stufe angestrebt. Auf dieser Stufe reicht es aus, wenn die Vokale inkonstant richtig gebildet werden.

Begleitend können mundmotorische wie auch Übungen zur Verbesserung der intraoralen Wahrnehmung angeboten werden. Die Therapie orofa-

k m k m k m k m

Abb. **20** Übungen zu den Konsonantenfolgen.

f k f k f k f k
m f m f m f m f

Abb. **21** Kombination eines Lautes in verschiedenen Kontexten.

m m f m m m f m m f m m f

Abb. **22** „Unregelmäßige" Abfolgen der Konsonanten.

k i f f k i f f k i f f k i

Abb. **23** „Unregelmäßige" Abfolge von Vokalen und Konsonanten.

zialer Regulationsstörungen erfolgt ggf. begleitend zur Gesamttherapie.

Stufe 3: Konsonantenfolgen. Hier erfolgt die Arbeit gemäß den Vorschlägen von Eisenson und Myklebust. Es werden Konsonantenfolgen zweier Konsonanten gebildet. Die Konsonanten werden nach dem größten phonetischen Kontrast im Hinblick auf den Artikulationsort und die Artikulationsart ausgewählt (z. B. Nasal – Plosiv). Ein Beispiel zu den Konsonantenfolgen ist in Abb. **20** dargestellt.

Begleitend werden weitere Einzellaute (Konsonanten und Vokale) erarbeitet, sodass auch diese in Sequenzen mit anderen gebracht werden können. Die Sequenzen werden nach den phonotaktischen Regeln des Deutschen zusammengestellt. Jeder Konsonant sollte viermal in regelmäßiger Abfolge in der Sequenz vorkommen. Die Kombination der Laute ist in verschiedenen Kontexten möglich, wie in Abb. **21** zu ersehen ist.

Die Übung wird strukturiert und ohne weiteres Spielangebot durchgeführt. Eine verhaltenstherapeutische Verstärkung ist möglich. Alle Übungen werden in der Therapiesitzung schriftlich fixiert und dem Kind mit nach Hause gegeben. Eine tägliche und regelmäßige Übung mit den Eltern von 5 – 10 Minuten ist erforderlich.

Stufe 4: Einführung von Vokalen. Hier wird unterschieden zwischen Kindern ohne Vokalprobleme und Kindern mit Vokalproblemen.

Vorgehen bei Kindern ohne Vokalprobleme. Die Vokale werden wie bereits erwähnt immer schwarz dargestellt. Die Abfolge der Einführung der Vokale stellt sich wie folgt dar:

- „a"
- „i"
- „o"
- „u"
- „e".

Die Vokale werden auf kleine lose Arbeitsblättchen fixiert, die flexibel zwischen die Konsonanten platziert werden, sodass eine sinnlose Silbe entsteht. Diese soll mit dem Zielvokal koartikuliert gelesen werden. Dabei werden auf dieser Stufe keine Hilfen gegeben außer der initialen auditiven Vorgabe der koartikulierten Silbe durch den Therapeuten.

Die Synthese zum koartikulierten lauten Lesen wird durch taktil-kinästhetische Hinweisreize (vgl. „silben- und wortorientierte Ansätze – TAKTKIN", S. 118) unterstützt.

Vorgehen bei Kindern mit Vokalproblemen. Es wird eruiert, welche Vokale das Kind nach auditiver Vorgabe imitieren kann. Dann werden einzelne lange Vokale (vgl. „Erarbeitungsabfolge der Vokale", Stufe 4) erarbeitet, die in der Graphemdarstellung farbig nicht besonders hervorgehoben werden. Auf dieser Stufe wird immer mit sinnlosen Silben gearbeitet.

Stufe 5: unregelmäßige Abfolge von Konsonanten. Auf dieser Stufe werden wiederum nur Konsonanten bearbeitet. Diese werden nie ganz randomisiert angeboten, sondern immer in vorhersagbaren Abfolgen mit unterschiedlicher Anzahl der Wiederholungen der einzelnen Konsonanten. Ein Beispiel wird in Abb. **22** gegeben:

Stufe 6: Unregelmäßige Abfolge von Vokalen und Konsonanten. Hier werden die Prinzipien der Stufe 5 auch auf die Einführung von Vokalen übertragen. Dabei ist die Lautreinheit immer das wesentliche Durchführungskriterium. Das Tempo, in dem das Kind die Lautfolge lesen kann, muss nicht schnell sein. Es kann schneller werden, solange die Lautreinheit nicht darunter leidet. Das könnte wie im folgenden Beispiel in der Abb. **23** geschehen. Hier werden teilweise schon kurze Wörter angeboten, um die Motivation aufrechtzuerhalten.

Stufe 7: Zwischenschritt bei Kindern mit schwerer kindlicher Sprechapraxie. Zeigen die Kinder nach 6 Monaten überschaubare Fortschritte in der Therapie, wird dieser Zwischenschritt bei schwerer kindlicher Sprechapraxie eingefügt. Es werden Silbenkonstruktionen ohne semantischen Gehalt aus Konsonant-Vokal-Konsonant oder aus Vokal-Konsonant-Vokalfolgen beübt.

Stufe 8: Sinnebene. Auf der Stufe 6 war z. T. schon mit kurzen Einzelwörtern begonnen worden. Jetzt werden diese in Phrasen integriert. Es werden darüber hinaus Lautkombinationen bearbeitet, die im Deutschen besonders häufig vorkommen (z. B. [ən] oder [di:]). Die Vokalproduktion steht immer mehr im Vordergrund. Verbleibende sonstige Schwierigkeiten (z. B. persistierende orofaziale Probleme) werden auf dieser Stufe stärker thematisiert.

Stufe 9: Erarbeitung von Diphthongen, Umlauten und Konsonantenverbindungen. Hier stellt sich die Frage, welche der Umlaute, Diphthonge und Konsonantenverbindungen dem Kind noch nicht gelingen. Diese werden gezielt erarbeitet und integriert. Die Integration erfolgt auch mit taktilkinästhetischer Unterstützung (vgl. „TAKTKIN", S. 118).

Es liegen keine Wirksamkeitsnachweise zu diesem Verfahren vor.

Assoziationsmethode nach McGinnis

Die 1939 im Rahmen ihrer Doktorarbeit von Mildred McGinnis verfasste und 1963 vorgestellte Methode erfreut sich heute noch reger Verbreitung (Gebhard 1991, Kegel u. Tramitz 1991, Schulte-Mäter 1996). McGinnis beschrieb ihre Methode für Kinder mit „angeborener Aphasie" (congenital aphasia), die man heute als Kinder mit neurologischer Symptomatik oder / und mit Sprachentwicklungsstörung bezeichnen würde. Sprechapraktische Kinder wurden ebenfalls mit dieser Methode behandelt (Aram u. Nation 1982, Kegel u. Tramitz 1991). Im Deutschen wurde der Ansatz erstmals von Anneliese Kempcke vorgestellt (Kempcke 1977). Wie Kempcke betont, wurde die Methode für den täglichen Unterricht in Gruppen, nicht für die Einzelsituation in der Therapie entwickelt, da M. McGinnis Lehrerin für Gehörlose war.

McGinnis (1963) unterschied 2 Gruppen von Kindern: Kinder mit **motorisch-expressiven Störungen** („motor or expressive aphasia") und Kinder mit **sensorisch-rezeptiven Störungen** („sensory or receptive aphasia").

Der Verdacht auf eine motorisch-expressive Störung, die in den Zusammenhang mit einer kindlichen Sprechapraxie zu bringen ist, ist dann gegeben, wenn

- die nonverbale Intelligenz im Normbereich liegt
- normales Hörvermögen besteht
- normales Sprachverständnis vorliegt
- sich sprachliche Äußerungen des Kindes auf Stakkato-Vokale mit gelegentlichen Konsonanten beschränken
- geäußerte Silben aus einem Konsonanten der 2. oder 3. Artikulationszone und Vokal bestehen
- Laute von manchen Kindern, obwohl sie sie ständig benutzen, nicht willkürlich isoliert imitiert werden können
- Äußerungen in keiner Weise den Wörtern, die das Kind zu sagen versucht, ähneln
- ein schwaches Reihenfolgengedächtnis für Mundmuster besteht (= Sequenzierungsprobleme)

Die Methode wurde *Assoziationsmethode* genannt, weil „durch die gesamte Methode hindurch eine enge Verbindung bzw. Assoziation zwischen den wesentlichen am Lernen beteiligten Prozessen, nämlich Aufmerksamkeit, Behalten und willkürlichem Abruf, besteht" (Kempcke 1977). Die Verbindung, die hier angesprochen wird, besteht in der Therapie in erster Linie daraus, dass das Kind lernt, das Schriftbild eines Lautes mit dessen Artikulation zu assoziieren und seine Produktion selbstständig zu steuern und zu analysieren. Dazu wird ein multimodales Vorgehen mit dem Schwerpunkt im visuellen Kanal gewählt. Durch das Vorsprechen des Therapeuten und das Lesen des Kindes wird auch der auditive Kanal geschult und durch das Mitsprechen und Lesen und Schreiben des Kindes der taktil-kinästhetische Kanal. Das Programm wird für Kinder ab dem 4. Lebensjahr empfohlen. Als ungeeignet wird die Methode für Kinder mit Lesestörungen beschrieben, wobei nicht näher ausgeführt wird, wie diese Kinder zu identifizieren sind.

Der Therapieraum sollte reizarm gestaltet sein und über eine Wand- oder Hafttafel verfügen. Kempcke (1977) beschreibt die Prognose von Kindern mit motorisch-expressiven Störungen, also auch kindlicher Sprechapraxie, bei angemessener sprachlicher Förderung als sehr günstig.

Prinzip

Das Vorgehen erfolgt immer in zwei Schritten. Im ersten Schritt werden einzelne Elemente (z.B. Laute) produziert, behalten und willkürlich abrufbar gemacht. Das geschieht so lange, bis das Kind dies mühelos beherrscht. Im nächsten Schritt werden Sequenzen aus den gelernten Elementen hergestellt.

Vorgehen

Mögliche Vorübungen können in den Bereichen der Aufmerksamkeitslenkung, Graphomotorik, Mundmotorik, Mengenerfassung, Kalenderdaten und der allgemeinen Motorik eingebaut werden. Es wird in 3 Abschnitten gearbeitet.

1. Abschnitt. Im 1. Abschnitt werden Einzellaute erarbeitet. Diese werden nach dem Alter des Kindes und der physiologischen Lautentwicklung ausgewählt. Es werden Grapheme dazu eingeführt. Von Anfang an wird eine absolut korrekte Artikulation gefordert. Das verstärkt die korrekte Assoziation der Kinästhetik, der auditiven Perzeption sowie die Sicherheit für die eigenen Sprechversuche.

2. Abschnitt. Wenn die Einzellaute ohne Anstrengung produziert werden können, werden sie zu Silben und Substantiven zusammengefügt. Es werden Konsonant-Vokal-Kombinationen vorgestellt, damit das Kind erkennt, dass einzelne Sprachelemente zusammengefügt werden können („drop drill"). So verfügt das Kind im 2. Abschnitt nach und nach bereits über einen bestimmten Wortschatz, der bis auf 50 Worte aufgebaut werden soll. Dieser wird dann im nächsten Schritt zu einfachen Frage- und Aussagesätzen zusammengestellt. Wenn auch die Satzbildung mühelos gelingt und willkürlich abgerufen werden kann, werden kleinere Beschreibungen aus mehreren Sätzen formuliert.

3. Abschnitt. Im 3. Abschnitt wird ein Übergang vom Konkreten zu abstrakteren Einheiten wie Erzählungen und eigenen Erlebnissen geschaffen. Es werden Zeitformen und andere komplexe grammatische Konstruktionen vermittelt.

Gebhard (1991) macht darauf aufmerksam, dass der Ansatz von McGinnis in Deutschland sehr kontrovers diskutiert wird. Es handele sich um ein Verfahren, welches „weit von jedem natürlichen Lernprozess in der kindlichen Sprachentwicklung entfernt sei. (...) Sprechen schließlich sei nicht gekennzeichnet durch das Aneinanderreihen isoliert erlernter Einzelelemente (Phoneme)" (Gebhard 1991:182). Der Autor weist jedoch darauf hin, dass es Kinder gebe, die im Besonderen von diesem Therapieansatz profitieren. Es verweist darauf, dass „bei außergewöhnlicher Funktion oder Missfunktion des zentralen Nervensystems bei den betroffenen Kindern außergewöhnliche therapeutische Ansätze erforderlich seien" (Gebhard 1991:183).

Evaluierte Wirksamkeitsstudien zu diesem Verfahren wurden bislang noch nicht durchgeführt, auch wenn einige deskriptive Fallberichte vorliegen (Kempcke 1977, Gebhard 1991, Kegel u. Tramitz 1991).

Phonembestimmtes Manualsystem

Das von Schulte (1974) vorgeschlagene *Phonembestimmte Manualsystem* (PMS) ist für die Verbesserung der Artikulation hörgeschädigter Kinder entwickelt worden. Schlenker-Schulte und Schulte (1996) erweitern das Anwendungsgebiet des Verfahrens auf die Artikulationsstörungen anderer Genese.

Vorgehen

Eine spezifische Diagnostik wird nicht vorausgeschickt. Zu Schwarz-Weiß-Bildern, die Handstellungen, Mundbild und Graphem darstellen, werden Handzeichen erarbeitet. Dabei werden wesentliche sprechmotorische Kriterien wie Stimmhaftigkeit / Stimmlosigkeit, Artikulationsart und Artikulationsort systematisch berücksichtigt. Gespannte und ungespannte Vokale werden mit denselben Handzeichen versehen. Es gibt Handzeichen für alle Konsonanten, einschließlich des glottalen Verschlusslautes [ʔ]. Schlenker-Schulte und Schulte (1996) betonen die phonetische Grundlage, auf der das Verfahren basiert. Die Handzeichen können unterstützend zur expressiven Leistung wie auch zur Strukturierung der rezeptiven Leistung des Kindes eingesetzt werden. Schulte-Mäter (2003) berichtet, dass das Verfahren auch für jüngere Kinder, bei geistiger Behinderung, bei feinmotorischen Auffälligkeiten und einer geringgradigen Gliedmaßenapraxie mit Erfolg einzusetzen sei. Ein genauer Therapieaufbau bei Kindern mit kindlicher Sprechapraxie wird nicht vorgestellt, obgleich Schulte-Mäter (2003) dieses Vorgehen „als Mittel der Wahl in der Therapie mit VED-Kindern (= kindlicher Sprechapraxie)" bezeichnet. Es bleibt bei diesem Therapieverfahren zu bedenken, dass alle Handzeichen erlernt, erinnert, abgerufen und mit der Sprechbewegung koordiniert werden müssen. Sonst müssten immer die Bilder der Handzeichen dazu vorgelegt werden. Diese Gleichzeitigkeit macht einen Transfer in die gelenkte Rede oder die Spontansprache sehr umständlich.

Es liegen keine Wirksamkeitsstudien zu diesem Verfahren vor.

Exkurs: weitere gestenunterstützende Verfahren

Das Therapieverfahren des Phonembestimmten Manualsystems, welches sich gestischer Hinweise bedient, steht stellvertretend im Deutschen für andere Verfahren, die überwiegend im englischen Sprachraum beschrieben wurden. Grundlage aller dieser Verfahren ist, dass *zusätzliche visuelle und taktil-kinästhetische Informationen über die Artikulationsbewegungen und -stellungen* vermittelt werden, die zur Unterstützung der rezeptiven und expressiven Möglichkeiten des Kindes dienen. Die Kinder sollen diese Gesten begleitend zum Sprechen verwenden und sich darüber Sprechbewegungen besser einprägen und abrufen können Diese Verfahren können mit anderen Ansätzen wie z. B. der *Melodischen Intonationstherapie* oder der *Integralen Stimulation* kombiniert angewendet werden.

Im angloamerikanischen Sprachraum werden folgende weitere Verfahren beschrieben:

Adapted Cueing Therapy (ACT) (Klick 1984, 1994)

Hier werden die begleitenden Handbewegungen im Gesicht(sfeld) des Therapeuten durchgeführt. Sie repräsentieren die Bewegungsmuster der Artikulatoren (z. B. Plosiv versus Frikativ) und die Luftstromlenkung. Die Handzeichen, die verwendet werden, beruhen auf dem amerikanischen Fingeralphabet. Dieses wurde für Hörgeschädigte entwickelt und repräsentiert Laute, keine Grapheme, in ihrer Abfolge und Koartikulation, soweit dies möglich ist. Besonders zu erwähnen ist, dass Klick (1994) die gestische Unterstützung von Vokalen und ihrer Koartikulation hervorhebt. Dabei wird die Stellung des Unterkiefers und der Stimmansatz („point of resonance") über die Art der Handgestenausführung verdeutlicht. Klick (1985) berichtet über den Einsatz der Therapieform in der Therapie mit einem Mädchen mit 5;6 Jahren. Das Kind verfügte zu Beginn der Therapie über einen Wortschatz von zwei bis vier verstehbaren Wörtern. Die Kommunikation des Kindes verlief überwiegend nonverbal. Das expressive Sprachvermögen war deutlicher eingeschränkt als das rezeptive, wenn auch dies nicht ganz altersentsprechend war. Das Hörvermögen war unbeeinträchtigt. Klick (1985) behandelte das Kind eine halbe Stunde täglich. Nach drei Monaten war eine deutliche Verbesserung bei verbalen Imitationsaufgaben und der allgemeinen sprachlichen Fähigkeiten zu beobachten. Nach weiteren drei Monaten wurde von deutlich verständlicheren und umfangreicheren Äußerungen berichtet. Der Einsatz der Gesten wurde im Laufe der Therapie verändert. War er am Anfang das Medium, welches den auslösenden Anstoß gab, erhielten die Gesten im Verlauf der Therapie einen begleitenden und unterstützenden Charakter und wurden eher gelegentlich eingesetzt. Eine genaue Auswertung der Therapieerfolge mittels statistischer Methoden liegt nicht vor.

Signed Target Phoneme (STP)

Shelton und Graves (1985) benutzen in ihrem Therapieansatz ebenfalls das amerikanische Fingeralphabet. Anders als in der Adapted Cueing Therapy wird nur immer *eine Handbewegung für den Ziellaut* gezeigt. Die Gebärde für den Ziellaut wird immer von dem Therapeuten präsentiert. Dabei wird parallel das Zielwort oder die Äußerung, in dem der Laut vorkommt, vorgegeben. So wird dem Kind gezeigt, wo der Ziellaut in der Äußerung erscheint, aber im Gegensatz zu der Adapted Cueing Therapy wird *nicht die ganze Bewegungssequenz des Wortes* verdeutlicht. Es wird von einem 5-jährigen Kind mit kindlicher Sprechapraxie berichtet, mit dem die Signed Target Phoneme Therapie beim Erwerb des Lautes [s] auf Wortebene eingesetzt wurde. Dabei fiel auf, dass das Kind größere Fortschritte in der Therapie machte, wenn die Signed Target Phoneme therapiebegleitend zur

Artikulationstherapie nach Irvin und van Riper zur Anwendung kamen als bei der isolierten Anwendung der Artikulationstherapie nach Irvin und van Riper. Dies unterstützt die notwendige multimodale Vorgehensweise in der Therapie von kindlicher Sprechapraxie, kann aber nicht als Wirksamkeitsnachweis der Signed Target Phoneme Therapy gewertet werden.

Cued Speech (Cornett 1972, zitiert in Square 1999)

Ursprünglich wurde dieses Verfahren zum Lippenlesen in der Rehabilitation Gehörloser verwendet. Es besteht aus acht Handstellungen und vier Handpositionen, die in verschiedensten Abstufungen im und am Gesicht durchgeführt werden. Dabei werden artikulatorische Größen wie Stimmhaftigkeit und Nasalität über die Geste verdeutlicht.

Jordan's Gestures (Jordan 1988, 1991, zitiert in Square1999)

Je nach Laut werden beide oder nur eine Hand eingesetzt. Es werden die Kontaktpunkte, die bei dem jeweiligen Laut erreicht werden müssen, verdeutlicht wie auch die Artikulationsart, besonders auch die Stimmhaftigkeit bzw. Stimmlosigkeit der erforderlichen Artikulationsbewegungen. Hall und Jordan (zitiert in Square 1999) legten eine Studie vor, die die Wirksamkeit dieser Gesten bei sechs Kindern mit kindlicher Sprechapraxie im Alter zwischen 8;2 und 11;0 im Rahmen einer intensiven sechswöchigen Therapie zeigte, bei der fünf Therapieeinheiten à 45 min täglich durchgeführt wurden. Es wurden für jedes Kind nach den individuellen Schwierigkeiten ermittelte Ziellaute mit den Gesten unterstützt. Nicht nur diese benannten Ziellaute wurden besser gebildet, sondern darüber hinaus verwendeten die Kinder im Laufe der Therapie die Gesten selbstständig und baten um Gesten für Laute, die nicht zu klar definierten Ziellauten gehörten. Eine genaue statistische Analyse im Sinne eines Effektivitätsnachweises liegt nicht vor.

Chirophonetik

Die von Baur (1989) beschriebene Chirophonetik wurde auf dem Gedankengut der Anthroposophie von Rudolf Steiner entwickelt. Sie wird als Therapieform der speziellen anthroposophischen Heilpädagogik für Kinder beschrieben, denen es nicht gelingt, „das Sprechen durch Nachahmung von der Umgebung zu erwerben und (...) die die Möglichkeiten, die ihnen ihre Sprachorgane bieten, nicht ergreifen" (Baur 1989, Vorwort). Das trifft auf Kinder mit kindlicher Sprechapraxie in besonderem Maß zu, wobei die Indikation bei verschiedenen Ätiologien wie Autismus, Down-Syndrom oder Kindern mit Körperbehinderungen gestellt wird. Baur sieht die Grenzen des Einsatzes bei Paresen oder starker Schädigung der Sprachzentren. Dabei hält er jedoch fest, dass sich bei diesen Kindern „die Chirophonetik in einem anderen Sinn erfolgreich erwiesen hat. Diese (Kinder – Anm. der Autorin) vollzogen immer einen Schritt auf dem Weg der Vermenschlichung" (Baur 1989, Vorwort). Weitere Indikationen als die bereits genannten werden von Kiesecker (1999) beschrieben: Sprachanbahnung, Sprachverzögerung (auch in Kombination mit Logopädie), Mutismus, Epilepsie, motorische Aphasie, Hilfe zur Selbstwahrnehmung, Nachreifung der Sinne, Harmonisierung von Verhaltensstörungen wie Unruhe, Antriebsschwäche, Einschlafstörungen und Bettnässen. Die Therapie wird nur an Therapeuten vermittelt, die die Menschenkunde von Rudolf Steiner als entsprechende Grundlage bereits verinnerlicht haben. Eltern – unabhängig von ihrer ethisch-moralischen Grundhaltung – werden angeleitet, die Therapiemethode mit ihren Kindern durchzuführen. Grunderkrankung, Indikation und Behandlung werden hier nicht klar voneinander unterschieden. Es scheint fraglich, ob es sich um eine spezifisch logopädische Therapieform handelt.

Vorgehen

Das Vorgehen ist multimodal in der auditiven und taktil-kinästhetischen Modalität. Die Therapie beginnt rezeptiv, indem dem Kind begleitend zum Sprechen des Therapeuten auf die zuvor eingeölten Körperteile wie Arme, Rücken, Beine und Füße gestrichen wird. Man geht in der Chirophonetik von der Annahme aus, dass es für jeden Laut eine *charakteristische Luftströmungsgestalt* gibt, die während der Artikulation entsteht. Diese wird mit den Händen (griech. chiros) des Therapeuten auf die Laute (griech. phonos) und den Körper des Kindes übertragen. Die Übertragung erfolgt nach „Metamorphosegesetzen". Man geht davon aus, dass die menschliche Gestalt ein einheitlicher Organismus ist. In jedem Glied des Körpers – so ist die weitere Annahme – ist diese Ganzheit repräsentiert. Wird z. B. der Laut [l] stimuliert, nimmt man an, dass durch die Zungenspitzenhebung gegen den Alveolarrand, die Ausatmungslust in „zwei Armen" den Mund verlässt. Dieses wird bei der Stimulation metamorphiert nachempfunden, indem auf der Höhe des Sakrums beginnend rechts und links entlang der Wirbelsäule bis in Höhe des Brustbeins gestrichen wird. In Höhe des Brustbeins erfolgt auf beiden Seiten eine Bewegung nach distal – man macht eine Art Bogen, um die Luftströmungsgestalt nachzuvollziehen und verfolgt dann die Arme weiter bis zu den Händen. Dazu wird gesprochen und ggf. auch vibriert und mit Rhythmus in Sinne von Versen gearbeitet. Kiesecker (1999) stellt einen Erfahrungsbericht mit einem 9-jährigen nicht sprechenden Mädchen mit Down-Syndrom vor, welches durch die Anwendung der Chirophonetik zu sprechen begonnen habe. Eine Diagnostik wurde nicht durchgeführt. Es wird nicht berichtet, in welcher Intensität und mit welchem genauen Vorgehen es zu diesen Erfolgen gekommen ist. Ob die Wirksamkeitsmechanismen auf die Überzeugung und das Charisma oder das Vorgehen des Therapeuten zurückzuführen ist, bleibt offen.

Wissenschaftlich fundierte Effektivitätsstudien liegen zu diesem Verfahren nicht vor.

PC-Programm „Speech Trainer"

Funk et al. (2006) beschreiben das Computerprogramm „Speech Trainer" als ein Hilfsmittel zur Unterstützung des gewählten Therapieansatzes und nicht als eigenständiges Therapiekonzept (vgl. Teil A, Kap. 4 „Therapie der Sprechapraxie", S. 64).

Vorgehen

Es handelt sich um ein Artikulationsmodell am Bildschirm, welches zur Veranschaulichung artikulatorischer und koartikulatorischer Bewegungsabläufe dient. Um eine bewusste, räumlich-zeitliche Vorstellung der Sprechbewegung zu erzeugen, besonders bei hinterer Artikulation, kann der „Speech Trainer" herangezogen werden. Er ist auf Einzellautebene wie in der Koartikulation einsetzbar, da animierte Filmsequenzen eines Mediosagitalschnitts durch den Vokaltrakt dargeboten werden. Hierbei kann man alle Artikulatoren und ihre Bewegungen im Sprechablauf genau erkennen und zuordnen. Die Darstellungsform des Sagitalschnitts ist für den Patienten eine kurze Weile gewöhnungsbedürftig, und es gilt dies auf das eigene Körperschema zu übertragen. Das Tempo, in dem die visuelle Darstellung des Sprechablaufs erfolgt, ist einstellbar und in Einzelschritten anzuhalten. Die Darstellung ist nicht rein am Computer konstruiert, sondern beruht auf fMRT-Daten eines Normsprechers. Es können beliebig lange Äußerungen eingegeben und dargestellt werden. Eine direkte Sprachausgabe existiert nicht; der Therapeut spricht synchron zur Bildschirmdarbietung, oder es können Programmfunktionen zur Vertonung genutzt werden.

Wenn auch die Wirkmechanismen des „Speech Trainers" noch nicht ganz geklärt sind, konnte die Wirksamkeit der Therapieunterstützung des „Speech Trainers" für eine erwachsene Patientin mit erworbener Sprechapraxie sowie für zwei Kinder in der Lautanbahnung in Studien nachgewiesen werden (Funk et al. 2006). Der Nachweis bei kindlicher Sprechapraxie steht noch aus.

Silben- und wortorientierte Ansätze

Integrale Stimulationsmethode

Die Integrale Stimulationsmethode, wie sie von Strand und Skinder (1999) beschrieben wird, ist in der Therapie von Sprechstörungen schon seit den 50er-Jahren bekannt. Die Autorinnen betonen, dass Kinder mit sensomotorischen Planungs- und Programmierungsschwierigkeiten – wie die Gruppe der Kinder mit kindlicher Sprechapraxie beschrieben wird – in einer angemessenen Behandlung mit einer hierarchisch gegliederten Reihe von Wortmaterial konfrontiert werden, um spezifische Bewegungsabläufe zu üben, die zum Sprechen benötigt werden.

Vorgehen

Die Autorinnen schlagen eine Art lerntheoretisches Vorgehen vor, welches allgemein an den Prinzipien des motorischen Lernens (z. B. häufigen Wiederholungen) orientiert ist. Zuerst sollte mit maximaler Unterstützung vonseiten der Therapeuten geübt werden, wonach sich eine Phase anschließt, in der Hilfen systematisch reduziert werden. Dabei sollte der Stimulus – das Vormachen und Vorsprechen – gut zeitlich sowie auf die Aufmerksamkeit des Patienten abgestimmt sein. Primär geht es

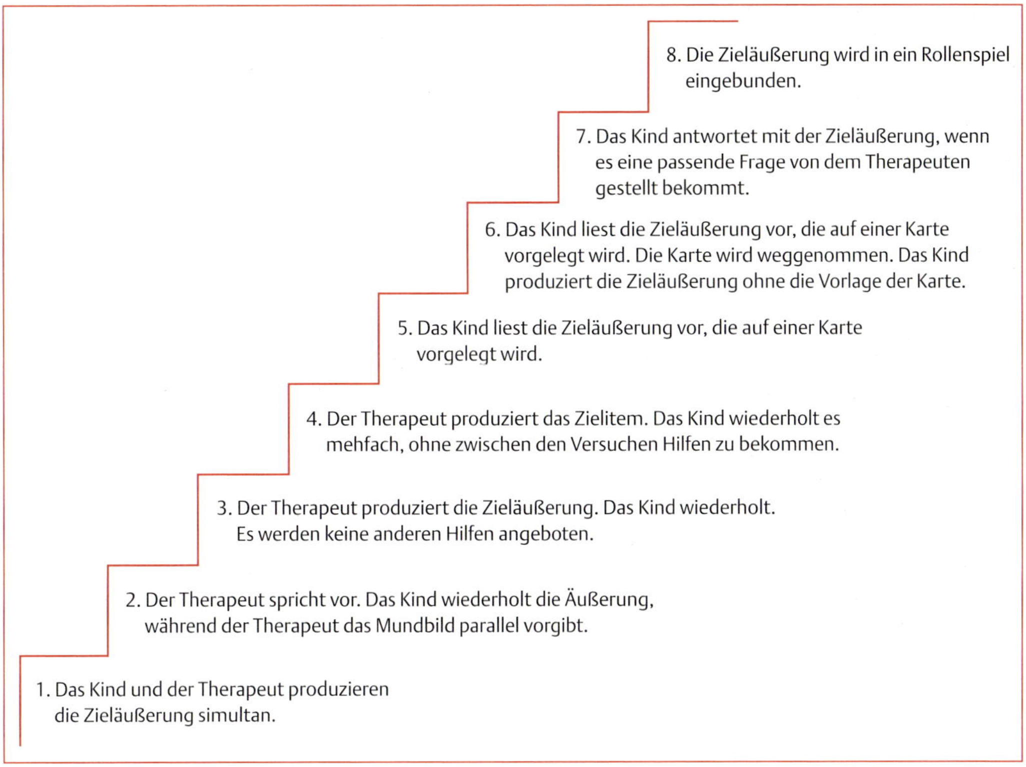

Abb. **24** Acht-Schritte-Kontinuum von Rosenbek et al. (1973).

darum, das Bewegungsmuster des Patienten kennenzulernen, um so ein möglichst gleiches akustisches Ergebnis erarbeiten zu können.

Bei der Integralen Stimulationsmethode handelt es sich wohl um das am meisten verwendete Verfahren in der Therapie von Aussprachestörungen. Diese Vorgehensweise wird häufig auch in anderen Methoden als grundlegendes Prinzip verwendet. In der Therapie von erworbenen Störungen wurde sie von Rosenbek et al. (1973) in Form des *Acht-Schritte-Kontinuums* wieder aufgegriffen. Es werden gezielt und systematisch visuelle und auditive Hilfen eingesetzt. Hier gilt das Prinzip „Vom Einfachen zum Schwierigen" im Hinblick darauf, dass der Patient (wieder) willkürliche Kontrolle über ausgewählte Äußerungen beim Sprechen erlangen soll. In Abb. **24** ist die Abfolge der Übungsschritte im Acht-Schritte-Kontinuum von Rosenbek et al. (1973) dargestellt.

In der Integralen Stimulationsmethode werden *ganzkörperliche Bewegungen unterstützend* hinzugezogen. Diskutiert wird, inwieweit es sinnvoll ist, nonverbale Übungen wie auch das Training sinnloser Silben in das Programm aufzunehmen, da diese Übungen nur begrenzt auf das Sprechen übertragbar sind. Letztlich wird in der Integralen Stimulationsmethode das Üben von Silben / einsilbigen Wörtern bei Kindern mit kindlicher Sprechapraxie im Gegensatz zu einzelnen Lauten bevorzugt. Konkrete Hinweise, nach welchen Kriterien das Übungsmaterial zu strukturieren ist, werden jedoch nicht gegeben.

Voraussetzung ist, dass die Kinder, in der Lage sein müssen, ihre selektive Aufmerksamkeit aufrechtzuerhalten und zu lenken. Dabei muss Blickkontakt gehalten werden können; das Kind muss den Willen und die Möglichkeit zur Imitation haben. Allerdings sind nicht alle Kinder mit kindlicher Sprechapraxie, besonders mit schweren Störungen, fähig zu imitieren. Strand und Skinder (1999) schlagen in diesen Fällen vor, mit körpernäheren Ansätzen wie z. B. taktil-kinästhetischen Methoden in der Behandlung zu beginnen und die Integrale Stimulationsmethode erst später im

Therapieverlauf einzusetzen. Das ist besonders vor dem Hintergrund zu betrachten, dass Lesefähigkeiten einbezogen werden.

In einer Studie von Strand und Debertine (2000) wurde die Wirksamkeit des Verfahrens für Kinder mit kindlicher Sprechapraxie bestätigt.

„Touch Cue"-Methode

Die von Bashir et al. (1984) entwickelte Methode stellt die *Sequenzierung von Sprechbewegungen* in den Vordergrund des Vorgehens. Es werden taktile Hilfen eingesetzt, die im Folgenden als „touch cues" bezeichnet werden.

Vorgehen

Das stark strukturierte Vorgehen teilt sich in drei Phasen auf, die wiederum in einzelne Schritte untergliedert sind.

1. Phase. Man beginnt mit sinnlosen Silbenfolgen, um die räumlichen Hinweise der „touch cues" einzuführen. Ein „touch cue" zur Unterstützung des Lautes [ʃ] wird in Abb. **25** dargestellt.

Diese Hinweise mit „touch cues" werden wiederholt eingeübt. Dabei soll die artikulatorische Sequenzierungsleistung gestärkt und eine verbesserte Eigenwahrnehmung aufgebaut werden. Das

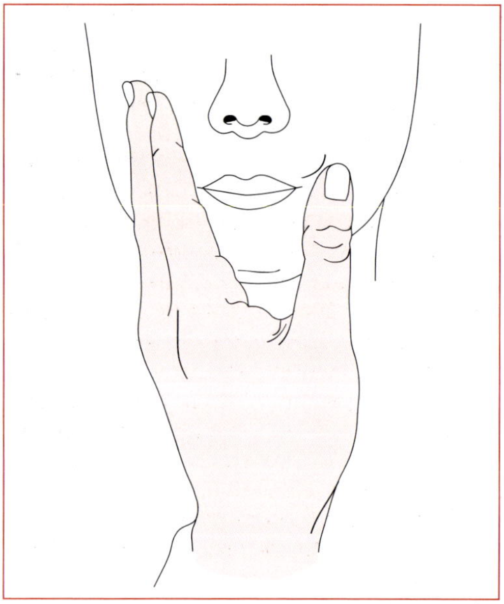

Abb. **25** Touch Cue.

Kind soll in die Lage versetzt werden zu beurteilen, inwieweit die bisherige Produktion der Sprechbewegung von einer regelgerechten Produktion abweicht. Der „touch cue" dient hierbei als Erinnerungshilfe.

Es ist darauf zu achten, dass bereits in dieser Phase die Unterstützung durch die „touch cues" automatisch und unmittelbar zu der gewünschten Artikulationsbewegung führt.

Sonst erscheint es fraglich, ob die Methode passend für das Kind ist, da sich mit ihrer Hilfe das Sprechtempo und die Möglichkeiten des Kindes erhöhen sollen. Inkorrekte Produktionen werden nicht kommentiert. Bei korrekten oder teilweise korrekten Versuchen erhält das Kind eine multimodale Rückmeldung im taktilen, propriozeptiven und auditiven Kanal. Das Vorgehen wird in acht weitere Schritte unterteilt:

1. Schritt. Willkürliche Produktion einzelner stimmhafter Laute mit visuellem Hinweis (Mundbild) und auditivem Hinweis (Vorsprechen) in Verbindung mit dem „touch cue". Es wird als erstes der Laut [b] vermittelt, weil dieser gut stimmhaft und gut sichtbar ist und in der 1. Artikulationszone gebildet wird.

2. Schritt. Willkürliche Produktion des stimmhaften Einzellautes [b] auf taktil-räumliche Stimulation. Es müssen 20 korrekte Produktionen bei 20 Versuchen durch die taktile Stimulation zu erreichen sein. Die visuelle und auditive Stimulation werden ausgeschlichen.

3. Schritt. Produktion von Silbenketten auf auditiv-taktile Stimulation. Es soll die Silbenkette [baba] oder [babab] mit auditiver und taktiler Unterstützung relativ zügig produziert werden. Dabei sind 3–5 Wiederholungen pro Durchgang anzustreben. Mögliche Einschränkungen im auditiven Kurzzeitgedächtnis fallen nach Angaben der Autoren durch die geringe Wiederholungsanzahl nicht ins Gewicht. Es wird mit verschiedenen Lauten so lange geübt, bis bei 20 Versuchen 95% der Äußerungen korrekt sind. Das entspricht 19 von 20 Versuchen, die korrekt sein müssen. Erst dann wird im 4. Schritt weitergearbeitet.

4. Schritt. Weitere Silbenkettenproduktion auf auditiv-taktile Stimulation. Es werden maximal vier Silben pro Silbenkette produziert. Dieses wiederholende Üben („drill") wird so lange durchgearbeitet, bis das Kind 90% korrekte Produktionen bei 20 Versuchen erreichen kann. Die auditive und visuelle Unterstützung wird dabei ausgeblendet. In diesem Schritt werden weitere Laute hinzugenommen. Die Reihenfolge, in der die Laute eingeführt werden, ist nicht direkt festgelegt. Es wird jedoch empfohlen, mit den Plosiven [d] und dann [g] fortzufahren, gefolgt von den Lauten [s, f, n, ʃ, l].

5. Schritt. Wiederholung der ersten drei Schritte mit dem Laut [g]. Es werden dieselben Kriterien zur Anwendung gebracht wie bei der Erarbeitung des Lautes [b].

6. Schritt. Produktion unregelmäßiger alternierender Sequenzen mit den Lauten [b] und [g]. In diesem Schritt werden Silbenfolgen wie [baga] oder [gaba] bzw. [babaga] und [gagaba] durch Imitation auditiv-visueller Vorgaben des Therapeuten unter Zuhilfenahme taktil-räumlicher Stimulation bearbeitet. Diese Übung wird so lange wiederholt, bis das Kind 95% aller Folgen korrekt produzieren kann und die Einzellaute in maximal 1 Sekunde geäußert werden können.

7. Schritt. Produktion unregelmäßiger alternierender Sequenzen mit den Lauten [b] und [g] durch taktil-räumliche Stimulation. In diesem Schritt werden die gleichen Aufgaben wie im Schritt 5 gestellt, aber die Anforderungen an die Genauigkeit und die Geschwindigkeit erhöht. Es müssen zwei Silben pro s produziert werden können. 95% der Produktionen müssen wiederum korrekt sein. Wenn das Kind das Tempo nicht schafft, werden andere Laute in den Übungsablauf integriert. Die Vorgehensweise ist analog zu den bereits beschriebenen Schritten, auch wenn ein reduziertes Sprechtempo beibehalten wird. Die verbleibenden Laute [s, ʃ, f ,l] werden nach und nach erarbeitet und in den Übungsablauf eingebettet.

8. Schritt. Konsonantenproduktion in Sequenzen mit auditiv-visuell-taktiler Stimulation, in denen der Vokal variiert wird. Das Kind imitiert zuerst eine Silbe, dann zwei Silben und steigert sich bis auf fünf Silben in einer Sequenz. Um eine Abwechslung zu schaffen, kann der Vokal ausgetauscht und die Silbenanzahl reduziert werden (z. B. da, di, du). Anschließend wird der Vokal in der Silbenfolge abgewechselt (z.B. [dadida]), wobei immer auf eine lautreine Artikulation des Vokals zu achten ist. Dieser Schritt stellt eine Art Zwischenschritt der bisherigen Schritte mit jeweils demselben Vokal und der Phase 2 des Vorgehens dar, in der Konsonanten und Vokale verändert werden.

2. Phase. Die in der 1. Phase erlernten Artikulationsbewegungen werden in sinnlose Silbenfolgen und in Wörter integriert. Es werden einsilbige Wörter mit geschlossenen Silben (KVK-Struktur) verwendet. Die Erarbeitung von Wörtern ist der entscheidende Punkt auf dieser Stufe. Die Sequenzen in dieser Phase der Therapie sollen alle Vokale und Konsonanten beinhalten, die bislang eingeführt wurden. Dabei geht man von der 1. Artikulationszone bis hin zur 3. Artikulationszone vor, dann umgekehrt. Alle Artikulationsunterschiede wie Artikulationsart, Artikulationsort, Stimmhaftigkeit und Stimmlosigkeit sollen in den Übungsablauf eingebaut werden. Am Ende der Phase wird eine Liste mit erarbeiteten Wörtern, die auch durchaus mehrsilbig sein können, und Nichtwörtern aufgestellt. Diese Phase gliedert sich in folgende 15 Schritte:

1. Schritt. Produktion von Wörtern mit geschlossenen Silben und sinnlosen Silben mit KVK-Struktur bei auditiv-visuell-taktiler Stimulation. Man sollte mit einer Sequenz beginnen, deren 1. Konsonant in der 1. Artikulationszone angesiedelt ist und der 2. in der 3. Artikulationszone (z.B. Buch). Im nächsten Durchgang sollte das Muster umgedreht werden, also von der 3. Artikulationszone zur 1. Artikulationszone (z.B. Gib).

2. Schritt. Produktion von Wörtern mit geschlossenen Silben und sinnlosen Silben mit KVK-Struktur bei auditiv-visuell-taktiler Stimulation und gefolgt von einer Wiederholung nach rein taktiler Stimulation. Im 1. Durchgang besteht für das Kind die Möglichkeit, die Produktion des Therapeuten zu imitieren. Direkt im Anschluss soll das Kind die Sequenz auf rein taktile Stimulation sprechen können. Das wird so lange wiederholt, bis 95% der Produktionen korrekt sind.

3. Schritt. Produktion von Wörtern und Nichtwörtern mit KVK-Struktur als Antwort auf auditiv-visuell-taktile Stimulation direkt aus dem Gedächtnis. Dieser 3. Schritt unterscheidet sich vom 2. Schritt insofern, als der Patient direkt nach der rein taktilen Stimulation die Sequenz aus dem Gedächtnis reproduzieren soll. Es wird hier nochmals zwischen den Schritten unterschieden, weil diese Äußerungen für das Kind funktional abrufbar gemacht werden sollen. Wenn bestimmte Bewegungen zu schwierig sein sollten, sollte man die Komplexität nach und nach durch Hinzufügen einer Folge pro Zeiteinheit steigern.

4. Schritt. Produktion von Wörtern mit KVK-Struktur ohne Hilfe auf Vorlage eines auditiven Stimulus, eines Bildes oder eines anderen graphischen Stimulus. In diesem Schritt macht der

Patient zwei Benennungsversuche nach visueller Vorlage oder auditiver Aufforderung. Beim Scheitern dieser beiden Versuche, wird auf eine auditiv-visuell-taktilen Stimulation zurückgegriffen. Der Patient sollte die Stimuli fünfmal hintereinander in der korrekten Reihenfolge benennen. Wann zu dem nächsten Schritt überzugehen ist, wird zu diesem Zeitpunkt dem Therapeuten überlassen und wie sicher er ist, dass der Patient die Aufgabe *überlernt* hat.

5. Schritt. Produktion von Paaren mit KVK-Struktur nach auditiv-visuell-taktiler Stimulation mit anschließender Wiederholung nach alleiniger taktiler Stimulation. Es werden die KVK-Strukturen, die in vorherigen Schritten erarbeitet wurden, zusammengesetzt zu einem so genannten Spondeus aus zwei betonten Silben (z. B. Haus – Baum zu „Baumhaus" oder Koch – Buch zu „Kochbuch" oder Bett – hoch zu „Hochbett" oder neun – zehn zu „neunzehn", Tisch – Bein zu „Tischbein"). Auf dieser Stufe wird wiederum der nächste Schritt nach 95 % korrekter Produktion angestrebt.

6. Schritt. Produktion der Paare mit KVK-Struktur nach auditiv-visueller Stimulation. Es wird wiederum eine korrekte Produktionsmenge von 95 % erwartet, bevor man zum nächsten Schritt übergehen kann.

7. Schritt. Produktion der Paare mit KVK-Struktur durch visuelle Vorlage. Es wird eine Grafik oder ein Bild vorgelegt. Wenn dem Patienten die korrekte Produktion nach visueller Vorlage nicht gelingt, wird die multimodale Stimulation in allen Kanälen zugeschaltet, bis wiederum 95 % aller Produktionen korrekt sind.

8. Schritt. Produktion von KVK-Strukturen und einsilbigen Wörtern in Satzergänzungsaufgaben und als Antwort. An dieser Stelle wird bis auf eine 95 %ige Korrektheit der Antworten gearbeitet. Dieses Prinzip gilt auch für alle nachfolgenden Schritte.

9. Schritt. Produktion mehrsilbiger Wörter auf visuell-auditiv-taktile Stimulation.

10. Schritt. Produktion mehrsilbiger Wörter auf Bildvorlage.

11. Schritt. Produktion mehrsilbiger Wörter in Satzergänzungsaufgaben und als Antwort.

12. Schritt. Produktion von Wortmaterial mit allen Silbenkombinationen nach taktil-auditiv-visueller Stimulation.

13. Schritt. Produktion von Wortmaterial mit allen Silbenkombinationen nach auditiv-visueller Stimulation.

14. Schritt. Produktion von Wortmaterial mit allen Silbenkombinationen nach Bildvorlage.

15. Schritt. Produktion von Wortmaterial mit allen Silbenkombinationen bei Satzergänzungsaufgaben und als Antwort.

3. Phase. Hier steht der Transfer in die gelenkte Rede und die Spontansprache im Vordergrund, der wiederum in aufeinanderfolgende Schritte untergliedert wird:

1. Schritt. Produktion korrekter Phrasen und Sätze in der gelenkten Rede. Es wird von Zwei-Wort-Äußerungen (z. B. Was macht die Person auf dem Bild? Kuchen backen) zu längeren Sätzen vorgegangen. Dabei sollte der Patient bei geringer Unterstützung durch den Therapeuten sich selbst beobachten und korrigieren. Es werden dazu Materialien vorgelegt, die einen Sprechanlass mit dem Kind bieten (z. B. Bildkarten, Puzzles, Bildergeschichten, Wortassoziationsspiele, Trägersätze, die ergänzt werden sollen etc.).

2. Schritt. Produktion korrekter Phrasen und Sätze in der Spontansprache. Jetzt sind die Aktivitäten, die man mit dem Kind durchführt, nicht strukturiert, sodass auch die sprachlichen Äußerungen weniger kontrolliert sind.

Das Voranschreiten von einer zur nächsten Phase wird als langsam beschrieben, und die Leistung in jeder Phase sollte sicher beherrscht werden, bevor man zur nächsten übergeht.

Simultan zu der auditiven Stimulation durch den Therapeuten und die visuelle Stimulation durch das Mundbild werden die „touch cues" als taktile Hilfen im Gesicht und am Hals des Kindes eingesetzt. Dies sollte bereits in der 1. Phase der Therapie geschehen, ganz besonders aber in der 2. und 3. Phase, da nicht Einzellaute, sondern Lautsequenzen gebildet werden sollen. Es werden „touch cues" für die Laute [b, d, g, s, ʃ ,f, n, l] vorgestellt. Die Autoren betonen, dass für andere Laute Hinweise von den einzelnen Therapeuten entwickelt und mitverwendet werden können. Dabei wird hervorgehoben, dass die Hinweise, die entwickelt werden, konsistent eingesetzt werden müssen. Falls der Patient nicht von dem Therapeuten stimuliert werden möchte, ist es ebenso gut möglich, dass das Kind die Stimulation selbst vornimmt. Die von den Autoren vorgeschlagenen Hilfen wie zum Beispiel für die Unterstützung des Lautes [ʃ] werden im Gesicht nicht im Hinblick auf Symmetrie gesetzt, und die zu erwartenden Kontraktionspunkte der Muskulatur bei der Artikulation des

Lautes finden keine Berücksichtigung. Das fällt besonders ins Gewicht, wenn die Kinder sich selbst stimulieren, da die Genauigkeit und Konsistenz der Reizsetzung nicht kontrollierbar ist.

Wirksamkeitsnachweise für diese Therapiemethode liegen nicht vor.

Melodische Intonationstherapie

Die Melodische Intonationstherapie wurde für die Behandlung von erworbenen nichtflüssigen Aphasien von Albert et al. (1973) entwickelt. Man stellte fest, dass die gleichzeitig bestehende Sprechapraxie bei den Patienten durch diese Therapieform ebenfalls verbessert werden konnte. Die Patienten wurden flüssiger und besser verständlich in ihren Äußerungen.

Die Anpassung der Melodischen Intonationstherapie an die Behandlung von Kindern wurde von Helfrich-Miller (1984, 1994) vorgenommen. Sie schlägt die Therapie für Kinder zwischen 7 und 8 Jahren vor, da die Kinder bereits gewisse sprachliche Fähigkeiten erworben haben sollten, wenn auch bei 4- bis 5-jährigen Kindern über Fortschritte berichtet wird. Ein amerikanisches Selbsttrainingsprogramm auf Hörkassetten, welches zur Melodischen Intonationstherapie entwickelt wurde, wird für das Alter 5–15 Jahren empfohlen (Smith u. Engel 1984). Allerdings unterscheidet es sich von dem Training, wie Helfrich-Miller (1984) es vorschlägt. Smith und Engel (1984) arbeiten nicht sukzessive mit allen Patienten alle Schritte durch, sondern stufen den Patienten nach den Ergebnissen einer Voruntersuchung ein und setzen begleitendes Klopfen mit der Hand ein, welches Helfrich-Miller nicht vorschlägt.

Die Kinder, die am besten von der Therapie profitieren, leiden unter einer mittel- bis schwergradig ausgeprägten Form einer Sprechapraxie und können direkte Korrekturen ihrer Fehler nicht umsetzen (z. B. durch Vor- und Nachsprechen).

Vorgehen

Die melodische Intonation basiert auf vier Elementen: der Prosodie, der Stimmführung, dem Tempo, dem Rhythmus und der Betonung. Das Vorgehen sieht vor, das Sprechen auf einer Phrasenebene von Zwei- bis zu Fünf-Wort-Phrasen zu stimulieren. Dabei wird auf altersgerechte morpho-syntaktische und phonologische Komplexität geachtet. Im Gegensatz zur Therapie mit Erwachsenen werden Gesten aus der Gebärdensprache benutzt, um den sprachlichen wie den rhythmischen Aspekt zu unterstützen, nicht das Klopfen mit der Hand. Insgesamt weist Helfrich-Miller (1994) darauf hin, dass die Melodische Intonationstherapie nicht dazu gedacht ist, *andere Therapie* zu ersetzen, sondern eher sie zu *ergänzen* und zu *erweitern*. Im Zentrum der Aufmerksamkeit steht, dem Kind zu vermitteln, Laute und Wörter zu sequenzieren, nicht eine Liste mit Phrasen aufsagen zu können. Pro Sitzung werden 10–20 Items eingeführt, wobei jedes Item auf jeder Stufe des Programms bewertet wird. Am Ende jeder Therapiesitzung wird der Leistungsstand anhand der Anzahl der korrekten Antworten ermittelt. Wenn ein Kind in 10 aufeinander folgenden Sitzungen durchschnittlich 90% korrekte Produktionen zu verzeichnen hat, kann es auf die nächste Stufe des Behandlungsverlaufs übergehen. Die Behandlung wird in drei Phasen untergliedert:

1. Phase. Hier wird dem Kind maximale Hilfe zuteil. Alle Äußerungen werden gleichzeitig intoniert und gebärdet. Der Therapeut schleicht sich langsam aus der Intonation aus. Das Kind sollte das komplette Item produzieren können. Als nächstes intoniert und gebärdet der Therapeut, und das Kind wiederholt das Item selbstständig mit Intonation und möglichen zusätzlichen Gebärden. Wenn der Therapeut eine angemessen intonierte Frage stellt (z. B. Was hast Du gesagt?), antwortet das Kind dann mit dem intonierten Zielitem und kann dazu gebärden, wenn es möchte. Der Therapeut stellt zum Abschluss dieser Phase eine intonierte Frage, die darauf abzielt, die letzten Wörter des Items beim Kind abzurufen. So antwortet das Kind mit der Intonation und / oder der Gebärde für die letzten Wörter.

2. Phase. Es wird eine etwas schnellere Produktion wie auch eine gesteigerte Komplexität in das Vorgehen integriert. Zunächst beginnt der Therapeut mit der Intonation und den Gebärden des Items. Das Kind schaut und hört zu, ohne zu produzieren. Dann intonieren Kind und Therapeut; der Therapeut kann auch gebärden und blendet sich aus, während das Kind das Item vervollständigt und, wenn es möchte, dazu gebärdet. Wenn der Therapeut im nächsten Schritt das Item intoniert und gebärdet, besteht die Möglichkeit, auf dieser Stufe eine Wiederholung des Items anzubieten. Das Kind darf erst nach einer sechssekündigen

Pause in die Intonation mit dem Therapeuten einstimmen, der sich dann ausschleicht. Wenn der Therapeut im Anschluss eine angemessen intonierte Frage stellt, antwortet das Kind mit dem intonierten Zielitem und möglicherweise zusätzlich mit einer Gebärde. Auch hier wird wieder der letzte Schritt auf dieser Phase damit abgeschlossen, dass der Therapeut eine intonierte Frage stellt, um die letzten Wörter des Items zu erfragen, sodass das Kind die letzten Wörter intoniert.

3. Phase. Bei der letzten Phase des Therapieprogramms angekommen, intoniert der Therapeut und gebärdet gleichzeitig das Zielitem mit der Möglichkeit einer Wiederholung. Das Kind darf nach einer 6-sekündigen Pause das Item intonieren und möglicherweise die Gebärden wiederholen. Jetzt wird das Item vom Therapeuten im Sprechgesang und mit möglicher Gebärde dargeboten; das Kind muss noch nicht reagieren. Erst im nächsten Schritt wird es mit gleichzeitigem intonierten Sprechgesang und möglicher Gebärde das Item vervollständigen, wobei sich der Therapeut wiederum ausschleicht. Bei Schwierigkeiten kann man einen Schritt zurückgehen und dem Kind das Zielitem anbieten, ohne eine gezielte Reaktion des Kindes zu erwarten. Es erfolgt ein großer Schritt zur Darbietung des Zielitems mit normaler Prosodie und ohne Gebärde, was vom Kind wiederholt werden soll. Auch hier besteht die Möglichkeit, einen Schritt zurückzugehen, falls es nicht klappen sollte. Auch als nächstes stellt der Therapeut dem Kind eine Frage mit üblichem Sprechen und ohne Gebärde. Nach 6-sekündiger Pause soll das Kind mit der Zielphrase auf die Frage verbal antworten. Ein Rückschritt zur Absicherung ist auch hier immer wieder möglich. Schlussendlich stellt der Therapeut Fragen, die dazu dienen sollen, die als letzte geäußerten Wörter des Therapeuten vom Kind als Antwort wiederholen zu lassen.

Helfrich-Miller (1994) weist darauf hin, dass wenig in dieser Vorgehensweise intrinsisch motivierend ist. Die Kreativität des Therapeuten ist gefragt, um eine kontinuierliche Mitarbeit des Kindes sicherzustellen.

Es liegen Wirksamkeitsstudien bei Kindern zu diesem Vorgehen vor (Helfrich-Miller 1984, 1994, Doszak et al. 1981 zitiert in Helfrich-Miller 1994, Schumacher et al. 1984, zitiert in Schulte-Mäter 1996, Krauss u. Galloway 1982). Kraus und Galloway (1982) konnten in einer vergleichenden Studie zwischen der Melodischen Intonationstherapie und traditioneller Sprach- und Sprechtherapie bei zwei Kindern zeigen, dass sich die Leistungen mit Melodischer Intonationstherapie und traditioneller Therapie deutlicher verbesserten als in der Phase, als die traditionelle Therapie ohne Melodische Intonationstherapie eingesetzt wurde. Das zeigte sich besonders in den Bereichen der Äußerungslänge, des Abrufs von Nomina und bei der Imitation von Verben.

TAKTKIN

TAKTKIN steht für *takt*il-*kin*ästhetische Hinweisreize in der Behandlung sprechmotorischer Störungen. Es dient zur logopädischen Therapie von Dysarthrien und Sprechapraxien im Kindes- und Erwachsenenalter. Der Ansatz basiert auf dem im Amerikanischen entwickelten PROMPT-System von Hayden (vormals Chumpelik 1984), der sich wiederum aus dem Motokinästhetischen Ansatz von Stinchfield und Young (1938) entwickelt hat. Birner-Janusch (1999, 2001) hat das Verfahren für das Deutsche konzipiert. Es handelt sich um einen multimodalen Ansatz. Der taktil-kinästhetische Kanal fokusiert die Aufmerksamkeit wie keine andere Modalität und gehört zu den differenziertesten und wichtigsten Sinnen (Handwerker 2001). Im TAKTKIN erfolgt die Stimulation nicht rein taktil-kinästhetisch, sondern in Abstimmung mit der auditiven und (auch über das Mundbild des Therapeuten) visuellen Modalität. So kann der Patient die Informationen, die er am effektivsten zur motorischen Programmierung und Ausführung seiner Sprechbewegungen benötigt, dem multimodalen Stimulus entnehmen. Der Patient entscheidet in gewisser Weise, über welchen der Kanäle er am erfolgreichsten lernen kann.

TAKTKIN ist ein modellorientiertes Therapieverfahren. Es orientiert sich am Modell der Motor Speech Hierarchy, der sprechmotorischen Behandlungshierarchie, von Hayden und Square (1994) (vgl. Kapitel „Theoretische Grundlagen", S. 82).

Vorgehen

Ist dem Kind noch keine sprechmotorische Leistung möglich, können grundlegende Sprechbewegungen wie z. B. Vokale, Approximanten, Nasale und bilabiale Konsonanten über diese Technik in einfachen reduplizierten vokalischen Silbenketten und KV-Strukturen an der physiologischen Entwicklung orientiert erarbeitet werden.

Inputstrukturierung des motorischen Plans. Kann das Kind einige bzw. alle Laute, die es in seinem Alter beherrschen sollte (vgl. Fox 1999, 2003) in Isolation korrekt bilden, ist aber nicht in der Lage, zwei Laute viermal hintereinander korrekt zu sequenzieren, dann werden Wörter mit einfacher Silbenstruktur (z. B. KVKV wie „Biene") herangezogen, um Sequenzierungsmuster einzuüben. Eine Zielposition der Artikulatoren oder Sequenz wird dem Kind durch direkte Berührung seiner Sprechmuskulatur (im Gesicht und am Mundboden) gezeigt und vermittelt. Dabei spricht der Therapeut zeitgleich mit. Das *Prinzip der Synchronizität* ist grundlegend im TAKTKIN. Dadurch wird eine enge Verbindung zwischen dem taktilen und auditiven Input aufgebaut. In diesem 1. Schritt muss das Kind noch nicht mitsprechen. Das dient zur Entlastung des Kindes wie zur Strukturierung des motorischen Plans, sozusagen eines inneren Bewegungsbildes, das sich das Kind von einer Sprechbewegungssequenz (z. B. eines Wortes) macht. Diesen motorischen Plan in ein konkretes motorisches Programm umzusetzen ist der nächste Schritt.

Aufbau motorischer Muster (Outputmodalität). Im nächsten Schritt wird das Kind angeregt, mitzusprechen. Der Therapeut stimuliert und spricht zeitgleich zum Sprechen des Kindes. Dadurch gibt er das *Bewegungsmuster* vor, an dem sich das Kind in der Ausführung orientieren kann. Das ausgewählte Muster sollte für das Kind zu bewältigen sein und sich somit am Entwicklungsstand orientieren. Nur so lernt das Kind an seinem Erfolg – wie in der physiologischen Entwicklung auch. Weicht das Kind beim Mitsprechen von dem vorgegebenen Bewegungsmuster ab, ist es dem Therapeuten u. U. direkt möglich, diese Abweichung zu unterbinden und zu einer korrekten Bewegung umzuleiten. Auch hier steht der Erfolg am Ende der Durchführung. Durch die Rückmeldung, die das Kind jetzt direkt bei der Ausführung der Sprechbewegung erhält, wird Einfluss auf das motorische Programm genommen. So kann ein immer vollständigeres und korrekteres motorisches Programm aufgebaut und verinnerlicht werden, je häufiger die Bewegung gemeinsam durchgeführt wird. Deshalb ist eine häufige Wiederholungsfrequenz von entscheidender Bedeutung, wenn es um den Aufbau von sprechmotorischen Mustern geht.

Was ist beim Aufbau sprechmotorischer Muster zu beachten? Entscheidend für die konsistente und korrekte Musterbildung und deren Abruf ist die *Sequenzierung* einzelner Bewegungselemente in Auswahl, Kombination und Abstimmung aufeinander. Diese Sequenzierung geschieht über Silben- und Wortgrenzen hinweg. Durch das konkrete taktil-kinästhetische Führen der Zielbewegungen im Sprechablauf werden Auswahl und Sequenz vorgegeben, und es wird am speziellen Problem von Kindern mit kindlicher Sprechapraxie angesetzt. Das bedeutet, dass das motorische Lernen durch eine klare Zielvorgabe des zu Erreichenden unterstützt wird. Deshalb wird durch eine *synchrone taktil-kinästhetische und auditive Unterstützung* durch TAKTKIN versucht, das motorische Programm durch ein Reiz-Reaktions-Muster verhaltenstherapeutisch aufzubauen. Das sollte nicht nach dem Prinzip geschehen „So gut der Patient kann". Durch die direkte taktil-kinästhetische Intervention wird für den Patienten ein *Zielbewegungsrahmen* festgelegt, den der Patient anstreben und erreichen soll. So kann das Kind eine generelle Vorstellung entwickeln, welche Bewegung(en) genau von ihm erwartet werden und zum Ziel führen. Die motorische Leistung verbessert sich, je klarer das Kind weiß, wie die Sprechaufgabe durchgeführt werden soll. Ob dieses Wissen langfristig aufgebaut werden kann, hängt stark von dem zeitlichen Abstand ab, in dem eine Rückmeldung für das Kind erfolgt. Unter dem *knowledge of result* (KR) versteht man, das Ergebnis einer Bewegung in Bezug auf eine vorher festgelegte Größe zurückzumelden. Das geschieht im TAKTKIN. Lange zeitliche Abstände und besonders Ablenkung in der Zeit zwischen der motorischen Reaktion und der Rückmeldung können das Lernverhalten negativ beeinflussen. Nach der KR-Rückmeldung besteht die Möglichkeit, nochmals auf die Genauigkeit der motorischen Reaktion des Patienten einzugehen. In diesem Intervall verarbeitet der/die Betroffene diese Informationen sehr aktiv. Deshalb sollte das Intervall nicht zu kurz sein. Während die benötigte Zeit, die zur Verarbeitung der Rückmeldung benötigt wird, von Patient zu Patient variiert, sollten 3 Sekunden nicht unterschritten werden, bevor der nächste Übungsdurchgang erfolgt. Diese Zeit sollte auf keinen Fall mit anderen Aufgaben oder Kommentaren gefüllt werden, da dies zu drastischem Verlust der Aufnahme des Gelernten und der Leistung führt.

Beim Aufbau motorischer Muster ist die prototypische Wortbetonung des Deutschen, der Trochäus, für die Kinder besonders hervorzuheben. Dadurch werden besonders zeitlich-rhythmische Strukturen für das Kind gelegt. Im Übergang von der Silbe zum Wort sollten somit zweisilbige Wörter mit offener Silbenstruktur (z.B. ['oma]) und der Betonung auf der 1. Silbe bevorzugt herangezogen werden. Es kann sich zunächst um minimale Wörter handeln (z.B. ['nanə] für Banane). Dabei ist auf das Silbengewicht zu achten (vgl. Penner 2000).

Dieses motorische Programm, welches durch die Ausführung der Bewegung eine Veränderung und Abstimmung erfahren kann, stellt eines der Hauptprobleme bei Kindern mit kindlicher Sprechapraxie dar. Diese Muster werden in der physiologischen Entwicklung unter Berücksichtigung ihres semantischen Gehalts ganzheitlich und mit einem hohen Maß an Koartikulation abgespeichert. Deshalb werden im TAKTKIN nie sinnlose Silben geübt. Bei der Wiederholung sinnloser Silben (pata-ka) zeigte sich, dass lediglich der somatosensorische Kortex aktiv ist, aber keinerlei Areale im Gehirn, die für die sprachrelevanten Verarbeitungsleistungen verantwortlich sind, wie das Broca-Areal und das Wernicke-Areal (Lotze et al. 2000). Die Verankerung der sprechmotorischen Muster im prozedural-impliziten Langzeitgedächtnis, dem „Bewegungsgedächtnis", mit entsprechender emotionaler Färbung ist ein weiterer wesentlicher Grund, der für die Arbeit mit möglichst emotional stimulierendem und somit sinntragendem Material spricht (Birbaumer u. Schmidt 2001). Diese Art von Gedächtnis wird durch TAKTKIN angesprochen. Es wird im Frontalhirn, wozu auch das Broca-Areal gehört, den Basalganglien und dem Kleinhirn abgespeichert. Es wird vermutet, dass es auf die Verarbeitung von Sequenzen spezialisiert ist (Ullman 2001).

Im Kindesalter werden phonologische Prozesse dabei erst auf den motorischen Mustern aufbauend entwickelt (Maassen 2002). Da sprechapraktische Kinder so große Probleme in der konstanten motorischen Sprechbewegungsprogrammierung und besonders deren Automatisierung haben, gelingt es in der Regel nicht korrekt, ein phonologisches Regelsystem davon abzuleiten (Crary 1994).

Hat ein Kind ein sprechmotorisches Muster verinnerlicht, sind die weiteren Schritte in der Therapie, dieses zu verfeinern und besser abrufbar zu machen. Dazu wird nicht mehr die ganze Silbensequenz stimuliert, sondern ausgewählte Elemente. In der Regel betrifft das eher Konsonanten als Vokale. So kann z.B. der Übergang von offenen zu geschlossenen Silbenstrukturen (von KV- zu KVK-Strukturen) unterstützt werden. Bei Abrufschwierigkeiten kann das in erster Linie die initiale Silbe betreffen (z.B. unbetonte Vorsilben). In einem weiteren Schritt kann sich die Stimulation auf die ganz korrekte Realisierung einzelner Laute beziehen (z.B. eine exakte Zungenspitzenhebung bei alveolarer Lautbildung) und distinktive Elemente können verdeutlicht werden (z.B. 2. und 3. Artikulationszone bei den Lauten [t] versus [k]). Die Stimulation geschieht hiermit immer stärker intermittierend, bis sie ganz ausgeschlichen werden kann. So wird der Patient immer unabhängiger von dem Therapeuten.

Konkrete Umsetzung

Durch das direkte und dynamische Führen mit den Fingern des Therapeuten an der Sprechmuskulatur des Betroffenen mit TAKTKIN werden die zeitlich-räumlichen Abstimmungen innerhalb einer Silbe zwischen Vokal und Konsonant (wie auch unter Konsonanten) und zwischen Silben verdeutlicht. Es wird nicht nur der Artikulationsort lokalisiert (z.B. an den Lippen) und die Artikulationsart (z.B. Frikativ versus Plosiv), sondern auch die zeitliche Konfiguration der Silbe (z.B. Vokallänge) und der intraorale Druck (z.B. Unterscheidung zwischen Nasalen und Oralen). Je nach Bedürfnissen und Möglichkeiten des Kindes variiert die Art der Stimulation (oberflächliche Hinweisreizsetzung). So können auch Beschleunigungsmomente (z.B. der Zunge) beim Sprechen unterstützt werden. Daraus ist auch das metrische Gerüst des Wortes, d.h. die Wortbetonung zu großen Teilen zu entnehmen.

Lauterwerbsprozesse werden durch TAKTKIN wie in der physiologischen Entwicklung auf der Ebene des Wortschatzerwerbs eingebunden und nicht daraus isoliert. Das bedeutet, dass TAKTKIN *kein in erster Linie segmentorientierter Ansatz* ist, auch wenn er auf Lautebene anwendbar ist. So wird TAKTKIN nur auf Lautebene (mit der vollen Hinweisreizsetzung) verwendet, wenn das Kind einen Entwicklungsstand erreicht hat, der die Entwicklung phonologischen Bewusstseins zulässt.

In Abb. **26** wird die Stimulation mit einem vollen Hinweisreiz (an einer gesunden Person) zur Unterstützung des Lautes [ʃ] dargestellt.

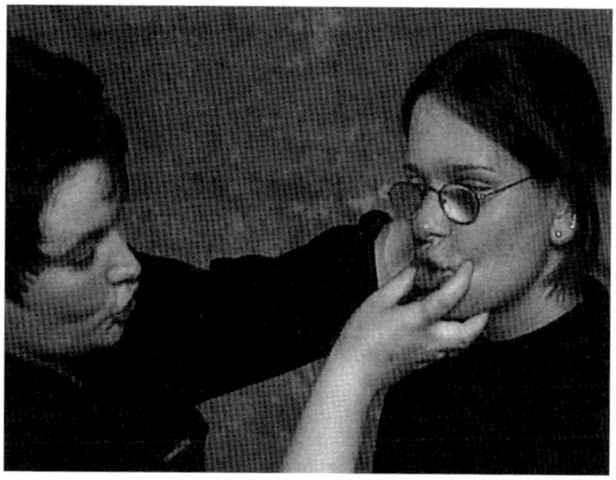

Abb. **26** TAKTKIN: volle Hinweisreizsetzung zur Unterstützung des Lautes [ʃ].

Es werden propriozeptive, taktile und kinästhetische Wahrnehmungsbereiche unterstützt. In der Propriozeption haben Kinder mit kindlicher Sprechapraxie häufig Probleme (Marquardt et al. 2001). Das zeigt sich besonders bei Vokalfehlern und in der Koartikulation (Nijland et al. 2002). Der Bewegungsbeginn, die Bewegungsdauer, die Bewegungsrichtung, die Luftstromlenkung, die Stimmhaftigkeit, die einzusetzende Muskulatur, ihr Kontraktionsgrad und der Kieferöffnungswinkel werden taktil-kinästhetisch, zeitgleich auditiv und visuell durch das Mundbild des Therapeuten vermittelt.

Wird der Laut in eine Sequenz eingebettet, ändert sich die Hinweisreizsetzung (oberflächliche Hinweisreizsetzung). Besonders propriozeptive Hinweise für den Einzellaut entfallen zugunsten der ganzen Silbe. In der oberflächlichen Hinweisreizsetzung wird ein zeitlich-räumliches Muster einer Silbensequenz verdeutlicht. So kann der Laut [ʃ] beispielsweise unterschiedlich eingebettet sein. Kommt er in einer Konsonantenverbindung im Anlaut vor (z. B. [ˈʃlɑŋə]), besteht eine andere, viel engere zeitliche Verbindung als in einer einfachen KV-Folge (z. B. [ˈʃɑlə]), die auch entsprechend in der Stimulation zu berücksichtigen ist. Wie sich die propriozeptive Hinweisreizsetzung an der ganzen Silbe in der oberflächlichen Hinweisreizsetzung orientiert, wird am Beispiel [ˈʃlɑŋə] versus [ˈʃlɪŋə] dargestellt. Wird bei dem Wort [ˈʃlɑŋə] die Hinweisreizsetzung direkt zu Beginn so gestaltet, dass eine etwas größere Kieferöffnungsweite möglich ist, wird genau dies bei der Stimulation des Wortes [ˈʃlɪŋə] durch die Hinweisreizsetzung verhindert. Das setzt eine genaue Kenntnis der artikulatorischen Phonetik, eine gute Beobachtungsgabe sowie eine gute Handgeschicklichkeit vonseiten des Therapeuten voraus. Darüber hinaus sollte der Therapeut einen direkten Körperkontakt zum Patienten nicht scheuen. Die Vermittlung der Technik ist somit nur durch eine praktische Ausbildung möglich, um diese Handgeschicklichkeit zu trainieren. Ist die Stimulation nicht exakt genug, ist die Effektivität nicht unbedingt gewährleistet, da im Gesichtsbereich bereits sehr kleine Unterschiede wahrgenommen werden können. Alle Tastkörperchen in der Haut sind sehr empfindlich und können bereits auf Stimulationen auf der Hautoberfläche antworten, die in der Dimension von Bruchteilen eines Millimeters liegen. Das gilt im Besonderen für die Mundhöhle und den perioralen Bereich (Handwerker 2001).

Die Stimulationspunkte an Gesicht, Mundboden, Nase, Kehlkopf und Unterkiefer sind den individuellen anatomischen Gegebenheiten anzupassen. Bestehen Bewegungspathologien, müssen diese in der Hinweisreizsetzung berücksichtigt werden.

Hier sind mögliche **Kontraindikationen** zu sehen, wenn der Patient

- einen deutlichen Hypertonus in der ganzkörperlichen und/oder orofazialen Muskulatur zeigt und dieser Hypertonus durch vorbereitende senkende Tonusmaßnahmen (z. B. Lagerung) nicht regulierbar ist,
- unter einschießenden Bewegungen (z. B. Dystonie, Athetose) und nicht regulierbaren Bewegungen im orofazialen Bereich leidet (z. B. Unterkiefer- oder Zungentremor), die unter der Stimulation mit TAKTKIN vermehrt auftreten,
- unter einer deutlichen Abwehrschwäche leidet und die Gefahr zu groß ist, dass über den direkten Kontakt zum Therapeuten Keime an den Patienten herangetragen werden,
- eine taktile Abwehr zeigt oder über Missempfindungen im orofazialen Bereich klagt (z. B. nach Unterkieferbruch),
- wenn die Aufmerksamkeitsleistung und die Wachheit des Patienten sehr stark eingeschränkt sind (z. B. Wachkoma, deutliches ADHS),
- autistische Züge hat, die es dem Betroffenen nicht möglich machen, in einem so direkten Kontakt zum Therapeuten zu arbeiten,
- unter schmerzhaften Infektionen im Mundbereich leidet (z. B. Stomatitis aphtosa, Herpes labialis, Soorbefall),

- pathologische Reflexe (z.B. Beißreflex) und nicht auflösbare frühkindliche Reaktionen (z.B. Suchreaktion oder Saugreaktion) hat,
- eine Rumpf- und Kopfaufrichtung für den Patienten über einige Minuten hinweg auch mit Unterstützung nicht möglich ist,
- eine Trachealkanüle trägt und durch die Verschiebung der Halshaut bei der Stimulation am Mundboden die Kanüle an der Trachealwand reiben könnte.

Studer-Eichenberger (2004) machte eine Fallstudie zu TAKTKIN mit zwei Schulkindern im Schweizerdeutschen, einem Jungen mit erworbener Sprechapraxie und Dysarthrie nach einer Enzephalitis und einem Mädchen mit kindlicher Sprechapraxie. In einem Umkehrplandesign mit Follow-up-Untersuchung konnte sie zeigen, dass für beide Kinder die Therapie wirksam war. Der Junge mit der erworbenen Sprechapraxie und Dysarthrie konnte im Verhältnis zu dem Mädchen mit der kindlichen Sprechapraxie weniger, aber dennoch klar darstellbare Fortschritte erreichen.

Bradford-Heit und Dodd (2005) konnten mit einem 8-jährigen Mädchen und einem 10-jährigen Jungen, die beide schwer betroffen waren, überzufällige Fortschritte durch eine Behandlung mit dem PROMPT-System erzielen.

Therapiebegleitende nonverbale Ansätze

Totale Kommunikation

Jaffee (1984) schlägt den Ansatz für Kinder vor, die

- eine sehr schwerwiegende Störung haben,
- kaum oder nicht sprechen können,
- mit Sprechversuchen schlechte Erfahrungen gemacht haben,
- sehr zurückgezogen sind,
- von sich aus den Einsatz verschiedener Kommunikationsmöglichkeiten zeigen, wie z.B. begleitende Gesten.

In der Totalen Kommunikation werden alle Kommunikationsmöglichkeiten zugelassen und eingesetzt, in erster Linie aber Gebärdensprache und Gesten. Jaffe (1984) gibt für den Kommunikationsmodus durch Gesten und Gebärden folgende Charakteristika an:

- Er ist in der Regel nicht negativ belastet.
- Er lässt sich für das Kind leichter steuern, umsetzen und beobachten, da die Ausführung langsamer geschieht als beim Sprechen.
- Er hat einen gewissen Grad an Bildhaftigkeit (Ikonizität), was sich günstig auf die linguistische Entwicklung des Kindes auswirken kann.
- Durch die im Verhältnis langsamere Ausführung der sprachlichen Symbole können diese vom Kind besser wahrgenommen und erinnert werden.
- Die manuelle Ausführung ist für den Therapeuten in jeder Situation beobachtbar und leichter korrigierbar.
- Der visuelle Kanal ist in der Regel bei den Kindern mit kindlicher Sprechapraxie intakt und somit ein guter Inputkanal.

Dieses Verfahren ist somit auch schon bei recht jungen Kindern anwendbar. Jaffe (1984) berichtet über den Einsatz des Verfahrens bei vier Kindern über neun Monate. Die Kinder erhielten Einzel- und Gruppenbehandlungen. Genaueres über die Kinder wird nicht berichtet. Alle Kinder zeigten eine Abnahme an ideosynkratischen Gesten und unverständlichen Vokalisationen bei einer gleichzeitigen Steigerung der verständlichen Äußerungen und der Kombination aus Gesten und Gebärden in der totalen Kommunikation. So zeigt sich das System als *möglichen Einstieg in eine stärker strukturierende Therapie*. Der von Jaffee beschriebene Therapiezeitraum von neun Monaten erscheint relativ lang, da keine strukturierte Therapieform eingeführt wird. Besonders bis zum Alter von 4 Jahren schreitet die Sprachentwicklung rasant fort, sodass es fraglich scheint, ob nicht ein Übergang zu strukturierten Therapieansätzen früher möglich wäre.

Der Einsatz von Gesten und Gebärden ist fraglich bis kontraindiziert, wenn zusätzlich zu einer schweren kindlichen Sprechapraxie auch eine Gliedmaßenapraxie oder allgemein als Dyspraxie bezeichnete Störung besteht. In diesem Fall kann man andere Möglichkeiten der Unterstützten Kommunikation (UK) wählen.

Unterstützte Kommunikation (UK)

Durch Unterstützte Kommunikation sollen die Möglichkeiten von Menschen, die nicht oder nur wenig sprechen können, verbessert werden. Man unterscheidet *körpereigene Kommunikationsformen* (wie z.B. Gebärdeneinsatz) von *externen Kommuni-*

kationshilfen (wie z.B. Zeigetafel oder Kommunikationsgerät mit Sprachausgabe). Je nach Schwere der Betroffenheit, Art der Betroffenheit und Entwicklungsmöglichkeiten können körpereigene Formen mit externen Kommunikationshilfen kombiniert eingesetzt werden. Besonders wenn eine Gliedmaßenapraxie, eine zusätzliche Dysarthrie, Körperbehinderung in anderer Form, autistische Züge oder sehr frustrierende Erfahrungen mit dem Aufbau von Kommunikation beim betroffenen Kind bestehen, ist über den Einsatz dieser Möglichkeiten nachzudenken. Die Anschaffung eines Kommunikationsgerätes ist nicht in jedem Fall direkt zu Beginn der Therapie erforderlich, da noch nicht abzuschätzen ist, wie das Kind und seine Familie sowie sein sonstiges soziales Umfeld (z.B. Personen im Kindergarten oder in der Schule) auf den Einsatz der Unterstützten Kommunikation reagieren und damit umgehen können. So kann z.B. das Bildaustausch-Kommunikationssystem (*Picture exchange Communication System* [PECS] (Frost u. Bondy 1994) schon sehr früh und kostengünstig herangezogen werden, um die Kinder in die Lage zu versetzen, grundlegende Wünsche zu äußern und Kommunikationsroutinen wie Fragen – Antworten einzuüben. In diesem Austauschsystem, welches in sechs Phasen hierarchisch gegliedert ist, bekommen die Kinder *Bildkärtchen*. Diese repräsentieren Gegenstände, Tätigkeiten, Eigenschaften, Mengenbegriffe usw. und werden durch den Austausch zwischen dem Kind und dem Kommunikationspartner zum Kommunikationsmittel. Auf diese Weise ist es sogar möglich, eine gewisse Art von Improvisationsfähigkeit und somit Problemlösefähigkeiten mit den Begriffen der Kärtchen zu vermitteln (Marckel et al. 2006). Dazu können ebenso individuell zusammengestellte *Bildsammlungen* für das Kind Verwendung finden wie kommerziell erhältliche Bildsammlungen (z.B. Aladin mit 1400 Bildern oder das Boardmaker-Programm mit 3500 Bildern). Darüber hinaus ist der Einsatz von *Kommunikationsgeräten* mit Kindern mit kindlicher Sprechapraxie erprobt worden. Bornman et al. (2001) konnten in einer über drei Jahre angelegten Studie zeigen, dass die kognitiven, linguistischen und kommunikativen Leistungen eines 6;5-jährigen Jungen durch den zusätzlichen Einsatz eines Kommunikationsgeräts mit Sprachausgabe (Macaw Digital Voice Output Device) gesteigert werden konnten. Der Junge hatte vor der Aufnahme der Studie über zwei Jahre und fünf Monate im Alter ab vier Jahren intensive traditionelle Sprechtherapie nach van Riper und Irvin (1958) erhalten, die nicht dazu führte, dass er sich seiner Umwelt verständlich mitteilen konnte. Zum Zeitpunkt der Studienaufnahme lag die Verständlichkeit in einem Artikulationstest bei 23%. Wenn auch bei Einführung des Geräts der Anteil des verbalen Sprechens an seiner Kommunikation sank, so zeigte sich über drei Jahre, dass die Verständlichkeit des Sprechens des Jungen zunahm und er das Gerät in der Schule immer weniger benutzte, weil er mehr und verständlich sprechen konnte.

Cumley (2006) beschreibt, dass Logopäden traditionell keine Mittel der Unterstützten Kommunikation für Kinder mit kindlicher Sprechapraxie zur Therapieplanung in Betracht ziehen. Dafür nennt er folgende Gründe:

- Furcht, das Kind werde ganz aufhören zu sprechen,
- Schwierigkeiten, für gehfähige Kinder ein System zu finden, welches zur Verfügung steht, wenn das Kind es braucht und sich nicht gerade dann an einem anderen Ort befindet;
- fehlendes Wissen um den Einsatz der Unterstützten Kommunikation,
- Angst vor der Auseinandersetzung mit der Technik,
- Probleme im Umgang mit Eltern, die es nicht akzeptieren können, dass die Unterstützte Kommunikation Teil des Therapieplans für ihr Kind ist.

Im Gegensatz dazu stellt Cumley (2006) einige Studien mit Kindern mit kindlicher Sprechapraxie vor, in denen gezeigt wurde, dass die Kinder durch den Einsatz von Tafeln, Kommunikationsbüchern, Gebärden und Geräten nicht nur ihre durchschnittliche Äußerungslänge erhöhen, an Gesprächen in der Schule teilhaben, eigene Themen ins Gespräch einbringen, sondern auch insbesondere Missverständnisse klären konnten. Er hebt hervor, dass Kinder, die häufig mit Unterstützter Kommunikation gearbeitet haben, die gleiche Anzahl geäußerter Wörter zeigten, unabhängig davon, ob Mittel zur Unterstützten Kommunikation zur Verfügung standen oder nicht. Allerdings nahm der Gebärdeneinsatz zugunsten des Einsatzes der Tafeln und Geräte ab, wenn diese verfügbar waren.

Bei den Kindern, die selten Kontakt mit Unterstützter Kommunikation hatten, zeigte sich hingegen, dass es wenig Unterschiede in der Anzahl der geäußerten Worte oder Gebärden gab, ob Tafeln oder Geräte zur Verfügung standen oder nicht.

So kann der Einsatz der Unterstützten Kommunikation die Sprachentwicklung und Kommunikationsentwicklung sinnvollerweise erweitern. Der Einsatz sollte hochfrequent und begleitend zu Maßnahmen zur Verbesserung der Sprechmotorik erfolgen. Es scheint Untergruppen von Kindern zu geben, die durch einen sichereren Gebrauch der Semantik über die Unterstützte Kommunikation auch ihre Sprechmotorik besser steuern lernen. Es geht aus den Studienberichten nicht eindeutig hervor, ob im Bereich der Verbesserung der Sprechmotorik nicht ebenfalls mit den Kindern gearbeitet wurde.

Hinweise zur Überprüfung des Therapiefortschrittes

Wenn die Therapie nicht so fortschreitet wie gedacht, schlägt Strand (1995) vor, folgende Punkte zu überprüfen:

- Wurden die individuellen Fähigkeiten und Schwierigkeiten des Kindes detailliert überprüft und in der Therapieplanung sowie der Auswahl des / der Therapieverfahren adäquat berücksichtigt?
- Wurden die Prinzipien des motorischen Lernens (z. B. ausreichende Wiederholungsfrequenz, knowledge of result) ausreichend in der Behandlungsplanung und -umsetzung realisiert?
- Wurde der Tatsache Aufmerksamkeit geschenkt, dass die zeitliche Beziehung zwischen der Stimulation und der Reaktion des Kindes variiert werden soll?
- Ist die Therapiefrequenz zu gering, um ausreichend Übung sicherzustellen?

Zu all diesen Fragen liegen bisher keine gesicherten Erkenntnisse vor. Das heißt, klare Empfehlungen, die auf fundierten, breit angelegten Studien mit mehreren Kindern beruhen, können für die Therapie von kindlicher Sprechapraxie im Moment nicht gegeben werden. Johnson (2006) macht darauf aufmerksam, dass es an der Zeit wäre, in der Logopädie eine evidenzbasierte Vorgehensweise zum Einsatz kommen zu lassen. Die evidenzbasierte Vorgehensweise ist kurz nach der Jahrtausendwende zum 21. Jahrhundert in der Medizin eingeführt worden. Sie wird in verwandten Bereichen wie der Physiotherapie oder Ergotherapie ebenfalls angewendet. Eine evidenzbasierte Vorgehensweise beruht auf einer Behandlungsentscheidung vor dem Hintergrund der besten und aktuellen wissenschaftlichen Erkenntnisse in Verbindung mit klinischer Erfahrung und den Wünschen des Patienten. Mögliche Behandlungsentscheidungen in der Logopädie sind z. B.:

- Welche Therapiemethoden sollen für den individuellen Behandlungsplan des Patienten ausgewählt werden?
- Wie viele Therapiesitzungen sind zu veranschlagen?
- Wie hoch soll die Therapiefrequenz sein?

Um zu solchen Entscheidungen eine fundierte Aussage treffen zu können, müsste man zu jeder Frage verschiedene Studien von unterschiedlichen Forschern zu Rate ziehen können. Diese Studien sollten im besten Fall unabhängig voneinander, aber mit der gleichen Fragestellung, die ähnlich untersucht wurde, zu einem vergleichbaren Ergebnis mit denselben Empfehlungen für das Vorgehen in der Therapie kommen. Die Aussagen der Studien erhalten mehr Gewicht, je ausgefeilter ihre statistische Methodik ist. Solche Auswertungen liegen bislang in der *logopädischen Therapie* mit Kindern zu der Frage vor, ob die Behandlung prinzipiell wirksam ist oder nicht. Die Wirksamkeit konnte für die *Therapie phonologischer Störungen und die lexikalische Therapie* klar nachgewiesen werden (Law et al. 2006). Dabei war es unerheblich, ob die Therapie von Fachkräften oder angeleiteten Eltern durchgeführt wurde. Die Analyse basiert auf 25 Studien. Wurden sprachgesunde Kinder in die Therapie einbezogen, hatte das einen positiven Effekt auf den langfristigen Therapieerfolg für die betroffenen Kinder. Für die *Therapie von Sprachverständnisstörungen* konnte bislang noch keine Aussage über ihre Wirksamkeit getroffen werden. Johnson (2006) weist darauf hin, dass zu diesem Therapiebereich zu wenige aussagekräftige Studien vorliegen. Die Wirksamkeit der *Therapie dysgrammatischer Störungen* konnte nicht klar nachgewiesen werden, da die Studien unterschiedliche Ergebnisse zeigten. Die Autoren fordern, diese Unterschiedlichkeit genauer zu untersuchen und insgesamt noch mehr Forschungsergebnisse vorzulegen. Zu ähnlichen Ergebnissen kommt auch die Auswertung der Therapie bei Kindern mit *Zerebralparese* in der logopädischen Therapie. Pennington et al. (2006) konnten in 11 Studien schwache Hinweise dafür finden, dass die zerebralparetischen Kinder ihre Kommunikationsmöglichkeiten durch die logopädische Therapie erweitern konnten.

In den Studien, die zur Analyse der Wirksamkeit phonologischer Therapie herangezogen wurden, sind Kinder mit *kindlicher Sprechapraxie* nicht explizit erwähnt. Dieser Frage sollte in Zukunft gesondert nachgegangen werden.

4 Prognose/ausgewählte Falldarstellungen

Der weitere Verlauf der Kommunikationsentwicklung sprechapraktischer Kinder wird sehr unterschiedlich prognostiziert. So sieht beispielsweise Hall (2000) die kindliche Sprechapraxie als ein lebenslanges Kommunikationsproblem. Ihrer Einschätzung nach hängt die Prognose insbesondere von der Schwere der Störung selbst, aber auch von der Art und der Dauer der Therapie, die dem Kind zuteil wird, ab. Sie hält es für unrealistisch, komplett unauffällige Sprechfunktion zu erwarten und zu erreichen. Das Ziel der Behandlung sei es vielmehr, die bestmögliche Kommunikation im Sinne der Verständlichkeit für den individuellen Patienten zu erzielen.

Becker-Redding (2006) hingegen berichtet, dass ihr in ihrer klinischen Tätigkeit immer wieder Kinder begegnet seien, deren phonologische Kompetenz unbeeinträchtig war, wenn sich die sprechmotorischen Leistungen stabilisiert hatten.

Bei kindlicher Sprechapraxie durch Galaktosämie stellen Webb et al. (2003) fest, dass eine früh einsetzende maßgeschneiderte Sprechtherapie effektiv ist, um die Auswirkungen der Stoffwechselerkrankung abzustellen und um weitere Folgen wie eine Lernbehinderung nicht erst aufkommen zu lassen. Die Autoren berichten von zwei Patienten, die unter Galaktosämie litten und bereits im Alter von 2 – 3 Jahren eine Sprechapraxie hatten. Sie erhielten 6 – 8 Jahre intensive logopädische Behandlung und zeigten nach Therapieende in der Diagnostik keine Auffälligkeiten mehr. Wie intensiv und mit welchem Vorgehen die Sprechtherapie durchgeführt wurde, wird nicht berichtet.

Bei Kindern zwischen 5;8 Jahren und 10 Jahren der gut dokumentierten KE-Familie zeigte sich über die Zeit, dass sich bei einer Wiederholung des Wechsler-Intelligenztests (Handlungsteil) nach mehreren Jahren bei drei von fünf beobachteten Familienmitgliedern eine Verschlechterung ergab. Dies wird von Watkins et al. (2002 b) dadurch begründet, dass eine Störung des Sprechens und der Sprache in negativer Weise die Intelligenzentwicklung beeinflussen kann.

Artikulatorische Auffälligkeiten bestanden bei den Mitgliedern der KE-Familie bis ins Erwachsenenalter. Es zeigten sich darüber hinaus morphologische und syntaktische Fehler bei der Flektion und Derivation, besonders in der Verwendung des Imperfekts. Da der Gebrauch von regelmäßigen wie unregelmäßigen Imperfektformen von Verben auffällig war und unregelmäßige Verbformen lexikonabhängig sind, bestanden darüber hinaus morphosyntaktische Probleme und weitere linguistische Einschränkungen bei den betroffenen Familienmitgliedern der KE-Familie. In vielen sprechmotorischen und sprachlichen Untersuchungen ergaben sich quantitativ wie qualitativ ähnliche Fehlermuster zwischen erwachsenen betroffenen Mitgliedern der KE-Familie und vergleichbar alten Patienten mit Aphasie. Unterschiede bestanden in der Wortflüssigkeit, in der die Personen mit Aphasie schlechtere Leistungen zeigten als die Betroffenen der KE-Familie. Die aphasischen Patienten erreichten bessere Ergebnisse im Handlungsteil des Intelligenztests, in der Bildergänzungs- und sortieraufgabe, beim lexikalischen Entscheiden und im Nachsprechen von Wörtern. Das macht deutlich, welche erheblichen und nachhaltigen Auswirkungen entwicklungsbedingte Sprech- und Sprachstörungen auf diverse Leistungen der nichtsprachlichen Intelligenz haben können (Watkins et al. 2002b).

Gebhard (1991) beschreibt einen Jungen, den er Julian nennt. Er wurde im Alter von 8 Jahren stationär aufgenommen. Bis zu diesem Zeitpunkt hatte er kaum expressive Sprache entwickelt und war stark hyperaktiv. Julian hatte vor seiner Aufnahme in die Klinik über mehrere Jahre ambulante Sprachtherapie bekommen. Dennoch war sein Lautbestand lückenhaft und seine Spontansprache auf einige wenige Wörter begrenzt. Eine Grammatikentwicklung war zu diesem Zeitpunkt nicht zu beobachten. Die Sprachverständnisleistungen des Jungen werden leider nicht genauer dargestellt. Julian erhielt „eine stark strukturierte, multimodal ausgerichtete Sprachtherapie, in die viele Elemente der Assoziationsmethode eingebaut wurden“ (Gebhard 1991:180). Nach 3 Jahren Klinikaufenthalt konnte der aktive Wortschatz des kleinen Patienten auf ca. 1500 in der Regel verständliche

Wörter erweitert werden. Allerdings wird nicht berichtet, wie hoch die Therapiefrequenz war und welche andere Förderung dem Kind darüber hinaus noch zuteil wurde. Julian verwendete an Stelle von Einwortäußerungen Drei- bis Vierwortsätze. Das Lautinventar konnte vervollständigt werden, wobei nicht genauer beschrieben wird, ob der Junge alle Laute in Isolation oder auf Wortebene und auch in Konsonantenverbindungen beherrschte. Da das Kind erst mit dem Einsatz der Assoziationsmethode Fortschritte zu machen begann, ist davon auszugehen, dass eine *kindliche Sprechapraxie* Ursache für den Sprachentwicklungsrückstand gewesen sein könnte.

Kegel und Tramitz (1991) nennen ihr deskriptives Werk: „Olaf. Die Geschichte einer erfolgreichen Therapie". Sie stellen die Therapie mit einem sprechapraktisch fast mutistischen Jungen vor, der über 3 Jahre klinisch betreut wurde und mit einer Kombination aus dem Ansatz von McGinnis und einem Biofeedbacktraining am Oszillographen behandelt wurde. Die Autoren beschreiben die Veränderungen des Kindes wie folgt: „Die Entfaltung von Olafs Sprachvermögen stellte die wesentliche Grundlage seiner Persönlichkeitsfindung und seines Verhaltenswandels dar. Die Fähigkeit zur Artikulation von Wünschen und Gedanken war ein wichtiger Bestandteil des emotionalen Gleichgewichts" (Kegel u. Tramitz 1991:169). Es wird beschrieben, wie sich auch die phonologischen Fähigkeiten Olafs verbesserten und sein Ehrgeiz in der Schule geweckt werden konnte. Ähnliches dokumentieren Moriatry und Gillon (2006) in einer Studie bei drei Kindern im Alter von 6;3 bis 7;3. Sie zeigen, dass eine stabile Verbesserung des phonologischen Bewusstseins mit einem Übertrag auf nichttrainierte Aufgaben parallel zur Behandlung der sprechmotorischen Ziele bei kindlicher Sprechapraxie in nur sieben individuell geplanten Therapiesitzungen zu erreichen ist.

Durch die Kommunikationseinschränkungen kann es bei sprechapraktischen Kindern zu *Verhaltensauffälligkeiten* kommen. Vor der Behandlung legte etwa der von Kegel und Tramitz beschriebene Olaf Verhaltensweisen an den Tag, die es unmöglich machten, ihn in einen Klassenverband zu integrieren. Nach dem Ende der Therapie beschreiben ihn die Autoren als „wesentlich ausgeglichener und selbstbewusster. Meistens war er sehr aktiv, leicht ansprechbar und unternehmungslustig. Seine Stereotypien und Verkrampfungen gingen zurück. Endlich nahm Olaf seine Mitmenschen wahr und zeigte dies auch." (Kegel u. Tramitz 1991:172). Diese lebensverändernden Fortschritte, die das Kind machte, wurden leider rein deskriptiv ausgewertet und nicht in eine objektivierbare Form gebracht.

Scheuerle et al. (2000) beschreiben 3-jährige Patienten mit Lippen-Kiefer-Gaumen-Fehlbildungen. Die Patienten hatten eine kindliche Sprechapraxie entwickelt. Sie profitierten am besten von einer logopädischen Therapie, die sich direkter taktil-kinästhetischer Hinweisreize und visueller Unterstützung bediente und deutlich verhaltenstherapeutisch ausgerichtet war. Die Therapiedauer variierte von 6 Monaten bis 6 Jahren, wobei keine Therapiefrequenz angegeben wird. Die behandelten Kinder haben wenig bis gar nicht von einem traditionell guten Sprachvorbild des Therapeuten profitieren können. Auch erklärende Hinweise zur Zungenlage führten nicht zu Verbesserungen der Verständlichkeit beim Sprechen. Oftmals beinhaltete die erfolgreiche taktil-kinästhetische und visuelle Therapieform Desensibilisierungsmaßnahmen von distal nach proximal (bei oraler Hypersensibilität), koordinierte begleitende Hand- und Armgesten, auditive Diskriminationsübungen, Übungen zur phonologischen Bewusstheit und Übungen zu Lautfolgen. Die beschriebenen Therapieerfolge wurden nicht systematisch dargestellt und evaluiert.

Es gibt bislang wenig aussagekräftige Fallbeschreibungen und Verläufe bei kindlicher Sprechapraxie. Genauere Dokumentationen und Analysen der Therapieverläufe und -ergebnisse sind notwendig, um das Veränderungspotenzial fundiert darzustellen. Das steht im Gegensatz zu einigen phonologischen Ansätzen.

Anhang A

Untersuchungsbogen – Leichte bis mittelschwere Sprechapraxie

Untersuchungsbogen – Schwere Sprechapraxie

Untersuchungsbogen – Leichte bis mittelschwere Sprechapraxie

Patient: ______________ geb.: ____________ Untersucher: ______________ Datum: ____________

Nr.	Aufgabenstellung		RI	∅	Parapraxien S F R Ü P_i A
1	i	die-Nase-rümpfen			
2	i	die-Zähne-fletschen			
3	v	„Strecken Sie die Zunge heraus."			
4	v	„Lecken Sie die Oberlippe."			
5	i	die-Backen-aufblasen			
6	i	schmatzen			
7	v	„Schnalzen Sie mit der Zunge."			
8	i	den-Mund-spitzen			
9	v	„Zischen Sie."			
10	v	„Räuspern Sie sich."			
11	v	„Rümpfen Sie die Nase."			
12	v	„Fletschen Sie die Zähne."			
13	i	die-Zunge-herausstrecken			
14	i	die-Oberlippe-lecken			
15	v	„Blasen Sie die Backen auf."			
16	v	„Schmatzen Sie."			
17	i	mit-der-Zunge-schnalzen			
18	v	„Spitzen Sie den Mund."			
19	i	zischen			
20	i	räuspern			

Auswertung:

imitatorisch (i)											verbal (v)										
RI	1	2	5	6	8	13	14	17	19	20	RI	3	4	7	9	10	11	12	15	16	18
∅	1	2	5	6	8	13	14	17	19	20	∅	3	4	7	9	10	11	12	15	16	18
PARA	1	2	5	6	8	13	14	17	19	20	PARA	3	4	7	9	10	11	12	15	16	18

Eine bukkofaziale Apraxie wird dann diagnostiziert, wenn der Patient **mehr als eine** der imitatorischen Aufgaben fehlerhaft löst.

1. Überprüfung auf bukkofaziale Apraxie

Aufgabenstellung: i = imitatorisch v = verbal

Art der Parapraxie:
S = bedeutungsmäßig andere Bewegung oder anderes Geräusch
F = fragmentarische Bewegung
R = Reden statt Handeln
Ü = Überschussreaktion (zus. Bewegung des Mundes / eines Körperteils, zus. Geräusch)
P_i = Perseveration (Index i = 1,2,... zeigt an, über wie viele Aufgaben die Perseveration zurückgreift)
A = amorph: nicht klassifizierbare Parapraxie

Abfolge von Parapraxien: Wenn bei der gleichen Aufgabe mehrere Parapraxien hintereinander vorkommen, werden diese als Kette von Fehlersymbolen protokolliert, z.B. als S-R-F-Ü (Der Patient soll schmatzen und macht folgende Parapraxien: bläst Wangen auf (S), sagt „matzen... matzen“ (R), öffnet und schließt mehrmals tonlos den Mund (F), zieht dabei mit der linken Hand an der Unterlippe (Ü)).

2. Spontansprache und Lesetext

	Spontansprache	Lesetext
Artikulation		
Lautentstellungen	☐ nein ☐ ja	☐ nein ☐ ja
Substitution/Elision/Addition	☐ nein ☐ ja	☐ nein ☐ ja
Sequenzielle Fehler	☐ nein ☐ ja	☐ nein ☐ ja
Inkonsistente/Inkonsequente Lautbildung	☐ nein ☐ ja	☐ nein ☐ ja
Prosodie		
Akzentuierung auffällig	☐ nein ☐ ja	☐ nein ☐ ja
Skandierende Sprechweise	☐ nein ☐ ja	☐ nein ☐ ja
Reduziertes Sprechtempo	☐ nein ☐ ja	☐ nein ☐ ja
Sprechverhalten		
Suchbewegungen	☐ nein ☐ ja	☐ nein ☐ ja
Sprechanstrengung	☐ nein ☐ ja	☐ nein ☐ ja
Selbstkorrektur	☐ nein ☐ ja	☐ nein ☐ ja
Ersatzhandlungen	☐ nein ☐ ja	☐ nein ☐ ja
Verständlichkeit	+ ●—●—●—●—●—● – 5 4 3 2 1 0	+ ●—●—●—●—●—● – 5 4 3 2 1 0

Verständlichkeit: Die Sprechweise ist

5 = sehr gut verständlich	2 = schwer zu verstehen, aber der Sinn des Gesagten kann verstanden werden
4 = verständlich, aber der Hörer muss sich sehr anstrengen	1 = sehr schwer zu verstehen – nur Einzelwörter oder Phrasen sind verständlich
3 = verständlich mit Ausnahme einiger Wörter/Phrasen	0 = vollkommen unverständlich

3. Artikulation auf Wortebene

Bewertung:	+ unauffällig - keine Reaktion	
Art der Parapraxie:	phonetisch: phonologisch: sequenziell:	L = Lautentstellung S = Substitution E = Elision Ad = Addition An = Antizipation P = Perseveration M = Metathese

a) Wörter (Laute aller Artikulationszonen und -arten)

	Anlaut			Inlaut			Auslaut		
Laut	Prüfwort	Reaktion 1	Reaktion 2	Prüfwort	Reaktion 1	Reaktion 2	Prüfwort	Reaktion 1	Reaktion 2
Labiale									
B	Ball			Ober			-		
P	Pass			Mappe			Nepp		
M	Mann			Dame			Atem		
Labiodentale									
F	Fell			Ofen			Hof		
W	Wind			Löwe			-		
PF	Pfeil			Hopfen			Topf		
Linguoalveolare und Zischlaute									
D	Damm			Rede			-		
T	Tal			Watte			Bett		
N	Nil			Rinne			Kinn		
L	Lehm			Kelle			Fall		
S	Sonne			Wasser			Bass		
TS	Zaun			Katze			Satz		
SCH	Schuh			Tasche			Fisch		
Linguopalatale									
CH1	China			Rechen			mich		
J	Jäger			Koje			-		
G	Gabel			Waage			-		
K	Kinn			Decke			Rock		
NG	-			Zange			Ring		
QU	Quelle			bequem			-		
KS	Xylophon			Hexe			Dachs		
Velare - Pharyngeale									
R	Ruf			Haare			-		
CH2	-			Wache			Dach		

b) Konsonantenverbindungen

Laut	Prüfwort	Reaktion 1	Reaktion 2	Laut	Prüfwort	Reaktion 1	Reaktion 2
BL	Blume			KL	Klammer		
BR	Brille			KR	Kreide		
PL	Plastik			KN	Knoten		
PR	Probe			-NK	Bank		
FL	Flasche			ZW	Zwerg		
FR	Frosch			SCHL	Schloss		
PFL	Pflaume			SCHR	Schreck		
DR	Droge			SCHM	Schmutz		
TR	Trab			SCHN	Schnecke		
GR	Graben			SCHTR	Strafe		
GL	Glanz			SCHPR	Sprung		

c) Vokale und Diphtonge

Laut	Prüfwort	Reaktion 1	Reaktion 2	Laut	Prüfwort	Reaktion 1	Reaktion 2
i	bieten			o	Boten		
e	beten			u	Buden		
ä	Fäden			ü	büßen		
a	baten			ö	Bögen		
au	bauen			ei	beißen		
eu	Beutel						

4. Diadochokinese

Items	Silben pro s / Beobachtungen
babababa...	
dadadadada...	
gagagagaga...	
badagabadaga...	

5. Prosodie

Items	Beobachtungen
um'fahren - 'umfahren über'setzen - 'übersetzen	
Man darf dabei 'sitzen. - Man darf da'beisitzen. Ist das der Zug nach 'Mannheim? - Nein, 'das ist der Zug nach Köln.	
Schinken - Eier - Gemüse - Salat Schinkeneier - Gemüse - Salat Schinken - Eier - Gemüsesalat Schinkeneier - Gemüsesalat	

6. Floskeln

Items	Beobachtungen
Hallo.	
Guten Tag.	
Wie geht es dir?	
Donnerwetter!	
Du meine Güte!	

7. Wortlängeneffekte und Silbenkomplexität

a) Zusammengesetzte Wörter (einfache Silbenstruktur)

Dreisilber	Realisierung	Viersilber	Realisierung
Teelöffel		Kinokasse	
Ananas		Modemesse	
Pakete		Politiker	
Gemüse		Genehmigung	
Batterie		Schokolade	
Telefon		Vitamine	

b) Zusammengesetzte Wörter (komplexe Silbenstruktur)

Dreisilber	Realisierung	Viersilber	Realisierung
Sparkasse		Fußballmannschaft	
Briefmarke		Klavierkonzert	
Krawatte		Optimismus	
September		Bibliothek	
Alphabet		Fabrikation	

Lesetext

Der Nordwind und die Sonne

Einst stritten sich Nordwind und Sonne, wer von ihnen beiden wohl der Stärkere wäre, als ein Wanderer, der in einen warmen Mantel gehüllt war, des Weges daherkam. Sie wurden einig, dass derjenige für den Stärkeren gelten sollte, der den Wanderer zwingen würde, seinen Mantel auszuziehen. Der Nordwind blies mit aller Macht, aber je mehr er blies, desto fester hüllte sich der Wanderer in seinen Mantel ein. Endlich gab der Nordwind den Kampf auf. Da erwärmte die Sonne die Luft mit ihren freundlichen Strahlen, und schon nach wenigen Augenblicken zog der Wanderer seinen Mantel aus. Da musste der Nordwind zugeben, dass die Sonne von ihnen beiden der Stärkere war.

Äsop (griechischer Fabeldichter)

Untersuchungsbogen – Schwere Sprechapraxie

Patient: ______________ geb.: ___________ Untersucher: ______________ Datum: ___________

1. Inspektion

Bereich	unauffällig	auffällig	Bemerkungen
Mimik			
Lippen			
Zunge			
Unterkiefer			
Gaumensegel			

2. Überprüfung auf bukkofaziale Apraxie

Aufgabenstellung: i = imitatorisch

Art der Parapraxie:
S = bedeutungsmäßig andere Bewegung oder anderes Geräusch,
F = fragmentarische Bewegung,
R = Reden statt Handeln,
Ü = Überschussreaktion (zusätzliche Bewegung des Mundes / eines Körperteils, zus. Geräusch),
P_i = Perseveration (Index i = 1, 2,... zeigt an, über wie viele Aufgaben die Perseveration zurückgreift),
A = amorph: nicht klassifizierbare Parapraxie.

Abfolge von Parapraxien: Wenn bei der gleichen Aufgabe mehrere Parapraxien hintereinander vorkommen, werden diese als Kette von Fehlersymbolen protokolliert, z. B. als S-R-F-Ü (Der Patient soll schmatzen und macht folgende Parapraxien: bläst Wangen auf (S), sagt „matzen... matzen" (R), öffnet und schließt mehrmals tonlos den Mund (F), zieht dabei mit der linken Hand an der Unterlippe (Ü)).

Nr.	Aufgabenstellung		RI	∅	Parapraxien S F R Ü P_i A
1	i	die-Nase-rümpfen			
2	i	die-Zähne-fletschen			
3	i	die-Backen-aufblasen			
4	i	Schmatzen			
5	i	den-Mund-spitzen			
6	i	die-Zunge-herausstrecken			
7	i	die-Oberlippe-lecken			
8	i	mit-der-Zunge-schnalzen			
9	i	Zischen			
10	i	Räuspern			

Auswertung:

RI	1	2	3	4	5	6	7	8	9	10
∅	1	2	3	4	5	6	7	8	9	10
PARA	1	2	3	4	5	6	7	8	9	10

Eine bukkofaziale Apraxie wird dann diagnostiziert, wenn der Patient mehr als eine der imitatorischen Aufgaben fehlerhaft löst.

3. Artikulation auf Lautebene (ggf. mit affektiv stimulierendem Bildmaterial)

Bewertung: + unauffällig / - keine Reaktion / bei Parapraxien, Art und Abfolge notieren

Laut	Reaktion 1	Reaktion 2
Vokale		
a		
e		
i		
o		
u		
Labiale		
b		
p		
m		
Labiodentale		
f		
v		
Linguoalveolare und Zischlaute		
d		
t		
n		
l		
s		
ʃ		
Linguopalatale		
ç		
j		
g		
k		
ŋ		
Velare - Pharyngeale		
ʀ		
x		

4. Automatisierte Äußerungen

Hallo! ______________________

Guten Tag. ______________________

Wie geht's? ______________________

Mist! ______________________

Zahlen (1–10): ______________________

Wochentage: ______________________

Anhang B

Anamnesebogen
Kindliche Sprechapraxie

Diagnostikbogen
Kindliche Sprechapraxie

Literatur

Anamnesebogen Kindliche Sprechapraxie

Stammdaten

Name: ______________ **Vorname des Kindes:** ______________ **Datum:** ______________

Geburtsdatum des Kindes: ______________ **Alter des Kindes zum Zeitpunkt der Vorstellung:** ______

Anlass der Vorstellung: ______________________________

Eltern und Familie

Name der Eltern: ______________________________

Muttersprache der Mutter: ______________________________

Muttersprache des Vaters: ______________________________

In welcher Sprache wird mit dem Kind gesprochen? ______________________________

Leben beide Elternteile mit dem Kind zusammen? ja ☐ nein ☐

Wenn nein, wo lebt das Kind überwiegend? ______________________________

Geschwister

Hat das Kind Geschwister? ja ☐ nein ☐

Wenn ja, wie viele Geschwister ?
1 ☐ 2 ☐ 3 ☐ mehr als 3 ☐ ______________

Wie heißen die Geschwister? ______________________________

Welches Alter haben die Geschwister? ______________________________

Wie kommunizieren die Geschwister untereinander? ______________________________

____

Leben noch weitere Personen außer den Eltern und Kindern in der Hausgemeinschaft?
ja ☐ nein ☐

Bestehen oder bestanden bei den Eltern und/oder Geschwistern Sprachentwicklungsauffälligkeiten?
ja ☐ nein ☐

Bestehen bei den Eltern und/oder Geschwistern Lese-Rechtschreibauffälligkeiten?
ja ☐ nein ☐

Hörbeeinträchtigungen: ja ☐ nein ☐

Wenn ja, welche? ______________________________

____

Schwangerschaft und Geburt

Bestand eine Risikoschwangerschaft? ja ☐ nein ☐

Lagen während der Schwangerschaft andere Besonderheiten, Auffälligkeiten oder Erkrankungen vor?
ja ☐ nein ☐

Wenn ja, welche? ______________________________

____

Bestanden besondere Belastungen der Mutter während der Schwangerschaft?

____

In welcher Schwangerschaftswoche erfolgte die Geburt?
37. SSW ☐ 38. SSW ☐ 39. SSW ☐ 40. SSW ☐ 41. SSW ☐

andere ______________________________

Wie verlief die Geburt?

____

____

Erkrankungen/Unfälle

Gab es Auffälligkeiten, Besonderheiten oder Erkrankungen des Kindes nach der Geburt?
ja ☐ nein ☐

Wenn ja, welche? ______________________________

Besteht eine Galaktosämie (Milchzuckerstoffwechselstörung)? ja ☐ nein ☐

Besteht eine andere Stoffwechselstörung (z. B. der Schilddrüse)? ja ☐ nein ☐

Wenn ja, welche? ______________________________

Leidet das Kind unter weiteren Erkrankungen? ja ☐ nein ☐

Wenn ja, welche? ______________________________

Wie häufig hat Ihr Kind Infekte? Wie oft davon Mittelohrentzündungen?

____

Untersuchungen

Wurde Ihr Kind HNO-ärztlich und/oder pädaudiologisch untersucht? ja ☐ nein ☐

Wenn ja, Ergebnis: ______________________________

Wurde eine augenärztliche Untersuchung durchgeführt? ja ☐ nein ☐

Wenn ja, Ergebnis: ____________________

Sind bei Vorsorgeuntersuchungen (U-Untersuchungen) Auffälligkeiten festgestellt worden?
ja ☐ nein ☐

Wenn ja, welche und wann? ____________________

Wurde eine entwicklungspsychologische Diagnostik (z. B. im SPZ) veranlasst oder durchgeführt?
ja ☐ nein ☐

Wenn ja, mit welchem Ergebnis? ____________________

Entwicklung des Kindes

Saug- und Kauentwicklung

Wie wurde Ihr Kind bis zum 6. Lebensmonat ernährt?
gestillt ☐ Flasche ☐ Sonde ☐

Wann bekam Ihr Kind die ersten Zähne?

____

Wann haben Sie begonnen, Ihrem Kind festere Nahrung über den Löffel anzubieten?

____

Wann hat Ihr Kind selbstständig abbeißen können?

____

Hat Ihr Kind Dinge in den Mund genommen? ja ☐ nein ☐

Wenn ja, über welchen Zeitraum und wie intensiv? ____________________

____

Wie stellt sich das Essverhalten Ihres Kindes heute dar?

____

Nimmt das Kind alle Konsistenzen (fest, breiig, flüssig) zu sich? ja ☐ nein ☐

Wenn nein, welche Konsistenzen werden bevorzugt? ____________________

Kaut Ihr Kind alles, was Sie an fester Nahrung anbieten? ja ☐ nein ☐

Wenn nein, wie geht es mit Konsistenzen um, die gekaut werden müssten (z. B. Fleisch)?

____

Zeigt Ihr Kind Besonderheiten bei heißem oder kaltem Nahrungsangebot?

____

Isst das Kind alle Geschmacksrichtungen? ja ☐ nein ☐

Wenn nein, was bevorzugt das Kind? ____________________

Bestehen Lebensmittelunverträglichkeiten oder -allergien?

____

Hat Ihr Kind einen Schnuller benutzt? ja ☐ nein ☐

Wenn ja, benutzt das Kind den Schnuller immer noch?
ja ☐ nein ☐ manchmal ☐ nur nachts ☐

Hat Ihr Kind andere Gewohnheiten wie z. B. Daumenlutschen, Kuscheltier etc.?
ja ☐ nein ☐

Wenn ja, welche? ____________________

Motorische Entwicklung

Wann fing Ihr Kind an, sich zu drehen? ____________________

Wann konnte Ihr Kind frei sitzen? ____________________

Wann ist Ihr Kind gekrabbelt? ____________________

Wann konnte Ihr Kind frei laufen? ____________________

Wie geht Ihr Kind die Treppe hinauf? (Kinderschritt oder alternierend) ____________________

Wie geht Ihr Kind die Treppe hinunter? (Kinderschritt oder alternierend) ____________________

Wie viel Bewegung hat Ihr Kind heute täglich?
1 Stunde ☐ 2 Stunden ☐ 3 Stunden ☐ andere: ☐ __________

Würden Sie Ihr Kind als motorisch geschickt bezeichnen? ja ☐ nein ☐

Wenn nein, warum nicht ? ____________________

Bevorzugt Ihr Kind eine Hand (z. B. beim Spielen oder Malen)? ja ☐ nein ☐

Wenn ja, welche? rechts ☐ links ☐

Malt, bastelt und klebt Ihr Kind gerne? ja ☐ nein ☐

Kann Ihr Kind eine Kerze auspusten? ja ☐ nein ☐

Sprachentwicklung

Hat Ihr Kind in den ersten 3 Monaten viel geweint? ja ☐ nein ☐

Was hat Ihr Kind mit 6 Monaten „erzählt" und gebrabbelt?

____

Hat Ihr Kind gelallt? ja ☐ nein ☐

Wenn ja, wie hat Ihr Kind gelallt? ______________________________

____

Wann konnte Ihr Kind erste Wörter äußern?

____

Hat Ihr Kind Ihnen nachgesprochen, nachdem es 18 Monate und älter war?

____

Wie groß ist der Wortschatz Ihres Kindes im Moment?

____

Wann hat Ihr Kind zwei Wörter hintereinander verwendet (z.B. Mama heija)?

____

Versteht Ihr Kind Aufträge, die Sie nicht mit Gestik begleiten? ja ☐ nein ☐

Kann Ihr Kind in Sätzen sprechen? ja ☐ nein ☐

Wenn ja, in welcher Form? ______________________________

____

Haben Sie den Eindruck, dass Ihr Kind sich zum Sprechen anstrengen muss? ja ☐ nein ☐

Wenn ja, wie äußerst sich das? ______________________________

Verdreht Ihr Kind manchmal die Silben in den Wörtern (z.B. „baka" für Kaba)? ja ☐ nein ☐

Wie gut verstehen die Großeltern oder andere Verwandte das Kind?
gut ☐ weniger gut ☐ nur einzelne Wörter ☐ gar nicht ☐

Denken Sie, dass Ihr Kind um seine Schwierigkeiten weiß und darunter leidet? ja ☐ nein ☐

Wenn ja, wie äußert sich das? ______________________________

Wo liegen Ihrer Meinung nach die sprachlichen Probleme Ihres Kindes?

____

____

Soziale Entwicklung

Besucht Ihr Kind den Kindergarten? ja ☐ nein ☐

Wenn ja, welche Einrichtung? ____________________

Wenn nein, Alternativangebote zum Kindergarten? (z. B. Spielgruppe, Freunde von Geschwistern, Betreuung bei Tagesmutter mit vielen Kindern etc.)

____

Hat Ihr Kind Freunde? ja ☐ nein ☐

Bemerkungen: ____________________

Gibt es Personen, mit denen Ihr Kind nicht spricht? ja ☐ nein ☐

Wenn ja, welche? ____________________

Gibt es Situationen, in denen Ihr Kind nicht spricht? ja ☐ nein ☐

Wenn ja, welche? ____________________

Spielentwicklung

Womit beschäftigt sich Ihr Kind gerne?

____

Kann sich Ihr Kind selbständig beschäftigen? ja ☐ nein ☐

Bemerkungen: ____________________

Macht Ihr Kind Rollenspiele? ja ☐ nein ☐

Therapie

Befindet sich Ihr Kind bereits in therapeutischer Behandlung? ja ☐ nein ☐

Wenn ja, in welcher?____________________

Seit wann?____________________

Was erwarten Sie von der logopädischen Behandlung?

____

Diagnostikbogen Kindliche Sprechapraxie

Vorbereitung

Es sollten folgende Diagnostikergebnisse bereits vorliegen, bevor man auf eine kindliche Sprechapraxie untersucht:

Eindeutiger pädaudiologischer Befund (Das Kind darf nicht unter mehr als ca. 20 dB Hörverlust leiden).

Eindeutiger sonstiger HNO- bzw. phoniatrischer Befund (Ausschluss kraniofazialer Fehlbildungen, adenoider Wucherungen, Tonsillitis, Tubenfunktionsstörung etc.).

Ausschluss einer geistigen Behinderung (IQ = 80).

Standardisierte Überprüfung der Sprachverständnisleistungen (z. B. SETK 2, SETK 3–5, Marburger Sprachverständnistest für Kinder). Die Sprachverständnisleistungen müssen zum Befund der kindlichen Sprechapraxie deutlich besser sein als die expressiven Leistungen.

Ergebnisse aus dem 25-Wörter-Test aus der Psycholinguistischen Analyse Kindlicher Sprechstörungen (PLAKSS, Fox, 2005) mit Tonaufnahme – wenn Benennen dem Kind möglich ist.

Benötigt werden zur Diagnostik: eine kleine Taschenlampe, Handschuhe (oder Fingerlinge, bitte auf eventuelle Latexallergie achten), etwas Wasser zum Befeuchten, Spatel, Kekse (bitte eventuelle Allergien oder Unverträglichkeiten beachten), etwas Wasser zum Trinken für das Kind, 4 Stofftiere (am besten Handpuppen), Stift.

Persönliche Daten des Kindes

Name: ____________ **Vorname des Kindes:** ____________ **Datum:** ____________

Geburtsdatum des Kindes: ____________ **Alter des Kindes zum Zeitpunkt der Vorstellung:** ______

Anlass der Vorstellung: ____________________________

Diagnostik

Neuromotorische Entwicklung

Befindet sich das Kind in physiotherapeutischer Behandlung? ja ☐ nein ☐

Wenn ja, bei wem? ____________________________

Bekommt das Kind ergotherapeutische Behandlung? ja ☐ nein ☐

Wenn ja, bei wem? ____________________________

Besteht im ganzen Körper, Rumpf und/oder Gesicht ein physiologischer Tonus? ja ☐ nein ☐

Bemerkungen: ____________________________

Inspektion der Mundhöhle

Ist der Mund in Ruhe geschlossen? ja ☐ nein ☐

Bemerkungen: ______________________

Besteht in Ruhe Speichelfluss? ja ☐ nein ☐

Bemerkungen: ______________________

Kann das Kind auf die Bitte des Therapeuten den Mund willkürlich öffnen? ja ☐ nein ☐

Bemerkungen: ______________________

Bestehen Veränderungen am harten Gaumen (z. B. gothischer Gaumen)? ja ☐ nein ☐

Bemerkungen: ______________________

Bestehen Veränderungen im weichen Gaumen (z. B. Paresen)? ja ☐ nein ☐

Bemerkungen: ______________________

Ist die Beschaffenheit der Schleimhaut in der Mundhöhle auffällig
(z. B. Soorbefall, Aphten, Bissspuren in der Wangeninnenseite)? ja ☐ nein ☐

Bemerkungen: ______________________

Wie ist der Zahnstatus des Kindes?
vollständig altersentsprechend ☐ unvollständig ☐ auffällig ☐

Bemerkungen: ______________________

Besteht eine Okklusionsstörung (z. B. frontal offener Biss, Kreuzbiss)? ja ☐ nein ☐

Bemerkungen: ______________________

Wie ist die Zungenruhelage?
breit basig ☐ retrahiert ☐ sehr unruhig ☐ unauffällig ☐

Bemerkungen: ______________________

Überprüfung auf frühkindliche Reaktionen

Besteht ein Hand-Mund-Reflex nach Babkin?
(Ist das Kind älter als 6 Monate, sollten bei geschlossenem Mund und einem deutlichen, gleichzeitigen Druck durch beide Daumen des Therapeuten in die Handinnenfläche des Kindes keine Mundöffnung oder Ansätze dazu beobachtbar sein.) ja ☐ nein ☐

Bemerkungen: ______________________

Besteht ein Beißreflex?
(Ein bestehender Beißreflex muss sehr wachsam untersucht werden. Unter Beachtung hygienischer Maßnahmen (Handschuhe/Fingerlinge) streicht der Therapeut mit dem angefeuchteten Finger über die Eckzähne des Kindes im Oberkieferbereich auf beiden Seiten. Fängt das Kind an zu beißen, sind die Finger des Therapeuten zielgerichtet aus dem Mund zu entfernen). ja ☐ nein ☐

Bemerkungen: ______________________________

Besteht ein vorverlagerter Würgreflex?
(Ist das Kind älter als 8 Monate, ist der Würgreflex dann vorverlagert, wenn das Kind bei Berührung mit einer angefeuchteten Spatelspitze an den Lippen, im Mundvorhof oder auf dem vorderen Zungendrittel zu würgen beginnt.) ja ☐ nein ☐

Bemerkungen: ______________________________

Besteht ein Suchreflex?
(Ist das Kind älter als drei Monate, sollte bei taktiler Stimulation mit dem runden Ende eines Spatels an beiden Mundwinkeln des Kindes kein Zucken oder eine Kopfwendung zur stimulierten Seite erfolgen.) ja ☐ nein ☐

Bemerkungen: ______________________________

Besteht ein Saugreflex?
(Ist das Kind über 3 Monate alt, erfolgt bei der Stimulation mit dem befeuchteten Finger des Therapeuten zwischen den Lippen des Kindes kein Saugen oder Schmatzen.) ja ☐ nein ☐

Bemerkungen: ______________________________

Funktionsüberprüfung

Kann das Kind auf verbale Aufforderung und/oder Imitation die Zunge bis zum Rand der Unter- bzw. Oberlippe herausstrecken? ja ☐ nein ☐

Bemerkungen: ______________________________

Sind auf verbale Anweisung und/oder Imitation laterale Zungenbewegungen in die Mundwinkel auf beiden Seiten möglich? ja ☐ nein ☐

Bemerkungen: ______________________________

Kann das Kind auf verbale Anweisung und/oder Imitation die Zungenspitze an die Alveolen heben? ja ☐ nein ☐

Bemerkungen: ______________________________

Kann das Kind an einem Keks (Butterkeks, Löffelbiskuit oder Ähnliches) abbeißen und ihn mit mahlenden Bewegungen kauen? ja ☐ nein ☐

Bemerkungen: ______________________________

Ist der Schluckakt dabei gut koordiniert (Kopf bleibt leicht gebeugt, Mund ist geschlossen, Zunge stößt nicht nach ventral und ist nicht zu sehen, das Schlucken ist relativ lautlos)? ja ☐ nein ☐

Bemerkungen: ____

Gelingt ein koordinierter Schluckakt bei Flüssigkeiten? ja ☐ nein ☐

Bemerkungen: ____

Kann das Kind über 3 Sekunden auf Aufforderung oder Imitation reproduzierbar phonieren?
(Dazu verwendet man beispielsweise 4 Stofftiere. Sie müssen alle zum Arzt. Das Kind darf der Arzt sein und bekommt einen Spatel, mit dem es die Tiere untersuchen soll. Dabei sollen die Tiere immer den Mund aufmachen und [ɑ] sagen.) ja ☐ nein ☐

Bemerkungen: ____

Hebt sich das Gaumensegel bei Phonation des Vokals [ɑ] vollständig? ja ☐ nein ☐

Bemerkungen: ____

Bei Auffälligkeiten in diesen Bereichen besteht der Verdacht auf eine grundlegende (sprech)motorische Einschränkung im Rahmen einer phonetischen Störung oder einer Dysarthrie.

Überprüfung auf bukkofaziale Apraxie

Bei der Durchführung der folgenden Aufgaben ist darauf zu achten, ob einzelne Bewegungen auffällig sind oder die Reihenfolge der Bewegungen dem Kind nicht möglich ist. Dies ist entsprechend zu vermerken. Eine Aufgabe gilt nur dann als korrekt gelöst, wenn die Bewegungen möglich sind und die Reihenfolgen der Bewegungen stimmen.

Kann das Kind auf verbale Aufforderung und/oder Imitation *zubeißen* und im Anschluss *pusten*?
ja ☐ nein ☐

Bemerkungen: ____

Kann das Kind auf verbale Aufforderung und/oder Imitation *lächeln* und im Anschluss so tun, als ob es einen Kuss geben wollte? ja ☐ nein ☐

Bemerkungen: ____

Kann das Kind auf verbale Aufforderung und/oder Imitation *pusten* und im Anschluss die *Zunge herausstrecken*? ja ☐ nein ☐

Bemerkungen: ____

Kann das Kind auf verbale Aufforderung und/oder Imitation *zubeißen* und dann den *Mund öffnen*?
ja ☐ nein ☐

Bemerkungen: ____

Kann das Kind auf verbale Aufforderung und/oder Imitation *pusten* und im Anschluss *lächeln*?
ja ☐ nein ☐

Bemerkungen: ______________________________

Kann das Kind auf verbale Aufforderung und/oder Imitation so tun, als ob es *einen Kuss geben* wollte und im Anschluss die *Zunge herausstrecken*? ja ☐ nein ☐

Bemerkungen: ______________________________

Kann das Kind auf verbale Aufforderung und/oder Imitation den *Mund öffnen* und im Anschluss *pusten*?
ja ☐ nein ☐

Bemerkungen: ______________________________

Kann das Kind auf verbale Aufforderung und/oder Imitation *die Zunge herausstrecken* und im Anschluss *zubeißen*? ja ☐ nein ☐

Bemerkungen: ______________________________

Kann das Kind auf verbale Aufforderung und/oder Imitation *lächeln* und im Anschluss die *Zunge herausstrecken*? ja ☐ nein ☐

Bemerkungen: ______________________________

Kann das Kind auf verbale Aufforderung und/oder Imitation so tun, also ob es *einen Kuss geben* wollte und im Anschluss *pusten*? ja ☐ nein ☐

Bemerkungen: ______________________________

__________ von 10 Aufgaben korrekt gelöst. Das entspricht __________% korrekter Lösungen.

Ermittlung der Konsistenzraten

Auswertung des 25-Wörter-Tests (Fox 2005)

Wie viele der 31 Wörter konnten benannt werden? __________ von 31

Bemerkungen: ______________________________

Konnten mindestens 12 der Wörter bei dreimaliger Vorlage konsistent benannt werden (eine phonologische Prozessanalyse ist sonst nicht möglich)?
ja ☐ nein ☐

Bemerkungen: ______________________________

Zur Ermittlung der folgenden drei Parameter wäre ein erneuter Durchgang mit dreimaliger Vorlage der 31 Wörter des 25-Wörter-Test (Fox 2005) wünschenswert, um sechs Produktionen des gleichen Wortes als Auswertungsgrundlage heranziehen zu können. Je mehr Produktionen des gleichen Wortes, desto aussagekräftiger sind die ermittelten Prozentzahlen. Die erneute Vorlage der Bilder muss nicht in der gleichen Sitzung erfolgen.

Wie hoch ist der Prozentsatz inkorrekter Produktionen? ____________%
(Anzahl der Fehler/Anzahl aller Produktionen) x 100 = Prozentsatz inkorrekter Produktionen
Je höher der ermittelte Prozentsatz, desto wahrscheinlicher eine kindliche Sprechapraxie.

Wie hoch ist die Konsistenz des Fehlertyps? ____________%
(1 - (Anzahl der unterschiedlichen Fehlertypen/Anzahl der fehlerhaften Produktionen))
x 100 = Prozentsatz der Konsistenz des Fehlertyps
Je geringer der ermittelte Prozentsatz, desto höher die Wahrscheinlichkeit einer kindlichen Sprechapraxie.

Wie hoch ist der Prozentsatz der Konsistenz des am häufigsten gemachten Fehlertyps? ____________%
((Anzahl des häufigsten Fehlertyps - 1)/ (Anzahl der fehlerhaften Produktionen - 1)) x 100 = Prozentsatz der Konsistenz des am häufigsten gemachten Fehlertyps
Je geringer der ermittelte Prozentsatz, desto wahrscheinlicher eine kindliche Sprechapraxie.

Nachsprechen der Vokale und Diphthonge des Deutschen

Das Vokalrepertoire der langen Vokale des Deutschen und der Schwa-Laut des Kindes sollen ermittelt werden. Kinder mit kindlicher Sprechapraxie zeigen gegenüber anderen aussprachegestörten Kindern auch Vokalfehler. Es soll untersucht werden, ob das Kind den Vokal motorisch korrekt bilden kann und konsistent produzieren kann. Bei der motorisch korrekten Produktion wird beurteilt, ob die Sprechbewegung zu dem auditiven Eindruck des gewünschten Vokals führt. Bei der Bewertung der Konsistenz wird beurteilt, ob das Kind mindestens 3- von 4-mal die gleiche Bewegung ausführt, wenn auch nicht unbedingt die korrekte Bewegung. Abweichende Ergebnisse können direkt in der Linie unter dem Vokal protokolliert werden.
Fox (2005) stellt für das Deutsche fest, dass sprechgesunde Kinder mit 2;5 Jahren alle Vokale korrekt beherrschen.
Dem Kind werden die vier Stofftiere vorgelegt, damit es die korrekte Anzahl erkennen kann. Der Untersucher gibt einen Vokal vor und zeigt dem Kind einmalig, dass jedes der Tiere den gleichen Vokal von ihm nochmals vorgesprochen bekommen soll. Dann wird das Kind zur Imitation aufgefordert. Bei den nächsten Durchgängen gibt der Untersucher den Vokal vor; das Kind überträgt dies auf die viermalige Wiederholung. Es ist darauf zu achten, dass das Kind pro Tier eine Produktion zeigt.

				Motorisch korrekt?	Konsistent?
[ɑ:]	[ɑ:]	[ɑ:]	[ɑ:]		
[i:]	[i:]	[i:]	[i:]		
[u:]	[u:]	[u:]	[u:]		
[e:]	[e:]	[e:]	[e:]		
[o:]	[o:]	[o:]	[o:]		
[ɛ:]	[ɛ:]	[ɛ:]	[ɛ:]		
[ø:]	[ø:]	[ø:]	[ø:]		
[ə]	[ə]	[ə]	[ə]		
[y:]	[y:]	[y:]	[y:]		
[au]	[au]	[au]	[au]		
[ɔi]	[ɔi]	[ɔi]	[ɔi]		
[ai]	[ai]	[ai]	[ai]		

Nachsprechen der Konsonanten des Deutschen

Das Konsonantenrepertoire des Kindes soll ermittelt werden. Es soll dargestellt werden, ob das Kind den Konsonanten motorisch korrekt bilden und konsistent produzieren kann. Bei der motorisch korrekten Produktion wird beurteilt, ob die Sprechbewegung zu dem auditiven Eindruck des vorgesprochenen Konsonanten führt. Bei der Bewertung der Konsistenz wird beurteilt, ob das Kind mindestens 3- von 4-mal die gleiche Bewegung ausführt, wenn auch nicht unbedingt die korrekte Bewegung. Abweichende Ergebnisse können direkt in der Linie unter dem Konsonanten protokolliert werden.
Welche Konsonanten motorisch korrekt und konsistent beherrscht werden sollten, hängt vom Lebensalter des Kindes ab (vgl. Fox 2003). Das ist nicht nur für die Durchführung, sondern auch für die Auswertung und das Erstellen eines Therapieplans von erheblicher Bedeutung.
Dem Kind werden die vier Stofftiere vorgelegt, damit es die korrekte Anzahl erkennen kann. Der Untersucher gibt einen Konsonanten vor und zeigt dem Kind einmalig, dass jedes der Tiere den gleichen Konsonanten von ihm nochmals vorgesprochen bekommen soll. Dann wird das Kind zur Imitation aufgefordert. Bei den nächsten Durchgängen gibt der Untersucher den Konsonanten auditiv vor; das Kind überträgt dies auf die viermalige Wiederholung. Es ist darauf zu achten, dass das Kind pro Tier eine Produktion zeigt und dass lautierend, nicht buchstabierend vorgesprochen wird, besonders bei stimmlosen Konsonanten.

				Motorisch korrekt?	Konsistent?
[m]	[m]	[m]	[m]		
[b]	[b]	[b]	[b]		
[v]	[v]	[v]	[v]		
[p]	[p]	[p]	[p]		
[f]	[f]	[f]	[f]		
[h]	[h]	[h]	[h]		
[l]	[l]	[l]	[l]		
[n]	[n]	[n]	[n]		
[d]	[d]	[d]	[d]		
[t]	[t]	[t]	[t]		
[R]	[R]	[R]	[R]		
[ŋ]	[ŋ]	[ŋ]	[ŋ]		
[g]	[g]	[g]	[g]		
[x]	[x]	[x]	[x]		
[k]	[k]	[k]	[k]		
[z]	[z]	[z]	[z]		
[ʃ]	[ʃ]	[ʃ]	[ʃ]		
[s]	[s]	[s]	[s]		
[ç]	[ç]	[ç]	[ç]		

Nachsprechen einfacher Silben

Es werden einfache Konsonant-Vokal-Silben auf ihre motorische Ausführung und ihre Konsistenz überprüft. Dem Kind werden die vier Stofftiere vorgelegt, damit es die korrekte Anzahl erkennen kann. Der Untersucher gibt eine Silbe vor und zeigt dem Kind einmalig, dass jedes der Tiere die gleiche Silbe von ihm nochmals vorgesprochen bekommen soll. Die Tiere haben unterschiedliche Namen und versuchen sich zu rufen. Dann wird das Kind zur Imitation aufgefordert. Bei den nächsten Durchgängen gibt der Untersucher die Silbe auditiv vor; das Kind überträgt dies auf die viermalige Wiederholung. Es ist darauf zu achten, dass das Kind pro Tier eine Produktion zeigt. Wenn dem Kind drei Aufgaben in Folge nicht gelingen, ist die Durchführung abzubrechen.

			Motorische Ausführung?	Konsistent?
[bɑ:]	[bɑ:]	[bɑ:]	[bɑ:]	
[fi:]	[fi:]	[fi:]	[fi:]	
[nu:]	[nu:]	[nu:]	[nu:]	
[rø:]	[rø:]	[rø:]	[rø:]	
[py:]	[py:]	[py:]	[py:]	
[lei:]	[lei:]	[lei:]	[lei:]	
[me:]	[me:]	[me:]	[me:]	
[jɔi:]	[jɔi:]	[jɔi:]	[jɔi:]	
[dau:]	[dau:]	[dau:]	[dau:]	
[vu:]	[vu:]	[vu:]	[vu:]	

______________ korrekte Produktionen von 10. Das entspricht ______________ % korrekte Lösungen.

Nachsprechen komplexer Silben (einsilbiger Pseudowörtern)

Wenn dem Kind das Nachsprechen einfacher Silben gelingt, werden komplexe Silben auf ihre motorische Ausführung und ihre Konsistenz überprüft. Dazu sollte das Kind vier Jahre und älter sein.
Dem Kind werden die vier Stofftiere vorgelegt, damit es die korrekte Anzahl erkennen kann. Es wird ihm erklärt, dass die Tiere sich langweilen und deshalb lustige Quatschwörter hören möchten. Der Untersucher gibt eine Silbe vor und zeigt dem Kind einmalig, dass jedes der Tiere die gleiche Silbe vom Kind nochmals vorgesprochen bekommen soll. Dann wird das Kind zur Imitation aufgefordert. Bei den nächsten Durchgängen gibt der Untersucher die Silbe auditiv vor; das Kind überträgt dies auf die viermalige Wiederholung. Es ist darauf zu achten, dass das Kind pro Tier eine Produktion zeigt.

				Motorische Ausführung?	Konsistent?
[ble:]	[ble:]	[ble:]	[ble:]		
[kʀʊk]	[kʀʊk]	[kʀʊk]	[kʀʊk]		
[rɛft]	[rɛft]	[rɛft]	[rɛft]		
[œŋ]	[œŋ]	[œŋ]	[œŋ]		
[pʊxst]	[pʊxst]	[pʊxst]	[pʊxst]		
[ʃtʀø ç]	[ʃtʀø ç]	[ʃtʀø ç]	[ʃtʀø ç]		
[knɪlt]	[knɪlt]	[knɪlt]	[knɪlt]		
[ʃylm]	[ʃylm]	[ʃylm]	[ʃylm]		
[ʃpʀau]	[ʃpʀau]	[ʃpʀau]	[ʃpʀau]		
[tsants]	[tsants]	[tsants]	[tsants]		

_____________ korrekte Produktionen von 10. Das entspricht _____________% korrekte Lösungen.

Nachsprechen von Wörtern

Der Untersucher spricht dem Kind Wörter vor, die es nachsprechen soll.

Die Silbenkomplexität und die Wortlänge werden systematisch gesteigert, um zu sehen, welche Leistung das Kind erbringen kann. Die Ergebnisse werden protokolliert.

Darüber hinaus werden hier die 31 Wörter aus dem 25-Wörter-Test (Fox 2005) herangezogen, um das Benennen mit dem Nachsprechen vergleichen zu können. Die Ergebnisse werden protokolliert. Für sprechmotorisch gestörte Kinder ist das Benennen in der Regel schwieriger als das Nachsprechen. Bei phonologisch gestörten Kindern macht dies keinen bedeutenden Unterschied.

Nachzusprechendes Wort	Transkription	Produktion des Kindes
Tee	[te:]	______
Zoo	[tso:]	______
Wau-wau	[vau vau]	______
Auto	[auto]	______
Biene	[bi:nə]	______
Schleife	[ʃlaifə]	______
Baum	[baum]	______
Heiß	[hais]	______
Salat	[zalɑt]	______
Ente	[ɛntə]	______
Mond	[mo:nt]	______
Frühstück	[fʀyʃtʏk]	______
Banane	[banɑnə]	______
Klettverschluss	[klɛtfɛɐʃlʊs]	______
Mittagessen	[mɪtakɛsən]	______
Apotheke	[apote:kə]	______
Playmobilmännchen	[pleimobilmɛnçən]	______
Kindergeburtstag	[kɪndɐgəbʊɐtstɑg]	______
Autobahnpolizei	[autobɑnpɔlitsai]	______
Sandkastenspielzeug	[zantkastənʃpi:ltsɔɪk]	______

______ korrekte Produktionen von 20. Das entspricht ______% korrekte Lösungen.

Wortmaterial des 25-Wörter-Tests (Fox 2005) zum Nachsprechen

______ korrekte Produktionen von 31. Das entspricht ______% korrekte Lösungen.

Beim Benennen: ______ korrekte Produktionen von 31. Das entspricht ______% korrekte Lösungen.

Beim Nachsprechen: ______ korrekte Produktionen von 31. Das entspricht ______% korrekte Lösungen.

Tabelle **26** Sprechapraxiescore von Thoonen et al. (1999)

	Gewichtetes Ergebnis		
	0	1	2
1. Sequenz korrekt? (pa-ta-ka)	Möglich		**Nicht möglich**
2. maximale Geschwindigkeit (pa-ta-ka) (Silbenzahl pro s)	≥ 4,4	3,4–4,4	**< 3,4**
3. Anzahl der Versuche (maximal 3, dann Abbruch)	≤ 2	**> 2**	
4. maximale Frikativhaltedauer (in s) auf [f], [s] und [z] und einen Atemzug	≥ 11,0	**< 11,0**	

Ermittlung der artikulatorischen Diadochokinese und ihrer Rate

Es wird bei über vierjährigen Kindern festgestellt, ob die artikulatorische Diadochokinese (pa-ta-ka) beim Nachsprechen möglich ist. Dazu darf zweimal geübt werden. Muss mehr als zweimal geübt werden und/oder ist die Reihenfolge für das Kind nicht einhaltbar, so erhält das Kind nach Thoonen et al. (1999) eine gewichtete Bewertung, vgl. Sprechapraxiescore von Thoonen et al. (1999). Je höher der Wert der Gewichtung, desto wahrscheinlicher das Bestehen einer kindlichen Sprechapraxie.
Wenn das vierjährige und ältere Kind die artikulatorische Diadochokinese aufrechterhalten kann, wird die Silbenanzahl pro Sekunden ermittelt, die das Kind produzieren kann. Ein sprechgesundes Kind kann mehr als 3,4 Silben pro Sekunde produzieren. Spricht das zu untersuchende Kind weniger als 3,4 Silben pro Sekunde, wird dies mit einer Gewichtung belegt, vgl. Sprechapraxiescore von Thoonen et al. (1999). Je höher der Wert der Gewichtung, desto wahrscheinlicher das Bestehen einer kindlichen Sprechapraxie.
Als 3. Parameter ermitteln Thoonen et al. (1999) die Frikativhaltedauer auf einen Atemzug auf [f], [s] oder [z]. Wenn ein über vierjähriges Kind einen Frikativ nicht 11 Sekunden und länger halten kann, ist dies auffällig und wird dies wiederum mit einer Gewichtung versehen, vgl. Sprechapraxiescore von Thoonen et al. (1999). Je höher der Wert der Gewichtung, desto wahrscheinlicher das Bestehen einer kindlichen Sprechapraxie (Tab. **26**).

Automatisierte Sprache

An dieser Stelle lässt man das Kind zählen. Wenn das Zählen – meist die erste Form der Automatisierung – besser verständlich ist als die Spontansprache und/oder das Benennen und/oder das Nachsprechen, ist dies unter anderem ein Hinweis auf eine kindliche Sprechapraxie.

Zählen bis 10:
Wenn das Kind zählen kann, ist das Zählen des Kindes verständlicher als die Spontansprache und das Benennen und das Nachsprechen? ja ☐ nein ☐

Prosodie

Diese Überprüfung wird bei Kindern durchgeführt, die älter als vier Jahre sind und Sätze nachsprechen können. Es wird ermittelt, ob ein Kind willkürlich die Intonation und Prosodie verändern kann und zwar um Fragen und Aussagen voneinander zu unterscheiden, um emotionale Befindlichkeit darzustellen. Artikulatorische Abweichungen bleiben in dieser Aufgabe unberücksichtigt.

Frageintonation

Der Untersucher sagt zu dem Kind:

„Du kommst aus dem Kindergarten/der Schule nach Hause. Es liegt ein Geschenk auf dem Tisch in der Küche. Du fragst deine Mutter: Ist das Geschenk ____________ (für mich oder Name des Kindes)?
Der Untersucher lässt das Kind ergänzen. Kann das Kind dies nicht auf beim 1. Versuch, spricht der Untersucher den Satz nochmals vor und evoziert die Antwort in der Frageintonation ein 2. Mal. Das Kind könnte u.U. seinen Namen prosodisch korrekt einsetzen. Eine korrekte Lösung wird in diesem Fall durch eine korrekte Intonation, nicht durch eine korrekte Pronominalverwendung erreicht.

☐ Kind kann die Aufgabe beim 1. Mal korrekt lösen

☐ Kind kann die Aufgabe beim 2. Mal korrekt lösen

☐ Kind kann die Aufgabe auch beim 2. Mal nicht korrekt lösen

Bemerkungen: ____

Aussageintonation

Der Untersucher sagt weiter zu dem Kind: „Deine Mutter war mit dir einkaufen. Sie hat dir neue T-Shirts gekauft. Dein Vater sieht die neuen T-Shirts zuhause. Deine Mutter sagt: „Erzähl einmal dem Papa, für wen wir neue T-Shirts gekauft haben. Die neuen T-Shirts sind ____________. (für mich, für____________ (Name des Kindes)". Der Untersucher lässt das Kind ergänzen. Kann das Kind dies nicht auf beim 1. Versuch, spricht der Untersucher den Satz nochmals vor und evoziert die Antwort in der Aussageintonation ein 2. Mal. Das Kind könnte u.U. seinen Namen prosodisch korrekt einsetzen. Eine korrekte Lösung wird in diesem Fall durch eine korrekte Intonation, nicht durch eine korrekte Pronominalverwendung erreicht.

☐ Kind kann die Aufgabe beim 1. Mal korrekt lösen

☐ Kind kann die Aufgabe beim 2. Mal korrekt lösen

☐ Kind kann die Aufgabe auch beim 2. Mal nicht korrekt lösen

Bemerkungen: ____

Freudige Intonation

Der Untersucher sagt zu dem Kind: „Der Kindergarten/die Schule ist zu Ende. Du freust dich sehr, dass deine Mutter dich abholt und sagst ganz freudig: ‚Meine Mama holt mich gleich ab'". Wenn es dem Kind nicht gelingt, den Satz freudig zu intonieren, spricht der Untersucher ihn freudig in einem 2. Versuch vor und bittet das Kind, ihn so zu wiederholen.

☐ Kind kann die Aufgabe beim 1. Mal korrekt lösen

☐ Kind kann die Aufgabe beim 2. Mal korrekt nachsprechen

☐ Kind kann die Aufgabe auch beim 2. Mal nicht korrekt lösen

Bemerkungen: ____

Traurige Intonation

Der Untersucher sagt zu dem Kind: „Du bist bei deinem Freund eingeladen und ihr spielt ganz toll. Du möchtest noch ein bisschen bei deinem Freund bleiben, aber deine Mutter kommt gleich und holt dich ab. So sagst du ganz traurig: ‚Meine Mama holt mich gleich ab.'"

Wenn es dem Kind nicht gelingt, den Satz traurig zu intonieren, spricht der Untersucher ihn traurig in einem 2. Versuch vor und bittet das Kind, ihn so zu wiederholen.

☐ Kind kann die Aufgabe beim 1. Mal korrekt lösen

☐ Kind kann die Aufgabe beim 2. Mal korrekt nachsprechen

☐ Kind kann die Aufgabe auch beim 2. Mal nicht korrekt lösen

Bemerkungen: ____

Literatur

Ackermann H, Hertrich I, Ziegler W. Prosodische Störungen bei neurologischen Erkrankungen – eine Literaturübersicht. Fortschritte der Neurologie und Psychiatrie. 1993;61:241 – 253.

Aichert I, Ziegler W, Deger K, Brendel B. The syllable in apraxia of speech. In: Maassen B, Hulstijn W, Kent RD, Peters HFM, van Lieshout PHHM, eds. Speech Motor Control in Normal and Disordered Speech. Nijmegen: Uitgeverij Vantilt; 2001:167 – 170.

Aichert I, Wunderlich A. Sprechapraxie. Eine Einführung zur Theorie, Diagnostik und Therapie. Workshop bei den 7. Würzburger Aphasietagen. 2004.

Aichert I, Ziegler W. Sprechapraxie und die Silbe: Theoretische Überlegungen, empirische Beobachtungen und therapeutische Konsequenzen. Forum Logopädie. 2004;18(2):6 – 13.

Albert M, Sparks RW, Helm NA. Melodic intonation therapy for aphasia. Archives of Neurology. 1973;29: 130 – 131.

Alcock KJ, Passingham RE, Watkins KE, Vargha-Khadem F. Oral dyspraxia in inherited speech and language impairment and acquired dysphasia. Brain and Language. 2000a;75:17 – 33.

Alcock KJ, Passingham RE, Watkins KE, Vargha-Khadem F. Pitch and timing abilities in inherited speech and language impairment. Brain and Language. 2000b; 75:34 – 46.

American Speech – Language–Hearing Association: Omnibus survey: Caseload reports: SLP. Rockville, MD: ASHA; 2001.

Amigues J-P. Das stomatognathe System aus osteopathischer Sicht. Deutsche Zeitschrift für Osteopathie. 2005;3:12 – 15.

Aram DM. Assessment and treatment of developmental apraxia. Seminars in Speech and Language. 1984;5, (2) Preface.

Aram DM, Nation JE. Child Language Disorders. St. Louis, Toronto: The C.V. Mosby Company; 1982:144 – 249.

Arvedson JC, Simon DM. Acquired neurological deficits in young children: a diagnostic journey with Dora. Seminars in Speech and Language. 1998;19(1):71 – 81.

Ayres J. Developmental dyspraxia and adult-onset apraxia. Torrance, CA: Sensory Integration International; 1985.

Baker E, McLeod S. Evidence-based management of phonological impairment in children. Child Language Teaching and Therapy. 2004;20(3):261 – 285.

Bashir AS, Grahamjones F, Bostwick RY. A touch-cue method of therapy for developmental verbal apraxia. Seminars in Speech and Language. 1984;5(2):127 – 137.

Baumhove M, Löhr V, Moeller A. Erfahrungen mit einem neuen Therapieansatz zur Behandlung der Sprechapraxie. Projektarbeit an der Aachener Logopädenlehranstalt; 1988.

Baur S. Aphasie bei Kindern. In: Grohnfeldt M, ed. Lehrbuch der Sprachheilpädagogik und Logopädie. Bd. 2. Erscheinungsbilder und Störungsformen. 2. Aufl. Stuttgart: Kohlhammer; 2003:231 – 236.

Baur A. Lautlehre und Logoswirken. Grundlagen der Chirophonetik. Stuttgart: Mellinger; 1989.

Becker-Redding U. Persönliche Mitteilung; 2006.

Bell-Berti F, Krakow RA. Anticipatory velar lowering: a coproduction account. Journal of the Acoustical Society of America. 1991;90:112 – 113.

Belton E, Salmond CH, Watkins KE, Vargha-Khadem F, Gadian DG. Bilateral brain abnormalities associated with dominantly inherited verbal and orofacial dyspraxia. Human Brain Mapping. 2003;18:194 – 200.

Berlit P. Neurologie. Heidelberg: Springer; 1995.

Betz SK, Stoel-Gammon C. Measuring articulatory error consistency in children with developmental apraxia of speech. Clinical Linguistics and Phonetics. 2005;19 (1):53 – 66.

Biedermann H. KISS-Kinder. Ursachen, (Spät-)Folgen und manualtherapeutische Behandlung frühkindlicher Asymmetrien. Stuttgart: Thieme; 2001.

Binkofski F, Buccino G. Motor function of the Broca's region. Brain and Language. 2004;89:362 – 369.

Birbaumer N, Schmidt RF. Lernen und Gedächtnis. In: Schmidt RF, Schaible H-G, eds. Neuro- und Sinnesphysiologie: Heidelberg: Springer; 2001:436 – 454.

Birner-Janusch B. Die Anwendung des PROMPT™-Systems im Deutschen – eine Pilotstudie. Sprache – Stimme – Gehör. 2001;25:174 – 179.

Birner-Janusch B. Das PROMPT-System – Ein Ansatz zur Behandlung sprechmotorischer Störungen. Diplomarbeit, RWTH-Aachen; 1999.

Blackeley RW. Screening Test for Developmental Apraxia of Speech. 2nd edition. Examiner's Manual. Austin: Pro-Ed; 2001.

Bleile K, Stark R, McGowan J. Speech development in a child after decannulation – further evidence that babbling facilitates later speech development. Clinical Linguistics & Phonetics. 1993;7:319 – 337.

Bliss C. Semantography-Blissymbolics. Sydney: Semantography Publications; 1965.

Böhme G. Sprach-, Sprech-, Stimm- und Schluckstörungen. Bd. 1: Klinik. 4. Aufl. München, Jena: Urban & Fischer; 2003.

Böhning M. Autismus. In: Siegmüller J, Barthels H, eds. Leitfaden Sprache – Sprechen – Stimme – Schlucken. München, Jena: Urban & Fischer; 2006:208 – 211.

Boersma P, Weenink D. Praat: doing phonetics by computer (Version 4.3.14). http://www.praat.org; 26.05. 2005.

Bornman J, Alant E, Meiring E. The use of a digital voice output device to facilitate language development in a child with developmental apraxia of speech: a case study. Disability and Rehabilitation. 2001;23(14): 623–634.

Boutsen FR, Christman SS. Prosody in Apraxia of Speech. Seminars in Speech and Language. 2002:245–256.

Boutsen FR, Christman SS. Aprosodia: whether, where and why? In: Maassen B, Hulstijn W, Kent R, van Lieshout PHMM, eds. Speech Motor Control in Normal and Disordered Speech. Nijmegen: Vantilt; 2001: 232–236.

Bouwens N, van Haaften L, Nijland L, Maassen B. Auditory-visual integration during speech perception in children with speech production disorders. Stem-, Spraak-en Taalpathologie. 2006:14:86.

Bowen C. What is the evidence for oral-motor therapy? Acquiring Knowledge in Speech, Language and Hearing. 2005;7(3):144–147.

Boyar FZ, Whitney MM, Lossie AC, Gray BA, Keller KL, Stalher HJ, Zori RT, Geffken G, Mutch J, Edge PJ, Voeller KS, Williams CA, Driswell DJ. A family with a grand-materially derived interstitial duplication of proximal 151. Clinical Genetics 2001, Vol. 60, part 6, 421–430.

Bradford-Heit A, Dodd B. Childhood apraxia of speech: treatment case studies. In: Dodd B, Differential Diagnosis and Treatment of Children with Speech Disorders. Chichester: Whurr Publishers; 2005:202–210.

Bradford-Heit A, Dodd B. Learning new words using imitation and additional cues: differences between children with disordered speech. Child Language Teaching and Therapy, 1998;14(2):159–179.

Breinl J. Wortlisten für die Sprechapraxietherapie. Unveröffentlichte Magisterarbeit an der Fakultät für Linguistik und Literaturwissenschaft der Universität Bielefeld; 2001.

Brendel B, Ziegler W. Das Synchronisationsverfahren in der Therapie der Sprechapraxie. In: Huber W, Schönle PW, Weber P, Wiechers R, eds. Computer helfen heilen und leben. Bad Honnef: Hippocampus; 2002:47–52.

Browman CP, Goldstein L. Articulatory Phonology: An Overview. Phonetica. 1992;49:155–180.

Browman CP, Goldstein L. The gestural phonology model. In: Hulstijn W, Peters HFM, Lieshout PHH. Mv, eds. Speech Production: Motor Control, Brain Research and Fluency Disorders. Amsterdam: Elsevier; 1997:57–71.

Buckingham HW. Explanation in Apraxia with consequences for the concept of apraxia of speech. Brain and Language. 1979;8:202–226.

Bundesverband für die Rehabilitation der Aphasiker PictoCom. Würzburg; 2005.

Bußmann H. Lexikon der Sprachwissenschaft. Stuttgart: Alfred Kröner Verlag; 1990.

Callan DE, Kent RD, Guenther FH, Vorperian HK. An auditoy-feedback-based neural network model of speech production that is robust to developmental changes in the size and shape of the articulatory system. Journal of Speech, Language and Hearing Research. 2000;43:721–736.

Canter GJ, Trost JE, Burns MS. Contrasting speech patterns in apraxia of speech and phonemic paraphasia. Brain and Language. 24:204–222.

Chumpelik (Hayden) D. The PROMPT System of Therapy: Theoretical Framework and Applications for Developmental Apraxia of Speech. Seminars in Speech and Language. 1984;5(2):139–156.

Code C. Major review: Models, theories and heuristics in Apraxia of speech. Clinical Linguistics & Phonetics. 1998;12:47–65.

Collins M, Rosenbek JC, Wertz RT. Spectrographic Analysis of Vowel and Word Duration in Apraxia of Speech. Journal of Speech and Hearing Research. 1983;26: 224–230.

Connery VM. An approach to the treatment of developmental dyspraxia. In: Taalontwikkelings-stoornissen: Onderzoek en Behandeling. Proceedings of the Netherlands National Symposium. 1984;52–69.

von Cramon D, Ziegler W. Sprechapraxie und die cerebrale Organisation des Sprechens. In: Widdig W, Ohlendorf IM, Pollow TA, eds. Sprache und Gehirn. Grundlagenforschung für die Aphasietherapie. Freiburg: Hochschulverlag; 1994.

von Cramon D, Zihl J. Neuropsychologische Rehabilitation. Heidelberg: Springer; 1988.

Crary M. Phonological characteristics of developmental verbal dyspraxia. Seminars in Speech and Language. 1994;5(2):71–82.

Crary M. Developmental motor speech disorders. Clifton Park, NY: Singular; 1993.

Croot K. Diagnosis of AOS: Definition and Criteria. Seminars in Speech and Language. 2002:267-280.

Cumley G. Children with apraxia and the use of augmentative and alternative communication. www.kintera.org; 2006.

Dannenbauer FM. Spezifische Sprachentwicklungsstörung. In: Grohnfeldt M, ed. Lehrbuch der Sprachheilpädagogik und Logopädie. Bd. 2. Erscheinungsbilder und Störungsformen. 2. Aufl.; Stuttgart: Kohlhammer; 2003:48–74.

Dannenbauer FM. Probleme der Differentialdiagnose von verbaler Entwicklungsdyspraxie. Der Sprachheilpädagoge. 2000;32(2):1–18.

Darley FL, Aronson AE, Brown JR. Motor Speech Disorders. Philadelphia: Saunders; 1975.

Darley FL. Nomenclature: Aid or obstacle? Journal of Minnesota Speech and Hearing Association. 1971;10: 106–109.

Darley FL, Aronson AE, Brown JR. Cluster of deviant speech dimensions in the dysarthrias. Journal of Speech and Hearing Research. 1969a;12:462–496.

Darley FL, Aronson AE, Brown JR. Differential diagnostic patterns of dysarthria. Journal of Speech and Hearing Research. 1969b;12:249–269.

Darley FL, Aronson AE, Brown JR. Motor Speech Disorders. Philadelphia: Saunders; 1969c.

Davis B. Developmental apraxia of speech. In: Kent RD, ed. The MIT encyclopedia of communication disorders. Cambridge; Mass.: MIT Press; 2004.

Deal J, Florence CL. Modification of the eight-step continuum for treatment of apraxia of speech in adults. Journal of Speech and Hearing Disorders. 1978;43: 89–95.

van Dijk I. Persönliche Mitteilung; 2006.

Dodd B, Bradford A. A comparison of three therapy methods for children with different types of developmental phonological disorder. International Journal of Language and Communication Disorders. 2000;35 (2):189–209.

Dogil G. Underspecification, Natural Classes and the Sonority Hierarchy. In: Fisiak J, Puppel S, eds. Phonological Investigations. Amsterdam/Philadelphia: John Benjamins Publishing Co.; 1992.

Dressel K. Einflüsse von Silbenfrequenz und sprechmotorischer Komplexität auf das Nachsprechen bei Sprechapraxie. Unveröffentlichte Diplomarbeit im Fach Lehr- und Forschungslogopädie an der RWTH Aachen; 2004.

Drolet-Hume K. Touch'n Talk. Idyllwild, California: Imaginart Press; 1983.

Dronkers NF. A new brain region for coordinating speech articulation. Nature. 1996;384:159–161.

Ducey-Kaufmann V, Abry Ch. Body parts in interaction within speech emergence. Poster auf der 5th International Speech Motor Conference. NL: Nijmegen; 2006.

Duffy JR. Motor Speech Disorders – Substrates, Differential Diagnosis and Management. St. Louis: Mosby; 1995.

Dworkin JP, Abkarian GG, Johns DF. Apraxia of Speech: The Effectiveness of a Treatment Regimen. Journal of Speech and Hearing Disorders. 1988;53:280–294.

DynaVox Technologies. Kurzanleitung zum MightyMo, GB: West Midlands: DynaVox Technologies; 2005.

Edwards S, Miller N. Using EPG to investigate speech errors and motor agility in a dyspraxic patient. Clinical Linguistics & Phonetics. 1989;3:111–126.

Eisenson J. Aphasia and language disorders in children. New York: Harper & Row; 1972.

Elben CE, Lohaus A. Marburger Sprachverständnistest für Kinder (MSVK): Göttingen: Hogrefe; 2000.

Engl-Kasper E. Verfahren zur Therapie der Sprechapraxie bei aphasisch-apraktischen Patienten. Neurolinguistik. 1993;7:69–89.

Engl-Kasper E, Ziegler W. Wodurch können sprechapraktische Symptome beeinflusst werden? Aphasie und verwandte Gebiete. 1993;1:4–15.

Fairbanks G. Voice and Articulation Drillbook. New York: Harper & Row; 1960.

Falkenau HA. Sprachentwicklungsverzögerung durch Kopfgelenksblockierungen. Manuelle Medizin. 1989; 27:8–10.

Forrest K. Diagnostic criteria of developmental apraxia of speech used by clinical speech-language pathologists. American Journal of Speech-Language Pathology. 2003;12:376–380.

Forrest K. Are oral-motor exercises useful in the treatment of phonological / articulatory disorders? Seminars in Speech and Language. 2002;23(1):15–25.

Fowler C. A. Coarticulation and theories of extrinsic timing. Journal of Phonetics. 1980;8:113–133.

Fox A. Kindliche Aussprachestörungen. Schulz-Kirchner-Verlag 2003: S. 96.

Fox AV. Psycholinguistische Analyse kindlicher Sprechstörungen (PLAKSS), 2. überarb. Aufl. Frankfurt: Hartcourt Test Service; 2005.

Fox AV. Kindliche Aussprachestörungen: Phonologischer Erwerb, Differentialdiagnostik, Therapie. Idstein: Schulz-Kirchner; 2003.

Fox AV, Dodd BJ. Der Erwerb des phonologischen Systems in der deutschen Sprache. Sprache-Stimme-Gehör. 1999;23:183–189.

Franke I. Sprachlabor. Eine multimediale und interactive Einführung in die Welt des Sprechens. Trier: Media Enterprise; 1996.

Franke U. Artikulationstherapie bei Vorschulkindern. Diagnostik und Didaktik. 6. Aufl. München, Basel: Reinhard; 2001.

Freed DB, Marshall RC, Frazier KE. Long-term effectiveness of PROMPT treatment in a severely apracticaphasic speaker. Aphasiology. 1997;11(4/5):365–372.

Fröhling A. Mutismus. In: Siegmüller J, Barthels H, eds. Leitfaden Sprache – Sprechen – Stimme – Schlucken. München, Jena: Urban & Fischer; 2006:205–208.

Frost LA, Bondy AS. The picture exchange communication system training manual. Cherry Hill; NJ: PECS Inc.; 1994.

Funk J, Montanus S, Kröger BJ. Therapie von neurogenen und kindlichen Sprechstörungen mit dem PC-Programm „Speech Trainer". Forum Logopädie. 2006; 2:6–13.

Galonska S. Störungen der Sprachentwicklung und kindliche Dyspraxie. Forum Logopädie. 2001;3(15): 21–27.

Gebhard W. Die Assoziationsmethode nach McGinnis. Die Sprachheilarbeit. 1991;4:180–184.

Giel B, Liehs A, Müller K. Unterstützte Kommunikation bei Sprechapraxie in Verbindung mit Aphasie. Sprache-Stimme-Gehör. 2006;30:119–124.

Giel B. Dysarthrie/Dysarthrophonie. In: Grohnfeldt M, ed. Lehrbuch der Sprachheilpädagogik und Logopädie. Bd. 2. Erscheinungsbilder und Störungsformen. Stuttgart: Kohlhammer, 2. Aufl. 2003:237–253.

Gierut JA. Syllable onsets: clusters and adjuncts in acquisition. Journal of Speech, Language and Hearing Research. 1999;42:708–726.

Gotto J. Therapie der Sprechapraxie: Eine Einzelfallstudie zum PC-Programm „Speechtrainer". Diplomarbeit im Studiengang Lehr- und Forschungslogopädie an der RWTH Aachen; 2004.

Green JR, Moore Ch A, Reilly KJ. The sequential development of jaw and lip control for speech. Journal of Speech, Language and Hearing Research. 2002;45: 66–79.

Grimm H. Sprachentwicklungstest für drei- bis fünfjährige Kinder. Diagnose von Sprachverarbeitungsfähigkeiten und auditiven Gedächtnisleistungen. (SETK 3–5) Göttingen: Hogrefe; 2001.

Grimm H. Sprachentwicklungstest für zweijährige Kinder. Diagnose rezeptiver und produktiver Sprachverarbeitungsfähigkeiten. (SETK-2) Göttingen: Hogrefe; 2000.

Gröne BF. Physiologische, aerodynamische und akustische Verfahren in der Dysarthriediagnostik. In: Ziegler W et al. eds. Dysarthrie. Stuttgart: Thieme; 1998.

Gröne BF, Hoch G, Schoenle PW. Die Elektromagnetische Artikulographie (EMA) – dynamische Analyse und Wiedergabe von Sprechbewegungen auf dem Computerbildschirm. In: Roth VM, ed. Computer in der Sprachtherapie. Neue WEGE. Tübingen: Gunter Narr; 1992.

Hadden W. On certain defects of articulation in children with cases illustrating the result of education of the oral system. Journal of Mental Sciences. 1891;37:95–105.

Hahn V. Myofunktionelle Störungen. In: Grohnfeldt M, ed. Lehrbuch der Sprachheilpädagogik und Logopädie. Bd. 2. Erscheinungsbilder und Störungsformen. 2. Aufl. Stuttgart: Kohlhammer; 2003:317–329.

Hall PK. A letter to the parent(s) of a child with developmental apraxia of speech. Part IV: Treatment of DAS. Language, Speech, and Hearing Services in Schools. 2000;31:179–181.

Hall PK, Jordan LS, Robin DA. Developmental Apraxia of Speech. Theory and Clinical Practice. Austin, TX: pro-ed; 1993.

Hall PK, Hardy JC, LaVelle WE. A child with signs of developmental apraxia of speech with whom a palatal lift prothesis was used to manage palatal dysfunction. Journal of Speech and Hearing Disorders. 1990; 55:454–460.

Halpern H. Therapy for Agnosia and Dysarthria. In: Chapey R, ed. Language Intervention Strategies in Adult Aphasia. Baltimore: Williams & Wilkins; 1986.

Handwerker HO. Somatosensorik. In: Schmidt RF, Schaible HG. Neuro- und Sinnesphysiologie. 4. Aufl. Heidelberg: Springer; 2001:227–256.

Handwerker HO. Somatosensorik. In: Schmidt RF, Schaible H-G ed. Neuro- und Sinnesphysiologie. 4. Aufl. Heidelberg: Springer. 2001:227–256.

Harrington J. Electropalatography. Speech, Hearing and Language Research Centre, Department of Linguistics, Macquarie University, www.shlrc.mq.edu.au/speech/physiology/epg; 2001.

Hartmann B. www.boris-hartmann.de/mutismus-all.html; 2006

Hashi M. Comparisons of consonant articulation in Japanese and American English using the X-ray microbeam speech production databases. orginially from http://www.medsch.wisc.edu/ubeam/gen/generator.html; 2005

Hayden DC, Square PA. Verbal Production Assessment for Children. San Antonio: Psychological Corporation; 1999.

Hayden D. Differential diagnosis of motor speech dysfunction in children. Clinics in Communication Disorders. 1994;4(2):119–141.

Hayden DA, Square PA. Motor Speech Treatment Hierarchy: A System Approach. Clinics in Communication Disorders. 1994;4(3):162–174.

Helfrich-Miller KR. A clinical perspective: Melodic intonation therapy for developmental apraxia. Clinics in Communication Disorders. 1994;4(3):175–182.

Helfrich-Miller KR. Melodic intonation therapy with developmentally apraxic children. Seminars in Speech and Language. 1984;5(2):119–125.

Helm NA. Melodische Intonationstherapie. In: Peuser G, ed. Studien zur Sprachtherapie. München: Wilhelm Fink Verlag; 1979:428–441.

Helm-Estabrooks N. Stuttering associated with acquired neurological disorders. In: Curlee RF, ed. Stuttering and related disorders of fluency. Stuttgart: Thieme; 1999:255–268.

Holland AL, Fromm D, Swindell CS. The labelling problem in aphasia: An illustrative case. Journal of Speech and Hearing Disorders. 1986;51:176–180.

Holowka S, Pettito LA. Left hemisphere cerebral specialization for babies while babbling. Science. 2002;297: 1515.

Hoole P, Schröter-Morasch H, Ziegler W. Disturbed laryngeal control in apraxia of speech (abstract). Folia phoniatrica. 1989;41:177.

Howard S, Varley R. Using electropalatography to treat severe apraxia of speech. European Journal of Disorders of Communication. 1995;30:246–255.

Huber W, Poeck K, Weniger D, Willmes K. Aachener Aphasie Test (AAT). Göttingen: Hogrefe; 1983.

Huber W. Sprachliche Strukturen und Strategien bei Aphasie. Habilitationsschrift an der RWTH Aachen; 1985.

IPA Handbook of the International Phonetic Assiciation. Cambridge: Cambridge University Press; 1999.

Itoh M, Sasanuma S. Articulatory movements in apraxia of speech. In: Rosenbek JC, McNeil MR, Aronson AE, eds. Apraxia of speech: physiology, acoustics, linguistics, management. San Diego: College-Hill Press; 1984:135–166.

Jaeger M. Therapie sprechapraktischer Störungen. Hausarbeit zur Erlangung des Magistergrades an der Ludwig-Maximilians-Universität München; 1991.

Jaeger M, Ziegler W. Aufgabenhierarchien in der Sprechapraxie-Therapie und der „metrische" Übungsansatz. Neurolinguistik. 1993a;7:17–29.

Jaeger M, Ziegler W. Der metrische Übungsansatz in der Sprechapraxiebehandlung. Ein Fallbericht. Neurolinguistik. 1993b;7:31–41.

Jaffee M. Neurological impairment of speech production: assessment and treatment. In: Costello JM. ed.: Speech Disorders in Children. San Diego: College-Hill Press; 1984:157–186.

Jahn T. Phonologische Störungen bei Kindern. Forum Logopädie. Stuttgart: Thieme; 2000.

Johannsen HS. Stottern bei Kindern. In: Grohnfeldt M, ed. Lehrbuch der Sprachheilpädagogik und Logopädie. Bd. 2. Erscheinungsbilder und Störungsformen. 2. Aufl. Stuttgart: Kohlhammer; 2003:150—159.

Johns DF, Darley FL. Phonemic variability in apraxia of speech. Journal of Speech and Hearing Research. 1970;13:556–583.

Johnson CJ. Getting started in Evidence-Based Practice for Childhood Speech-Language Disorders. American Journal of Speech-Language Pathology. 2006;15:20–35.

Jungblut M. Music therapy for people with chronic aphasia: a controlled study. In: Aldridge D, ed. Music therapy and neurological rehabilitation. Performing Health. London and Philadelphia: Jessica Kingsley Publishers; 2005:189–211.

Jungblut M, Aldridge D. Musik als Brücke zur Sprache – die musiktherapeutische Behandlungsmethode „SIPARI" bei Langzeitaphasikern. Neurologische Rehabilitation. 2004;10(2):69–78.

Kahn H, Stannard T, Skinner J. The use of words versus nonwords in the treatment of apraxia of speech: a case study. American Speech-Language-Hearning Association. Special Interest Division 2. Neurophysiology and Neurogenic Speech and Language Disorders. 1998;8:5–10.

Katz WF, Carstens B. Electromagnetic Articulography Treatment for an Adult with Broca's Aphasia and Apraxia of Speech. Journal of Speech, Language and Hearing Research. 1983; 42:1355–1366.

KayPENTAX™ (2005) Sona-Speech II. Produktinformation unter http://kayelemetrics.com.

Kegel G, Tramitz Ch. Olaf. Kind ohne Sprache. Die Geschichte einer erfolgreichen Therapie. Opladen: Westdeutscher Verlag; 1991.

Keith RL, Aronson AE. Singing as a therapy for Apraxia of speech and aphasia: report of a case. Brain and Language. 1975;2:483–488.

Kelso JAS, Tuller B. Toward a theory of apractic syndromes. Brain and Language. 1981;12:224–245.

Kempcke A. Die Assoziationsmethode nach McGinnis. Erfahrungsbericht über die Behandlung einer zentralen Sprachstörung. Unveröffentlichte Hausarbeit zur staatlichen Prüfung für Logopäden am Werner-Otto-Institut der Alsterdorfer Anstalten. Hamburg; 1977.

Kent RD. Gestural Phonology: Basic Concepts and Applications in Speech-Language-Pathology. In: Ball MJ, Kent RD, eds. The new phonologies: development in clinical linguistics. London: Singular; 1997:247–268.

Kent RD, Kent J, Rosenbek JC. Maximum performance tests of speech production. Journal of Speech and Hearing Disorders. 1988;52:367–387.

Kent RD, Rosenbek JC. Acoustic Patterns of Apraxia of Speech. Journal of Speech and Hearing Research. 1983;26:231–249:

Kertesz A. Subcortical lesions and verbal apraxia. In: Rosenbek JC, McNeil MR, Aronson AE, eds. Apraxia of Speech: Physiology, Acoustics, Linguistics, Management. San Diego: College-Hill; 1984:73–91.

Kiesecker R. Chirophonetik. Eine Therapie zur Sprachanbahnung und eine Methode zur Förderung der Selbstwahrnehmung. Leben mit Down-Syndrom. 1999; 31:33–35.

Kiritani S, Itoh K, Fujimura O. Tongue-pellet tracking by a computer-controlled X-ray microbeam system. Journal of the Acoustical Society of America. 1975; 57:1516–1520.

Kittel AM. Myofunktionelle Therapie. In: Grohnfeldt M, ed. Handbuch der Sprachtherapie. Bd. 2. Störungen der Aussprache. Berlin: Marhold; 1996:106–120.

Klick SL. Adapted cueing technique: Facilitating sequential phoneme production. Clinics in Communication Disorders. 1994:183–189:

Klick SL. Adapted cueing technique for use in treatment of dyspraxia. Speech Language and Hearing Services in the Schools. 1985;16:256–259.

Knock TR, Ballard KJ, Robin DA, Schmidt RA. Influence of order of stimulus presentation on speech motor learning: a principled approach to treatment of apraxia of speech. Aphasiology. 2000;14:653–668.

Koch J. Stilles Leiden. Der Spiegel. 2006;7:148–149.

Krauss T, Galloway H. Melodic intonation with language delayed apraxic children. Journal of Music Therapy. 1982;19:102–113.

Kröger BJ. Speech Trainer. Ein Programm zur Visualisierung von Sprechbewegungen. Universitätsklinikum Aachen. http://www.ukaachen.de/content/page/3105627; 2003a.

Kröger BJ. Ein visuelles Modell der Artikulation. Laryngo-Rhino-Otologie. 2003b;82:402–407.

Kröger BJ, Hoole P, Sader R, Geng C, Pompino-Marschall B, Neuschaefer-Rube C. MRT-Sequenzen als Datenbasis eines visuellen Artikulationsmodells. HNO. 2004;52:837–843.

Lane VW, Samples JM. Facilitating communication skills in adult apraxics. Application of Blisssymbols in a group setting. Journal of Communication Disorders. 1981;14:157–167.

Laughlin SA, Naeser MA, Gordon WP. Effects of three syllable durations using the Melodic Intonation Therapy Technique. Journal of Speech and Hearing Research. 1979;22:311–320.

Law J, Garrett Z, Nye C. Speech and Language therapy interventions for children with primary speech and language delay or disorder. The Cochrane Database of Systematic Reviews, Issue 2. www.cochrane.org/review/en/ab004110.html; 2006.

Lebrun Y. Apraxia of Speech. A Critical Review. Journal of Neurolinguistics. 1990;594:379–406.

Lehmkuhl G, Poeck K, Willmes K. Ideomotor apraxia and aphasia. Neuropsychologia. 1983;21:199–212.

Levelt WJM. Speaking. From Intention to Articulation. Cambridge, MA: MIT Press; 1989.

Levelt WJM. Wheeldon LR. Do speakers have access to a mental syllabary? Cognition. 1994;50:239–269.

Levelt WJM, Roelofs A, Meyer AS. A theory of lexical access in speech production. Behavioral Brain Science. 1999;22:1–38.

Liepold M, Ziegler W, Brendel B. Hierarchische Wortlisten. Ein Nachsprechtest für die Sprechapraxiediagnostik. Dortmund: Verlag modernes Lernen Borgmann; 2003.

Liss JM, Weismer G. Qualitative acoustic analysis in the study of motor speech disorders. Journal of the Acoustical Society of America. 1992;92:2984–2987.

Löb R. Mit Löb-System lernen. Amberg: Verlag Reinhold Löb; 1985.

Lohse-Busch H, Kraemer M. Atlastherapie nach Arlen – heutiger Stand. Manuelle Medizin. 1994;32:153–161.

Lotze M, Seegewies M, Erb M, Grodd W, Birbaumer N. The representation of articulation in the primary sensorimotor cortex. Brain Imaging. 2000;11(13):2985–2989.

Luria AR. Traumatic aphasia: its syndromes, psychology and treatment. The Hague: Mouton; 1970.

MacNeilage PF, Davis BL. Motor mechanisms in speech ontogeny: phylogenetic, neurobiological and linguistic implications. Current Opinion in Neurobiology. 2001;11:696–700.

Mangold M, Brendel B, Ziegler W. Die Untersuchung der Kommunikationsfähigkeit bei Patienten mit schweren expressiven Sprachstörungen. Poster auf der Jahrestagung für Aphasieforschung und -behandlung. Bielefeld; 2001.

Maassen B. Issues contrasting adult acquired versus developmental apraxia of speech. Seminars in Speech and Language. 2002;23(4):257–266.

Macdermot KD, Bonora E, Sykes N, Coupe A-M, Lai CSL, Vernes SC, Vargha-Khadem F, McKennzie F, Smith RL, Monaco A, Fisher SE. Identification of FOXP2 truncation as a novel cause of developmental speech and language deficits. American Journal of Human Genetics. 2005;76:1074–1080.

Martins IP, Castro-Caldas A, van Dongen HR, van Hout A, eds. Acquired aphasia in children: acquisition and breakdown of language in the developing brain. Dordrecht: Kluwer; 1991.

Marckel JM, Neef NA, Ferreri SJ. A preliminary analysis of teaching improvisation with the picture exchange communication system to children with autism. Journal of Applied Behavior Analysis. 2006;39:109–115.

Marquardt TR, Sussman HM, Davis BL. Developmental apraxia of speech: advances in theory and practice. In: Vogel D, Cannito MP, eds. Treating disordered speech motor control. 2nd edition. Austin: pro-ed; 2001.

Marquardt TR, Sussman HM, Snow T, Jacks A. The integrity of the syllable in developmental apraxia of speech. Journal of Communication Disorders. 2002; 35:31–49.

Mayer J. Phonologisch-phonetische Überspezifizierung bei Sprechapraxie. Magisterarbeit, Fakultät für Linguistik und Literaturwissenschaft, Universität Bielefeld; 1994.

Mayer-Johnson R. Picture Communication Symbols. Solana Beach, Florida: Mayer-Johnson Company 1981.

McCabe P, Rosenthal JB, McLeod S. Features of developmental dyspraxia in the general speech-impaired population? Clinical Linguistics and Phonetics. 1998; 12(2):105–126.

McCaffrey P. Dysarthria vs. Apraxia: A Comparison. The Neuroscience on the Web Series: SPPA 342, Neuropathologies of Swallowing and Speech. Chico: California State University; 2001.

McCune L, Vihman MM. Early phonetic and lexical development: a productivity approach. Journal of Speech and Hearing Research. 2001;44:670–684.

McGinnis MA. Aphasic children. Identification and Training by the Association Method. 2nd ed. Washington DC: Alexander Graham Bell Association for the Deaf; 1963.

McGinnis MA. Aphasic children: Identification and education by the association method. Washington DC: Alexander Graham Bell Association for the Deaf; 1939.

McNeil MR, Pratt SR, Fossett TRD. The differential diagnosis of apraxia of speech. In: Maassen B, Kent R, Peters H, van Lieshout P, Hulstijn W. Speech motor control in normal and disordered speech. Oxford: University Press; 2004:389–413.

McNeil MR, Doyle P, Wambaugh J. Apraxia of speech: a treatable disorder of motor planning and programming. In: Nadeau E, Gonzalez Rothi LJ, Crosson B, eds. Aphasia and Language. New York: The Guilford Press; 2000:221–266.

McNeil MR, Robin DA, Schmidt RA. Apraxia of Speech: definition, differentiation and treatment. In: McNeil, MR. ed. Clinical Management of Sensorimotor Speech Disorders. New York: Thieme; 1997:311–344.

Mende M, Corsten S. Therapie phonologischer Störungen bei Aphasie. Vortrag bei den Würzburger Aphasietagen des Bundesverbandes für die Rehabilitation der Aphasiker e.V.; 2004.

Miller N. The Neurological Base of Apraxia of Speech. Seminars in Speech and Language. 2002:223–230:

Monrad-Krohn GH. Dysprosody or altered 'melody of language'. Brain. 1947;70:405–415:

Mooshammer T. Experimentelle Methoden in der Analyse von Zungenbewegungen in der gesprochenen Sprache. Kiel: IPDS; 2004:

More J. Long chain polyunsaturated fatty acid levels in chronic illness. Journal of Family Health Care: 2002.3.

Moriarty BC, Gillon GT. Phonological awareness intervention for children with childhood apraxia of speech. International Journal of Language and Communication Disorders. 2006;41:6.

Morley ME, Court D, Miller H. Developmental dysarthria. British Medical Journal. 1954;1:463–467.

Morton J. The logogen model and orthographic structure. In: Frith U, ed. Cognitive processes in spelling. London: Academic Press; 1980.

Müller U. Graphische Symbolsysteme in der Aphasietherapie. Frankfurt: Verlag Peter Lang; 1992.

Mumenthaler M, Stöhr M, Müller-Vahl H. Kompendium der Läsionen des peripheren Nervensystems. Stuttgart: Thieme; 2003.

Myklebust H. Auditory disorders in children: a manual for differential diagnosis. New York: Grune & Stratton; 1954.

Natke U. Stottern. Erkenntnisse, Theorien, Behandlungsmethoden. Bern: Huber; 2000.

Nelson CD, Waggoner DD, Donnell GN, Tuerck JM, Buist NRM. Verbal dyspraxia in treated galactosemia. Pediatrics. 1991;88(2):346–350.

Nuffield Centre Dyspraxia Programme; 3rd edition; www.ndp2004.org; www.nuffield-slu.org.uk/index.php?page=LongTermOutcomes; 2004.

Nijland L, Maassen B, van der Meullen S, Gabreels F, Kraaimaat FW, Schreuder R. Coarticulation patterns in children with developmental apraxia of speech. 2002;16(6):461–483.

Odell K, McNeil M, Rosenbek JC, Hunter L. Perceptual characteristics of consonant production by apraxic speakers. Journal of Speech and Hearing Disorders. 1990;55:345–359.

Odell KH. Considerations in Target Selection in Apraxia of Speech Treatment. Seminars in Speech and Language. 2002;309–324.

Öhmann SEG. Coarticulation in VCV-utterances: Spectographic measurements. Journal of the Acoustical Society of America. 1966;39:151–168.

Oller DK, Eilers RE, Neal AR, Schwartz HK. Precursors to speech in infancy: the prediction of speech and language disorder. Journal of Communication Disorders. 1999;32:223–245.

Oller DK, Eilers RE, Neal AR, Cobo-Lewis AB. Late onset canonical babbling: a possible early marker of abnormal development. American Journal of Mental Retardation. 1998;103:249–263.

Päßler D. Einsatz der elektronischen Kommunikationshilfe „TouchSpeak" bei Aphasie. Forum Logopädie. 2006;20(2):20–25.

Pannbacker, M. Management strategies for developmental apraxia of speech: a review of literature. Journal of Communication Disorders. 1988;21:363–371.

Pascoe M, Stackhouse J, Wells B. Phonological therapy within a psycholinguistic framework: Promoting change in a child with persisting speech difficulties. International Journal of Language and Communication Disorders. 2005;40(2):189–220.

Peach RK. Acquired Apraxia of Speech: Features, Accounts and Treatment. Topics in Stroke Rehabilitation. 2004;1(1):49–58.

Penner Z. Phonologische Entwicklung – eine Übersicht. In: Grimm H, ed. Sprachentwicklung. Enzyklopädie der Psychologie, Serie III Sprache, Bd. 3. Göttingen: Hogrefe; 2000:105–139.

Pennigton L, Goldbart J, Marshall J. Speech and language therapy to improve the communication skills in children with cerebral palsy. The Cochrane Dataebase of Systematic Reviews, Issue 2, www.cochrane.org/reviews/en/ab003466.html; 2006.

Phoenix Software. Touch Speak-Produktblatt, Bonn: Phoenix Software; 2003.

Poeck K, Hartje W. Klinische Neuropsychologie. Stuttgart: Thieme; 2000.

Porch B. Porch Index of Communicative Ability (PICA). Palo Alto: Consulting Psychologists Press; 1981.

PuT-Pädagogik und Technik. Aladin Talk-Produktfamilie, Wetter: PuT; 2001.

Ray J. Effects of orofacial myofunctional therapy on speech intelligibility in individuals with persistent articulatory impairments. International Journal of Orofacial Myology. 2003;29:5–14.

Raymer AM, Thompson CK. Effects of verbal plus gestural treatment in a patient with aphasia and severe apraxia of speech. In: Prescott TE, ed. Clinical Aphasiology, 20, Austin, Texas: Pro-Ed; 1991;285–298.

van Riper Ch, Irvin JV. Voice and Articulation. Englewood Cliffs, New York: Prentice Hall; 1958.

Robertson A, Singh RH, Guerrero NV, Hundley M, Elsas LJ. Outcome analysis of verbal dyspraxia in classic galactosemia. Genetics in Medicine. 2000;2(2):142–148.

Rogers MA, Storkel HL. Planning speech one syllable at a time: the reduced buffer capacitiy hypothesis in Apraxia of speech. Aphasiology. 1999;13(9–11):793–805.

Romani C, Olson A, Semenza C, Granà A. Patterns of phonological errors as a function of a phonological versus an articulatory locus of impairment. Cortex. 2002;38(4):541–567.

Romero B. Sprachrehabilitation in einem Aphasiefall mit Hilfe der Mediationstechnik. Psychiatrie, Neurologie und medizinische Psychologie 1980;32:731–738.

Rosenbek JC. Treating apraxia of speech. In: Johns DF, ed. Clinical Management of Neurogenic Communication Disorders. Boston: Little, Brown; 1985.

Rosenbek JC, Kent RD, LaPointe LL. Apraxia of speech: An overview and some perspectives. In: Rosenbek JC, McNeil MR, Aronson AE, eds. Apraxia of speech: physiology, acoustics, linguistics, management. San Diego: College-Hill Press; 1984:1–72.

Rosenbek JC. Treatment of apraxia of speech in adults. In: Perkins WH, ed. Dysarthria and Apraxia. Stuttgart: Thieme; 1983.

Rosenbek JC, Lemme ML, Ahern MB, Harris EH, Wertz RT. A treatment for apraxia of speech in adults. Journal of Speech and Hearing Disorders. 1973;38:462–472.

Rubow RT, Rosenbek JC, Collins MJ. Vibritactile stimulation for intersystemic reorganization in AOS. Archives of Physical Medicine and Rehabilitation. 1982;63:150–153.

Sacher R. Handbuch KISS KIDDs. Entwicklungsauffälligkeiten im Säuglings-/Kleinkindalter und bei Vorschul-/Schulkindern. Ein manualmedizinischer Behandlungsansatz. Dortmund: Verlag modernes Lernen Borgmann; 2004.

Samar VJ, Metz DE. Criterion validity of speech intelligibility rating-scale procedures for the hearing-impaired population. Journal of Speech and Hearing Research. 1988;31:307–316.

Scheuerle J, Guilford AM, Habal MB, Abdoney M, Boothby R, Frans N, Ford C, Constantine J. Cleft palate: modern technology and neuroscience merge. The Journal of Craniofacial Surgery. 2000;11(1):66–70.

Schlenker- Schulte Ch, Schulte K. Stammlertherapie auf phonetischer Grundlage. In: Grohnfeldt M, ed. Handbuch der Sprachtherapie. Bd. 2. Störungen der Aussprache. Berlin: Marhold; 1996:21–61.

Schulte K. Phonembestimmtes Manualsystem (PMS). Villingen-Schwennigen: Neckar-Verlag; 1974.

Schulte-Mäter A. Verbale Entwicklungsdyspraxie. In: Grohnfeldt M, ed. Lehrbuch der Sprachheilpädagogik und Logopädie. Bd. 2. Erscheinungsformen und Störungsbilder. 2. Aufl. Stuttgart: Kohlhammer; 2003a: 254–261.

Schulte-Mäter A. Verbale Entwicklungsdyspraxie. In: Grohnfeldt M, ed. Lehrbuch der Sprachheilpädagogik und Logopädie. Bd. 4. Beratung, Therapie und Rehabilitation. Stuttgart: Kohlhammer; 2003b:296–302.

Schulte-Mäter A. Verbale Entwicklungsdyspraxie – Eine Analyse des derzeitigen Erkenntnisstandes. Frankfurt: Lang; 1996.

Seddoh SA, Robin DA, Sim H-S, Hageman C, Moon JB, Folkins JW. Speech Timing in Apraxia of Speech versus Conduction Aphasia. Journal of Speech and Hearing Research. 1996;39:590–603.

Shallice T, Rumiati RI, Zadini A. The selective impairment of the phonological output buffer. Cognitive Neuropsychology. 2000;17:517–546.

Shane H, Darley FL. The effect of auditory rhythmic stimulation on articulatory accuracy in apraxia of speech. Cortex. 1978;14:444–450.

Shell K. Erweiterte Mediationstechnik für Sprechapraxie (EMS) – Eine Therapiemethode zur Wiederherstellung der Lautsprache mit Hilfe von Eigenstimulation durch Handzeichen. Stuttgart: Gustav Fischer; 1997.

Shelton JK, Graves MM. Use of visual techniques in therapy for developmental apraxia of speech. Language, Speech and Hearing Services in Schools. 1985;16: 129–131.

Shriberg LD, Green JR, Campell TF, McSweeny JL, Scheer AR. A diagnostic marker for childhood apraxia of speech: the coefficient of variation ratio. Clinical Linguistics and Phonetics. 2003;17:575–595.

Shriberg LD, Aram DM, Kwiatkowski J. Developmental apraxia of speech: I. Descriptive and theoretical perspectives. Journal of Speech, Language and Hearing Research. 1997a;40(2):273–285.

Shriberg LD, Aram DM, Kwiatkowski J. Developmental apraxia of speech: II. Towards a diagnostic marker. Journal of Speech, Language and Hearing Research. 1997b;40(2):286–312.

Shriberg LD, Aram DM, Kwiatkowski J. Developmental apraxia of speech: III. A subtype marked by inappropriate stress. Journal of Speech, Language and Hearing Research. 1997c;40(2):313–337.

Sick U. Poltern. Theoretische Grundlagen, Diagnostik, Therapie. Stuttgart: Thieme; 2004.

Siegert M. Akustische Signalparameter und Sprechverständlichkeit bei Dysarthrie. Diplomarbeit im Fach Lehr- und Forschungslogopädie. RWTH-Aachen; 2004.

Siegmüller J. Kindliche Wortfindungsstörungen. In: Siegmüller J, Bartels H, ed. Leitfaden Sprache – Sprechen – Stimme – Schlucken. München, Jena: Urban & Fischer; 2006:77–82.

Sieron J, Westphal KP, Johannsen HS. Apraxie des Kehlkopfes. Folia Phoniatrica. 1995;47:33–38.

Silverman FH. Communication for the speechless. Englewood Cliffs: Prentice-Hall Inc.; 1980.

Simmons N. Finger counting as an intersystemic reorganizer in apraxia of speech. In: Brookshire RH, ed. Clinical Aphasiology Conference Proceedings. Minneapolis: BRK Publishers; 1978.

Simpson MB, Clark AR. Clinical management of apractic mutism. In: Square-Storer P, ed. Acquired Apraxia of Speech in Aphasic Adults. London: Taylor & Francis; 1989.

Skelly M, Schinsky L, Smith RW, Fust RS. American Indian Sign (Amerind) as a Facilitation of Verbalisation for the Oral Verbal Apraxic. Journal of Speech and Hearing Disorders. 1974;XXXIX,4:445–456.

Smith PK, Engel BJ. Melodic Intonation Training: Stop Consonants. Tuscon, AZ: Communication Skill Builders; 1984.

Smith S, Thyme K. Die Akzentmethode. Herning, Dänemark: Special-pædagogisk forlag; 1980.

Spinelli M, Oliveira Rocha AC de, Giacheti CM, Richieri-Costa A. Word-finding difficulties, verbal paraphasias, and verbal dyspraxia in ten individuals with fragile x syndrome. American Journal of Medical Genetics (Neuropsychiatric Genetics).1995;60:39–43.

Springer L. Erklärungsansätze und Behandlung sprechapraktischer Störungen. Forum Logopädie. 1995;3: 3–7.

Square PA. Treatment of developmental apraxia of speech: Tactil-kinesthetic, rhythmic, and gestural approaches. In: Caruso AJ, Strand EA, eds. Clinical management of motor speech disorders in children. New York: Thieme; 1999:149–186.

Square PA, Martin RE. The nature and treatment of neuromotor speech disorders in aplasia. In: Chapey R, ed. Language intervention strategies in adult aphasia. Baltimore, Philadelphia: Williams & Wilkins; 1994.

Square-Storer PA, Roy EA, Hogg SC. The dissociation of aphasia from Apraxia of speech, ideomotor limb, and buccofacial Apraxia. In: Hammond GE, ed. Cerebral Control of Speech and Limb Movement. North-Holland: Elsevier Science Publishers B. V.; 1990.

Square-Storer P, Hayden D. PROMPT Treatment. In: Square-Storer PA, ed. Acquired Apraxia of Speech in Aphasic Adults. London: Taylor & Francis; 1989.

Square-Storer P, Darley FL, Sommers RK. Nonspeech and speech processing skills in patients with aplasia and apraxia of speech. Brain and Language. 1988;33: 65–85.

Square-Storer P. Acquired apraxia of speech. In: Winitz H, ed. Human Communication and Its Disorders. Norwood: ABLEX; 1987.

Square PA, Chumpelik D, Morningstar D, Adams S. Efficacy of the PROMPT system of therapy for the treatment of acquired Apraxia of speech: A follow-up investigation. In: Brookshire RH, ed. Clinical Aphasiology Conference Proceedings. Minneapolis: BRK; 1986:221–226.

Square PA, Chumpelik D, Adams S. Efficacy of the PROMPT system of therapy for the treatment of acquired Apraxia of speech. In: Brookshire RH, ed. Clinical Aphasiology Conference Proceedings. Minneapolis: BRK, 1985:319–320.

Square PA. Apraxia of speech in adults: Speech perception and speech production. Unpublished Doctoral Dissertation. Kent: State University; 1981.

Stackhouse J, Wells B. Children's Speech and Literacy Difficulties. Identification and Intervention. London: Whurr; 2001.

Stackhouse J, Wells B. Children's Speech and Literacy Difficulties. London: Whurr; 1997.

Stackhouse J. Developmental verbal dyspraxia: a longitudinal case study. In: Campbell R, ed. Mental lives. Studies in Cognition. Oxford: Blackwell Publishers; 1992:84–98.

Stevens ER. Multiple Input Phoneme Therapy. In: Square-Storer PA, ed. Acquired Apraxia of Speech in Adults. London: Taylor & Francis; 1989.

Stevens ER. Efficacy of multiple input phoneme therapy in the treatment of severe expressive aphasia. Journal of Rehabilitation Research and Development-Rehabilitation R&D Progress Reports. 1986;24:338.

Stevens ER, Glaser LE. Multiple Input Phoneme Therapy: An Approach to Severe Apraxia and Expressive Aphasia. In: Brookshire R, ed. Clinical Aphasiology Conference Proceedings. Minneapolis: BRK; 1983: 148–155.

Stinchfield S, Young E. Children with Delayed and Defective Speech: Moto-Kinesthetic Factors and their Training. California: Stanford University Press; 1938.

Strand EA. Darley's contributions to the understanding and diagnosis of developmental apraxia of speech. Aphasiology. 2001;15(3):291 – 304.

Strand EA, Debertine P. The efficacy of Integral Stimulation Intervention with developmental apraxia of speech. Journal of Medical Speech-Language Pathology. 2000;8(4):295 – 300.

Strand EA, Skinder A. Treatment of Developmental Apraxia of Speech: Integral Stimulation Methods. In: Caruso AJ, Strand EA, eds. Clinical Management of Motor Speech Disorders in Children. New York: Thieme; 1999:109 – 147.

Strand EA. Treatment of motor speech disorders in children. Seminars in Speech and Language. 1995;16 (2):126 – 139.

Studer-Eichenberger E. Verbale Entwicklungsdyspraxie. Störungsbild, Abgrenzung zur erworbenen Sprechapraxie bei Erwachsenen und Interventionsstudie mittels der Behandlungstechnik des PROMPT-Systems (TAKTKIN). Unveröffentlichte Lizentiatsarbeit der Philosophischen Fakultät der Universität Freiburg (Schweiz); 2004.

Takayama Y, Kido T, Ogawa M, Akiguchi I. A case of foreign accent syndrome without aphasia caused by a lesion of the left precentral gyrus. Neurology. 1993; 43:1361 – 1363.

Thelen E, Smith LB. A Dynamic Systems Approach to the Development of Cognition and Action. Cambridge, MA: MIT Press; 1994.

Thoonen G, Maasen B, Gabreels F, Schreuder R. Validity of maximum performance tasks to diagnose motor speech disorders in children. Clinical Linguistics & Phonetics. 1999;13(1):1 – 23.

Thoonen G. Developmental apraxia of speech in children – quantitative assessment of speech characteristics. Doktorarbeit. Nijmegen: University Hospital Nijmegen; 1998.

Thoonen G, Maassen B, Gabreels F, Schreuder R, de Swart B. Towards a standardised assessment procedure for developmental apraxia of speech. European Journal of Disorders of Communication. 1997;32:37 – 60.

Thyme-Frøkjær K, Frøkjær-Jensen B. Die Akzentmethode. Idstein: Schulz-Kirchner Verlag; 2003.

Tonkovich J, Marquardt TP. The effects of stress and melodic intonation on apraxia of speech. In: Brookshire RH, ed. Clinical Aphasiology Conference Proceedings. Minneapolis: BRK; 1977.

Trost JE, Canter GJ. Apraxia of speech in patients with Broca's aphasia: A study of phoneme production accuracy and error patterns. Brain and Language. 1974; 1:63 – 79.

Ullman MT. The Declarative/Procedural Model of Lexicon and Grammar. Journal of Psycholinguistic Research. 2001;30(1):37 – 69.

van de Sandt-Koenerman M, Wiegers J, Hardy P. A computerised communication aid for people with aphasia. Disability and rehabilitation. 2005;27(9):529 – 533.

Vanderheiden GC, Grilley K. Non-Vocal Communication Techniques and Aids for the Severely Physically Handicapped. Baltimore: University Park Press; 1976.

Vargha-Khadem F. FOXP2 and the neuroanatomy of speech and language. Stem-, Spraak- en Taalpathologie. 2006;14. Supplement:2.

Vargha-Khadem F, Watkins KE, Price CJ, Ashburner J, Alcock KJ, Connelly A, Frackowiak RSJ, Friston KJ, Pembrey ME, Mishkin M, Gadian DG, Passingham RE. Neural basis of an inherited speech and language disorder. Proceedings of the National Academy of Science; 1998;95:12695 – 12700.

Varley RA, Whiteside SP. What is the underlying impairment in acquired apraxia of speech. Aphasiology. 2001;15:39 – 49.

Velleman S. Childhood Apraxia of Speech. Ressource Guide. Clifton Park: Delmar Learning; 2003.

Velleman S, Strand K. Developmental verbal dyspraxia. In: Bernthal JE, Bankson NW, eds. Child phonology: characteristics, assessment, and intervention with special populations. New York: Thieme; 1994:110 – 139.

Vogel M. Ausgewählte Ansätze der Dysarthrietherapie. Seminar am Zentrum für interdisziplinäre Fort- und Weiterbildung in der neurologischen Rehabilitation (ZENITH). Allensbach 1999.

Vogel M, Ziegler W, Morasch H. Sprechen. In: von Cramon DY, Zihl J. eds. Neuropsychologische Rehabilitation. Grundlagen – Diagnostik – Behandlungsverfahren. Berlin: Springer; 1988.

Wängler HD. Atlas deutscher Sprachlaute. Berlin: Akademie-Verlag; 1981.

Wahn C. PCAD: Portable Communication Assistant for People with Acquired Dysphasia – eine elektronische Kommunikationshilfe für sprach- und sprechgestörte Menschen. In: Huber W, Schönle P-W, Weber P, Wiechers R, eds. Computer helfen heilen und leben. Bad Honnef: Hippocampus; 2002:295 – 304.

Wambaugh JL. A Summary of Treatments for Apraxia of Speech and Review of Replicated Approaches. Seminars in Speech and Language. 2002: 293 – 308.

Wambaugh JL, Martinez AL, McNeil MR, Rogers MA. Sound production treatment for apraxia of speech: overgeneralization and maintenance effects. Aphasiology. 1999;13:821 – 837.

Wambaugh JL, Kalinyak-Flizar MM, West JE, Doyle PJ. Effects of treatment for sound and errors in apraxia of speech and aphasia. Journal of Speech, Language and Hearing Research. 1998;41:725 – 743.

Wambaugh JL, Doyle PJ, Kalinyak MM, West JW. A minimal contrast treatment for apraxia of speech. Clinical Aphasiology. 1996;24:97 – 08.

Watkins KE, Vargha-Khadem F, Ashburner J, Passingham RE, Connelly A, Friston KJ, Frackowiak RSJ, Mishkin M, Gadian DG. MRI analysis of an inherited speech and language disorder: structural brain abnormalties. Brain. 2002a;125:465 – 478.

Watkins KE, Dronkers NF, Vargha-Khadem F. Behavioural analysis of an inherited speech and language disorder: comparison with acquired aphasia. Brain; 2002b;125:452 – 464.

Watson MM, Leahy J. Multimodal therapy for a child with developmental apraxia of speech: a case study. Child Language Teaching and Therapy. 1995;11(3): 264 – 272.

Webb AL, Singh RH, Kennedy MJ, Elsas LJ. Verbal dyspraxia and galactosemia. Pediatric Research. 2003;53 (3):396 – 402.

Weinrich M, Zehner H. Phonetische und phonologische Störungen bei Kindern. Dyslalietherapie in Bewegung. 2. Aufl. Heidelberg: Springer; 2004.

Wertz RT, LaPointe LL, Rosenbek JC. The Disorder and its Management. San Diego: Singular Publishing Group; 1991.

Wertz RT. Neuropathologies of speech and language: An introduction to patient management. In: Johns DF, ed. Clinical Management of Neurogenic Communicative Disorders. Boston: Little, Brown and Co.; 1985; 1 – 96.

Wertz RT, LaPointe LL, Rosenbek JC. Apraxia of Speech in Adults. The Disorder and its Management. Orlando: Grune & Stratton; 1984.

Westermann G, Miranda ER. A new model of sensorimotor coupling in the development of speech. Brain and Language. 2004;89:393 – 400.

Whiteside SP, Varley RA. A Reconceptualisation of Apraxia of Speech: A Synthesis of Evidence. Cortex. 1998;34:221 – 231.

Wildegger-Lack E. Ausspracheströrungen – Phonetik. In: Grohnfeldt M, ed. Lehrbuch der Sprachheilpädagogik und Logopädie. Bd. 2. Erscheinungsbilder und Störungsformen. 2. Aufl. Stuttgart: Kohlhammer; 2003: 24 – 36.

Willbold B, Johannsen-Horbach H, Wallesch CW. Zur Therapie der artikulatorischen Apraxie. Sprache-Stimme-Gehör. 1984;8:24 – 26.

Williams P, Stackhouse J. Rate, accuracy and consistency: diadochokinetic performance of young, normally developing children. Clinical Linguistics & Phonetics. 2000;14(4):267 – 293.

Wilson SM, Saygin AP, Sereno MI, Iacoboni M. Listening to speech activates motor areas involved in speech production. Nature Neuroscience. 2004;7(7):701 – 702.

Yaruss JS, Logan KJ. Evaluating rate, accuracy, and fluency of young children's diadochokinetic productions: a preliminary investigation. Journal of Fluency Disorders. 2002;27:65 – 86.

Yorkston KM, Beukelman DR, Strand EA, Bell KR. Management of Motor Speech Disorders in Children and Adults. 2nd edition. Austin, TX: Pro-Ed.; 1999.

Yoss KA, Darley FL. Developmental apraxia of speech in children with defective articulation. Journal of Speech and Hearing Research. 1974;17:399 – 416.

Ziegler W, Maassen B. The role of the syllable in disorders of spoken language production. In: Maassen B, Kent R, Peters H, van Lieshout P, Hulstijn W, eds. Speech motor control in normal and disordered speech. Oxford: New York; 2004.

Ziegler W. Zur Autonomie sprechmotorischer Kontrollfunktionen. Forum Logopädie. 2003;2(7):6 – 13.

Ziegler W, Brendel B. Sprechapraxie. In: Grohnfeldt M, ed. Lehrbuch der Sprachheilpädagogik und Logopädie. Bd. 4. Stuttgart: Kohlhammer; 2003.

Ziegler W. Psycholinguistic and Motor Theories of Apraxia of Speech. Seminars in Speech and Language. 2002;231 – 244.

Ziegler W. Sprechapraxie bei Erwachsenen. In: Grohnfeldt M, ed. Lehrbuch der Sprachheilpädagogik und Logopädie. Bd. 2. Erscheinungsformen und Störungsbilder. Stuttgart: Kohlhammer; 2001.

Ziegler W. Auditive Methoden in der Neurophonetik. Habilitationsschrift. München: Ludwig-Maximilians-Universität; 2000.

Ziegler W. Sprechapraktische Störungen bei Aphasie. In: Blanken G, ed. Einführung in die linguistische Aphasiologie. Freiburg: Hochschulverlag; 1991.

Ziegler W, Vogel M, Gröne B, Schröter-Morasch H. Dysarthrie, Stuttgart: Thieme; 1998.

Ziegler W, Hartmann E. Das Münchner Verständlichkeits-Profil (MVP): Untersuchungen zur Reliabilität und Validität. Nervenarzt. 1993;64:653 – 658.

Ziegler W, Jaeger M. Materialien zur Sprechapraxie-Therapie. EKN-Materialien für die Rehabilitation. Dortmund: Verlag modernes Lernen Borgmann; 1993.

Ziegler W, Hartmann E, Wiesner I. Dysarthriediagnostik mit dem „Münchner Verständlichkeits-Profil" (MVP) – Konstruktion des Verfahrens und Anwendungen. Nervenarzt. 1992;63:602 – 608.

Ziegler W, von Cramon DY. Die Sprechapraxie – eine apraktische Störung? Fortschritte der Neurologie und Psychiatrie. 1989;57:198 – 204.

Ziegler W, von Cramon DY. Timing deficits in apraxia of speech. European Archives of Psychiatry and Neurologic Sciences. 1986;236:44 – 49.

Ziegler W, von Cramon DY. Disturbed coarticulation in apraxia of speech: acoustic evidence. Brain and Language. 1986;29:34 – 47.1

Sachverzeichnis

C

D

E

P

R

S

W

Z